心血管系统
ICD编码
应用指南

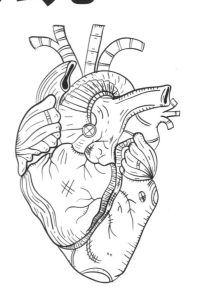

主编 陈俐 罗建 杨建南

四川科学技术出版社

图书在版编目（CIP）数据

心血管系统 ICD 编码应用指南 / 陈俐，罗建，杨建南
主编 . 一成都 : 四川科学技术出版社，2023.3
ISBN 978-7-5727-0920-3

Ⅰ.①心… Ⅱ.①陈…②罗…③杨… Ⅲ.①心脏血
管疾病－诊疗－指南 Ⅳ.① R54-62

中国国家版本馆 CIP 数据核字（2023）第 061001 号

心血管系统 ICD 编码应用指南
XINXUEGUAN XITONG ICD BIANMA YINGYONG ZHINAN

陈俐　罗建　杨建南　主编

出 品 人	程佳月	
责任编辑	罗小燕	
责任出版	欧晓春	
出版发行	**四川科学技术出版社**	

成都市锦江区三色路 238 号　邮政编码 610023
官方微博 http://weibo.com/sckjcbs
官方微信公众号 sckjcbs
传真 028-86361756

成品尺寸	185 mm × 260 mm
印　　张	22.75
字　　数	455 千
印　　刷	成都锦瑞印刷有限责任公司
版　　次	2023 年 7 月第 1 版
印　　次	2023 年 7 月第 1 次印刷
定　　价	80.00 元

ISBN 978-7-5727-0920-3

邮　　购：成都市锦江区三色路 238 号新华之星 A 座 25 层　邮政编码：610023
电　　话：028-86361770

《心血管系统 ICD 编码应用指南》
编 委 会

主　编：陈　俐　罗　建　杨建南

副主编：周婧雅　邓川燕　周　磊　杨佳雯　谭春建

主　审：李国静　刘骏峰

编　委：（排名不分先后）

邓川燕（四川大学华西医院）

刘骏峰（中山大学附属第一医院）

许毅从（浙江大学医学院附属第二医院）

杨佳雯（成都市第三人民医院）

杨建南（成都大学附属医院）

李国静（四川大学华西医院）

邹莹越（赣南医学院第一附属医院）

陈　阳（成都市第三人民医院）

陈　俐（成都市第三人民医院）

罗　建（四川大学华西医院）

周婧雅（北京协和医院＆世界卫生组织国际分类家族中国合作中心）

周　磊（成都市第三人民医院）

郑婷婷（烟台毓璜顶医院）

袁　磊（中南大学湘雅医院）

郭慧敏（成都市第三人民医院）

崔　琦（兰州大学第一医院）

曾昭宇（成都市第三人民医院）

楼正渊（浙江大学医学院附属第二医院）

谭春建（成都市第三人民医院）

前　言

目前，病案首页已广泛运用于公立医院绩效考核、公立医院高质量发展评价指标、疾病诊断相关分组（DRG）付费、医院评审等多个领域，首页数据质量对医院发展具有深远影响。病案首页是病历记录的高度浓缩，包括患者基本信息、诊疗信息、住院过程信息和费用信息，其中诊疗信息包括的疾病和手术操作编码信息是首页数据的核心。但国际疾病分类（ICD-10）和手术操作分类（ICD-9-CM-3）是用于疾病和手术操作的分类体系，本身具有较强的逻辑性及独特规则；临床诊疗信息则来自于临床医生基于临床医学认知对患者诊疗过程的总结，与疾病和手术操作分类存在差异。在充分理解编码规则的前提下，如何梳理临床诊疗逻辑，完成疾病和手术操作编码的准确转换，是编码员必备的核心技能，也是编码员与临床医生搭建沟通桥梁的基础。

循环系统疾病是我国的常见多发疾病。据《2019 年中国卫生健康统计年鉴》数据，2018 年全国疾病分类统计中，循环系统疾病占比为 15.99%，排在第一位。对循环系统的常见病种、常见手术以及其对应的编码规则进行分析，对编码工作的开展具有普适性和较强的实践指导意义。同时，随着医疗技术的不断发展，循环系统疾病的治疗方式日益多元化，既包括传统的开胸手术，也包括新近发展的各类腔镜手术、介入手术，甚至包括杂交手术。由此分析循环系统疾病和手术特点、编码特点，具有强烈的代表意义，也可以为临床医生、编码员、病案相关管理人员打开编码知识的大门。

本书分为 11 章，从循环系统常见疾病入手，通过描述疾病病因、病理变化，理解疾病的基本概念、常见分类原则，并在分析编码规则的基础上，完成临床疾病诊断与疾病分类到标准编码的转化。

手术治疗方式则是从编码分类必备的解剖知识开始讲解，在理解疾病内涵的前提下，深入分析手术方式，理解手术内涵，结合手术分类规则得出正确的手术操作编码。

本书主要包含就诊于心血管专科（包括心血管内科、心脏大血管外科和血管外科）的病种和术种，而通常就诊于其他专科的循环系统疾病，如脑血管病及脑血管病后遗症、食管胃底静脉曲张、痔疮等，后续于相应专科编码指南中细述。

本书在描述疾病和手术操作名称时，主要以内、外科学教材以及公开发表的临床指南或专家共识等为准。对疾病和手术操作编码分类层级的描述以编码工具书《疾病和有关健康问题的国际统计分类（第二版）》（第十次修订本）和《国际疾病分类（第九版）》（2011修订版）为准。对疾病和手术操作编码扩展码层级的描述以国家公立医院绩效考核使用的编码字典库版本（国家临床版）为准。以上三者在部分医学术语描述中存在不一致的情况，如"心肌梗死"和"心肌梗塞"，"植入"和"置入"，"完全型"和"完全性"等。特此说明。

本书的编写人员均是各大三级医院一线编码人员，具有丰富的编码实操经验。本书在理论讲解的基础上，引入临床实际案例，深入分析编码规则，并针对日常工作中的困惑进行分析、点评，力求达到举一反三的效果。同时，书中系统介绍了如何从理解临床疾病和手术出发，梳理疾病诊疗逻辑，分析编码规则，最终形成疾病和手术编码的分析过程，期望能为读者带来编码思路的启发。

由于编者水平有限，书中难免存在疏漏和不足，敬请读者指正。

编　者
2023年1月

目　录

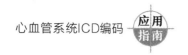

第一章

总 论

第一节 循环系统介绍

循环系统是分布于全身各部的连续封闭管道系统，它包括心血管系统和淋巴系统。心血管系统内循环流动的是血液，淋巴系统内流动的是淋巴液。淋巴液沿着一系列的淋巴管道向心流动，最终汇入静脉，因此淋巴系统也可认为是静脉系统的辅助部分。

一、心血管系统

心血管系统包括心脏、动脉、毛细血管和静脉。心脏是血液循环的动力器官。动脉将心脏输出的血液运送到全身各器官，是离心的管道。静脉则把全身各器官的血液带回心脏，是回心的管道。毛细血管是位于小动脉与小静脉间的微细管道，管壁薄，有通透性，是进行物质交换和气体交换的场所。

二、淋巴系统

淋巴系统包括淋巴管和淋巴器官，是血液循环的支流，协助静脉运回体液进入循环系统，属循环系统的辅助部分。

三、血液循环

根据血液在心血管系中的循环途径和功能不同，可将血液循环分为体循环与肺循环。体循环：血液由左心室射出，经主动脉及其各级分支流向全身毛细血管网，然后流经小静脉、大静脉，汇集成上、下腔静脉，最后回流到右心房。肺循环：血液由右心室射出，经肺动脉及其各级分支，再经肺泡壁毛细血管网，最后经肺静脉回流到左心房。

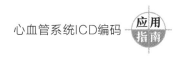

第二节 循环系统疾病的诊断和治疗

一、循环系统疾病

循环系统疾病包括心脏和血管疾病，是现代社会威胁人类健康，导致人类死亡的主要疾病之一。常见的循环系统疾病包括心力衰竭、心律失常、冠心病、高血压、心脏瓣膜病、心肌疾病、心包疾病、先天性心脏病、主动脉和周围血管病等。

一个完整的循环系统疾病诊断通常包括病因、病理解剖和病理生理三个方面。病因诊断说明疾病的基本性质，可分为先天性和后天性两大类，后天性再细分为风湿性、动脉粥样硬化性、高血压性、肺源性等，且病因与疾病的发展、转归和治疗有重要关系，

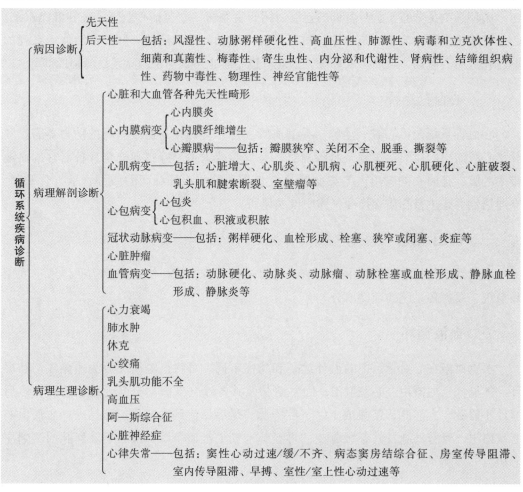

图1-1 循环系统疾病诊断

一般列于诊断第一位。病理解剖诊断除心脏和大血管的各种先天性畸形外，后天性的病理解剖还要进行细分，包括心内膜病变、心肌病变、心包病变和冠状动脉病变等，一般列于诊断第二位。病理生理诊断列为诊断的第三位，表明各种循环系统疾病病理生理变化导致的功能改变，如心力衰竭、心律失常、肺水肿和心绞痛等。（图1-1）

以先天性心脏病诊断为例，一个完整的诊断如下：

（1）先天性心脏病（病因诊断）。

（2）主动脉缩窄（病理解剖诊断）。

（3）窦性心律（病理生理诊断）。

（4）心功能Ⅱ级（病理生理诊断）。

二、循环系统疾病的诊断

首先注重全面的病史询问和体格检查，然后再根据情况做实验室检查和X线、心电图、超声心动图等其他辅助检查，有些患者需做血流动力学等方面的检查。近年来，CT、MRI、核素等影像技术的发展为心血管疾病的诊断提供了快捷无创的手段；快速发展的心导管技术也已成为心血管疾病诊断和治疗的重要手段，在临床上广泛应用。循环系统疾病常见诊断方法见图1-2。

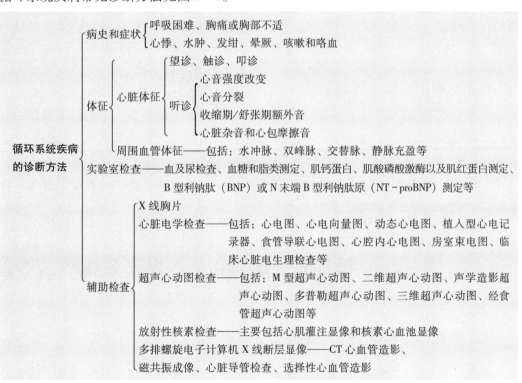

图1-2 循环系统疾病常见诊断方法

三、循环系统疾病的治疗

虽然目前治疗心血管疾病的方法越来越多，但药物治疗仍然是最基础、最重要和首选的治疗方式之一。其他的心血管疾病治疗方式主要包括三大类：介入治疗、外科治疗和杂交手术。

1. 介入治疗

近年来心血管病介入治疗发展迅速，提供了较外科手术创伤性小而效果好的治疗手段，除了可纠治病理解剖变化外，还可以治疗各种心律失常、心力衰竭、高血压。其包括：经皮冠状动脉介入术、经皮射频消融术、经皮冷冻消融术、经皮导管消融肾动脉去交感神经术、埋藏式心脏起搏器置入术以及先天性心脏病经皮封堵和心脏瓣膜的介入治疗等。

2. 外科治疗

根据不同的病理解剖变化，循环系统疾病大多可采用外科手术治疗。在一般麻醉下，可施行未闭动脉导管的结扎或切断术、二尖瓣狭窄交界分离和缩窄性心包炎的心包剥离术等。随着心脏直视手术和血管外科手术的发展，大多数先天性心血管畸形可以施行手术矫治；各种心瓣膜病可以施行瓣膜修复术或人造瓣膜替换。动脉病，包括冠状动脉病，可行动脉内膜剥脱，病变切除，同种血管、自体血管或人造血管移植或旁路等手术。心肌梗死的并发症如心室壁瘤、室间隔穿孔、乳头肌断裂等，亦可考虑用手术治疗。病变严重不能修复的心脏，可行心脏移植术。

3. 杂交手术

杂交手术主要是微创介入手术与传统外科开放式手术的结合，越来越多的心血管系统疾病可以采取杂交手术治疗，如复杂冠心病、室间隔缺损和某些主动脉疾病。杂交手术和传统介入及外科手术相比，把原本对心脏病分而治之的外科手术与心内科介入治疗和影像学诊断等结合起来同时实施，更安全、更经济，是一种有益于患者，有利于医生和医院的多方共赢的手术方式。

第三节　循环系统疾病和手术操作分类

一、疾病与手术操作分类概述

疾病与手术操作分类是卫生信息领域中的一个重要学科，它集基础医学、临床医学、流行病学、医学英语、分类规则等方面的知识于一身，是将原始资料加工成为信息的重要工具。疾病分类的目的是按照所设定的方案进行资料收集、整理、分析和利用。目前广泛应用于国内与国际交流、医院医教研服务、公立医院绩效考核和医保付款中的病例分组。

国际疾病分类（international classification of diseases，ICD），是依据疾病的某些特征，如病因、病理、解剖部位和临床表现，将疾病分门别类，使其成为一个有序的组合，并用编码的方法来表示的一个分类体系。目前国内通用的是 ICD 第十次修订本，简称 ICD - 10，全称为《疾病和有关健康问题的国际统计分类（第十次修订本）》，由类目表、指导手册和字母顺序索引共三卷组成。世界卫生组织已更新至 ICD 第十一次修订本，简称 ICD - 11，国内正处于 ICD - 11 试点阶段。疾病分类的编码是以"字母 + 数字（类目. 亚目）"的形式表示，如 I15.1。

手术操作分类是指对患者直接施行的诊断性及治疗性操作，包括传统意义的外科手术、内科非手术性诊断和治疗性操作、实验室检查及少量对标本诊断性操作所进行的分类。和国际疾病分类一样，手术操作分类也是使用编码来表示各种手术操作的一个分类体系，所依据的手术的特点主要包括入路、部位、术式和疾病性质。目前国际上通用的是 ICD 第九版临床修订本第三卷，简称 ICD - 9 - CM - 3。目前其已更新到 2011 年版（已停止更新）。手术操作分类的编码表示方法为"类目. 亚目细目"，共 5 位数，如 35.22。

二、循环系统疾病和手术操作编码

循环系统疾病编码在 ICD - 10 分类体系中主要集中在第一卷第九章循环系统疾病，使用 I00 - I99 码段表示，共分为 10 个小节（表 1 - 1）。先天性心脏畸形编码集中于 Q20 ~ Q24 码段。循环系统手术在 ICD - 9 - CM - 3 分类体系中主要集中于第九章心血管系统手术，码段为 35 ~ 39，部分介入手术分类于第一章操作和介入 NEC。

表 1 - 1 循环系统疾病编码

码段	疾病
I00 ~ I02	急性风湿热
I05 ~ I09	慢性风湿性心脏病
I10 ~ I15	高血压病
I20 ~ I25	缺血性心脏病
I26 ~ I28	肺源性心脏病和肺循环疾病
I30 ~ I52	其他类型的心脏病
I60 ~ I69	脑血管病
I70 ~ I79	动脉、小动脉和毛细血管疾病
I80 ~ I89	静脉、淋巴管和淋巴结疾病，不可归类在他处者
I90 ~ I99	循环系统其他和未特指的疾患
Q20 ~ Q28	循环系统先天性疾病

（李国静）

第二章

心力衰竭

第一节　临床知识

疾病概况：

（一）定义

心力衰竭（heart failure，HF）是各种心脏结构或功能性疾病导致心室充盈和（或）射血功能受损，心排血量不能满足机体组织代谢需要，以肺循环和（或）体循环淤血，器官、组织血液灌注不足为临床表现的一组综合征，主要表现为呼吸困难、体力活动受限和体液潴留。

出现临床症状的心功能不全称之为心力衰竭（简称心衰），临床上常可根据解剖部位分为：左心衰竭、右心衰竭和全心衰竭；根据心衰发生的时间、速度和严重程度可分为急性和慢性心力衰竭；根据左室射血分数（LVEF）分为射血分数减低性心衰和射血分数保留性心衰。

（二）治疗方式

慢性心衰患者的手术治疗包括心脏再同步治疗（cardiac resynchronization therapy，CRT）、植入型心律转复除颤器（Implantable cardioverter-defibrillator，ICD）、左室辅助装置（Left ventricular Assist Device，LVAD）、心脏移植等术式；常见急性心衰非药物治疗方式包括机械通气、连续性肾脏替代治疗（continuous renal replacement therapy，CRRT）；当急性心衰常规药物治疗无明显改善时，应用主动脉内球囊反搏（Intra-aortic balloon pump，IABP）、体外膜肺氧合（Extracorporeal Membrane Oxygenation，ECMO）和可植入式电动左心室辅助泵 Impella 等机械辅助循环支持装置。

第二节 疾病编码规则及案例分析

一、编码规则

（1）心力衰竭在 ICD-10 中通常分类于第九章循环系统疾病 I50 类目下，若并发流产、异位妊娠或葡萄胎妊娠，分类于 O00～O07，O08.8；妊娠合并心力衰竭分类于 O99.4，并发于产科手术和操作，分类在 O75.4；由于高血压导致心力衰竭应分类于 I11.0，同时伴有高血压性肾脏病分类在 I13.-；并发于心脏外科手术后或由于心脏假体存在分类于 I97.1；新生儿心力衰竭分类于 P29.0。

（2）I50 心力衰竭根据心力衰竭发生的解剖部位和病理机制不同而分类于不同的亚目：I50.1 是充血性心力衰竭，包含充血性心脏病、右心室衰竭（继发于左心衰竭）；I50.1 左心室衰竭包括肺水肿，提及心脏病 NOS 或心力衰竭、心源性哮喘及左心衰竭；I50.9 未特指的心力衰竭，其意为未特指的心的、心脏或心肌衰竭，I50.9 的具体细目和扩展码内包含常见的心衰分级。

（3）若心力衰竭是某种疾病的一般临床表现，且住院针对病因做治疗，则选择病因诊断为主要诊断；若心力衰竭不是某疾病的常规表现，而是疾病某种严重的后果，是其疾病发展的某个阶段，且本次医疗事件中主要针对心力衰竭进行治疗，则选择心力衰竭为主要诊断。

（4）心功能级别不作主要诊断。

二、案例分析

案例 1 ▶

【病例摘要】患者男，79 岁，因"心累、气促 4$^+$月，加重 7 天"入院。4$^+$月前，患者无明显诱因出现心累、气紧，慢步活动 100 m 即感气促，活动量下降，伴双下肢水肿，无夜间阵发性呼吸困难，端坐呼吸。我院门诊诊断："心功能不全"。7 天前，患者出现腹泻，后心累、气促较前加重，轻微活动感心累加重，夜间难以平卧。体格检查发现三尖瓣区闻及收缩期吹风样杂音，心肌标志物：肌红蛋白测定 120.10 ng/ml，高敏肌钙蛋白 T64.880 pg/ml，肌酸激酶-MB 质量测定 4.37 ng/ml。心脏超声示：右心增大，三尖瓣反流（重度），肺动脉压增高，心包积液。患者 PCT：0.05 ng/ml，肺部 CT 示肺炎变，胸腔存在大量积液。行胸腔积液穿刺引流术，改善肺部受压情况，予以无创呼吸机辅助通气。经改善患者通气、纠正心衰和抗感染治疗，患者恢复可，予以出院。

【出院诊断】

主要诊断：细菌性肺炎（重症）

其他诊断：慢性右心衰竭急性加重

Ⅱ型呼吸衰竭

胸腔积液

三尖瓣反流（重度）

心包积液

【疾病分类诊断及编码】

主要疾病及编码：J15.903 社区获得性肺炎，重症

其他疾病及编码：I50.000x006 急性右心衰竭

J96.900x003 Ⅱ型呼吸衰竭

J94.804 胸腔积液

I36.100 非风湿性三尖瓣关闭不全

I31.800x004 心包积液

【分析点评】心力衰竭是心血管疾病严重阶段的临床综合征。该病例针对患者重症细菌性肺炎、慢性右心衰竭急性加重、呼吸衰竭、胸腔积液积极治疗，根据临床主诉和主要治疗情况，明确"细菌性肺炎（重症）"为主要诊断。在 ICD-10 中，慢性疾病的急性发作，原则上是按照急性编码，少数慢性疾病的疾病发作有特别说明，按说明编码。患者诊断"慢性右心衰竭急性加重"，按照分类原则应编码至 I50.000x006 急性右心衰竭。

案例 2 --

【病例摘要】患者男，63 岁，因"间断心悸 1 周"入院。患者 1 周前受凉后反复出现突发心悸，发作时感头晕，伴有双下肢乏力，伴咳嗽、咳痰，无心慌、大汗，无胸闷气短；半年前因活动后喘累、气促完善心脏 MRI，提示左束支传导阻滞诱导的心肌病。既往 2 型糖尿病病史半年，高血压 1 年，最高血压 177/93 mmHg，规律用药。入院心脏超声提示：左房、左室轻度增大，左室壁搏幅弥漫性降低，主动脉硬化，左室收缩功能降低，舒张功能降低。动态血压监测：全天平均血压 164/90 mmHg；6 分钟步行试验：步行距离 516 m，6MWT 评级：4 级，实际距离占预测距离 96%。积极予以治疗，恢复可，安排出院。

【出院诊断】

主要诊断：充血性心力衰竭

其他诊断：高血压性心脏病扩心病样改变

高血压 2 级极高危

完全性左束支传导阻滞

2 型糖尿病

主动脉硬化

【疾病分类诊断及编码】

主要疾病及编码：I11.002 高血压心脏病伴心力衰竭

其他疾病及编码：I50.000 充血性心力衰竭

I44.602 完全性左束支传导阻滞

E11.900 2 型糖尿病

I70.000x003 主动脉硬化

【分析点评】充血性心力衰竭一般是指心力衰竭，临床上左心衰竭较为常见，尤其是左心衰竭后继发右心衰竭而致的全心衰竭。由于广泛的（严重）心肌疾病同时波及左、右心而发生全心衰竭者在住院患者中更为多见。ICD－10 分类体系中，充血性心力衰竭分类至 I50.0 亚目中。该患者高血压与心脏病的因果关系明确，按照合并编码规则，应分类于 I11.0 高血压心脏病伴有（充血性）心力衰竭，心力衰竭的类型及分级、分层可予以附加编码。

案例 3

【病例摘要】患者男，22 岁，因"间断头晕 10 年，加重 1 周"入院。既往史提示：10 年前，无明显诱因间断出现头晕伴颈部发紧症状，当地卫生院监测血压提示升高，BP 值：180/140 mmHg，口服降压药治疗。1 年前间断出现头晕、颈部发紧，夜尿增多、泡沫尿等症状，未就医诊治。近一周患者血压监测波动于 180～200/120～160 mmHg，患者自发病以来，有夜间睡眠打鼾、呼吸暂停。入院检查：NT－proBNP 1572 pg/ml；尿常规：蛋白质 3.0 g/L；红细胞 10/μl；皮质醇（0 点）：3.15 μg/dl；皮质醇（8 点）：9.12 μg/dl；皮质醇（16 点）：4.14 μg/dl；24 h 尿生化：24h 尿钠：134 mmol/24 h；24 h 尿钾：65 mmol/24h；24 h 尿微量白蛋白：3816 mg/24 h。核素肾功能显像：1. 双肾肾小球滤过功能中度减低（左肾 eGFR 24.3 右肾 eGFR 25.11 总肾 eGFR 49.41）肾穿刺活检检查：1. 病理诊断（2021 年 7 月 8 日）：缺血性肾损伤伴血栓性微血管病样病变；肾小球肥大症，口服降压药物治疗，对症降肌酐治疗，恢复可，予以办理出院。

【出院诊断】

主要诊断：高血压 3 级（极高危）

其他诊断：高血压性肾损害

慢性肾功能不全

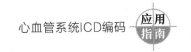

阻塞性睡眠呼吸暂停综合征

【疾病分类诊断及编码】

主要疾病及编码：I12.000x001 高血压性肾衰竭

其他疾病及编码：I10. x00x032 高血压病 3 级（极高危）

N18.900x005 慢性肾功能不全

G47.301 阻塞性睡眠呼吸暂停综合征

【分析点评】 临床医师结合患者的病史、体征和实验室检查及病理诊断，明确疾病诊断：高血压性肾病，且出现慢性肾功能不全，清晰高血压与肾损害的因果关系，合并编码至 I12.0 高血压肾脏病伴有肾衰竭，根据需求选择性将高血压、肾衰竭的分级予以附加编码说明。

案例 4

【病例摘要】 患者男，67 岁，因"双下肢水肿 3 个月"入院。3 个月前无明显诱因出现双下肢水肿，伴活动后气促，无其他不适。近 3 个月来，上述症状逐渐加重，低于一般活动即可出现气促症状。辅助检查提示：NT-proBNP2492 pg/ml，肌红蛋白122 ng/ml，肌钙蛋白10.03 ng/ml，降钙素原0.085 ng/ml；超声报告：双房增大，左室肥厚，二尖瓣反流（轻度），三尖瓣反流（轻度），肺动脉压增高，主动脉硬化，升主动脉增宽，主动脉瓣钙化，主动脉瓣反流（轻度），心包积液（中量），左室收缩功能正常，舒张功能降低。床旁心电图示：心率降低，收缩压后负荷增高。积极予以护肾、利尿，改善下肢水肿，恢复可，予以办理出院。

【出院诊断】

主要诊断：慢性心功能不全急性加重

其他诊断：高血压 3 级极高危

高血压性心脏病

慢性肾功能不全

肺动脉高压

心脏瓣膜病（二尖瓣反流、三尖瓣反流、主动脉瓣反流、主动脉瓣钙化）

【疾病分类诊断及编码】

主要疾病及编码：I11.002 高血压心脏病伴心力衰竭

其他疾病及编码：I50.900x018 慢性心功能不全急性加重

N18.900x005 慢性肾功能不全

I27.200x012 肺动脉高压

I08.303 二尖瓣主动脉瓣及三尖瓣关闭不全

【分析点评】高血压引起的心脏和肾脏病应合并编码至 I13 高血压心脏和肾脏病，即高血压导致的任何心肾性和心血管肾性疾病合并编码至 I13。该案例医师未明确高血压与慢性肾功能不全的因果关系，因此主要诊断分类 I11.0 高血压心脏病伴有（充血性）心脏病，慢性肾功能不全单独分类。

案例 5 ▶

【病例摘要】患者男，74 岁，因"体检发现风湿性心脏病，心累、气促加重 3 天"入院。1⁺月前因活动后即感心累、气促，提示风湿性心脏病，于我院行二尖瓣及主动脉瓣机械瓣膜置换术、三尖瓣成形术，术后症状较前好转。3 天前患者心累、气促较前加重，为进一步治疗收入我科。入院辅助检查：①床旁血气分析，pH 值 7.453，PCO_2 32.3 mmHg，PO_2 118 mmHg，BE −1 mmol/L，HCO_3^- 22.6 mmol/L，TCO_2 99%；②心脏彩色多普勒超声心动图，主动脉瓣置换术、二尖瓣置换术后未见明显异常，三尖瓣反流（轻度），左房增大，左室收缩功能测值正常。予以间断无创呼吸机辅助呼吸，改善症状；心脏瓣膜术后予华法林抗凝治疗，警惕出血风险。病情稳定，予以出院。

【出院诊断】

主要诊断：慢性心功能不全急性加重

其他诊断：呼吸衰竭

二尖瓣、主动脉瓣机械瓣膜置换术后

三尖瓣成形术后

【疾病分类诊断及编码】

主要疾病及编码：I97.101 瓣膜置换术后心脏功能衰竭

其他疾病及编码：J96.900 呼吸衰竭

Z95.200x002 二尖瓣机械瓣膜置换状态

Z95.200x003 主动脉机械瓣膜置换状态

【分析点评】手术操作后的心力衰竭包括继发于心脏手术或由于心假体存在而引起的心力衰竭（心功能不全），分类于 I97.1 亚目下。患者的风湿性瓣膜疾病已做手术得以纠正，病程提示无其他心脏疾病引起心力衰竭，因此该病例主要诊断应编码至 I97.101 瓣膜置换术后心脏功能衰竭。此外，病案首页常见临床医师术后诊断实际情况常是"术后并发症""术后后遗症""术后造口维护""术后装置的调整和管理""术后检查"以及"术后切除状态"等情况，编码员需仔细阅读病历，核对病患情况，准确编目。

案例 6 ▶

【病例摘要】患者女，33 岁，因"剖宫产术后 1 天，心肺复苏后 13⁺小时"入院。患者 5⁺月孕时，出现血压升高、四肢凹陷性水肿、心累、气紧，夜间不能平卧，妊娠期产检提示贫血。因"胎儿宫内窘迫"于当地医院行子宫下段剖宫产术，术中剖出两男活婴。术后4小时出现呼吸急促，心内科医师会诊考虑"急性左心衰"。因患者意识模糊、呼吸急促、肢端紫绀，血压急剧升高，收缩压 > 190 mmHg，双肺大量湿啰音，遂立即转至ICU。患者皮肤苍白，口唇紫绀、双瞳4 mm，自主呼吸消失，大动脉搏动消失。予气管插管及心肺复苏术，期间气管导管内涌出大量粉红色泡沫痰，床旁超声提示：左房增大、二尖瓣反流、双侧胸腔积液，予胸腔穿刺置管引流。为求进一步诊治转入我院ICU，请心内科、产科专家会诊，予重症监护，行右颈内静脉、桡动脉PIC-CO穿刺置管输液，检测CVP、ABP及心排量；患者痰培养见鲍曼不动杆菌，反复查CT提示颅内未见异常，脑电图异常，监测期间未见癫痫样放电。行气管切开及有创呼吸机辅助呼吸，转康复科继续治疗。

【出院诊断】

主要诊断：急性左心衰

其他诊断：产后子痫

重症肺炎

胸腔积液

急性呼吸衰竭

【疾病分类诊断及编码】

主要疾病及编码：O75.400 产科手术和操作的其他并发症

其他疾病及编码：O15.201 产后子痫

O99.500x031 产褥期呼吸系统疾病

J15.600x005 鲍曼不动杆菌性肺炎

J94.804 胸腔积液

J96.000 急性呼吸衰竭

【分析点评】O75.4 产科手术和操作的并发症包括：剖宫产术或其他产科手术或操作后，包括分娩（NOS）后的心脏停搏、心力衰竭和大脑缺氧。本病例O75.4表示分娩过程中或产科操作后的心力衰竭，而疾病分类与代码在该亚目下仅有细目O75.401 产科术后心脏停搏、O75.402 产科术中心脏停搏、O75.403 分娩伴心力衰竭，建议国家临床版字典库扩展编码"产科术后心力衰竭"于该亚目下。

案例 7

【病例摘要】患儿因"早产、四肢水肿、出生后气促、反复感染20天"入院。患儿胎龄 28^{+5} 周，出生体重 1 035 g。早产，于当地医院治疗20天。入院查体：T 36.8℃，P 136 次/min，R 67 次/min，BP 66/42mmHg，皮肤苍白，散在瘀斑，吸气性三凹征阳性，心音低钝，心律齐，胸骨左缘可闻及Ⅱ/6级收缩期杂音，血气分析提示乳酸逐渐增高，电解质正常；胸片提示：心影饱满，肺血增多；心脏彩超提示心脏增大、左室壁增厚、动脉导管未闭（4.5 mm）、心包积液。考虑存在心力衰竭，结合患儿支气管、肺发育不良，重症肺炎（铜绿假单胞菌），予有创呼吸机辅助通气。患儿甲状腺功能示：T_3 0.49 nmol/L（参考 1.11 ~ 3.62），FT_3 2.15 pmol/L（5.1 ~ 8.0），T_4 12.80 nmol/L（77.4 ~ 171.57），FT_4 1.03 pmol/L（12.26 ~ 21.67），TSH > 150.000 mIU/L（1.7 ~ 9.1）。考虑患儿存在先天性甲状腺功能减低症，且结合患儿有左心衰表现，心肌酶学示 CK-MB 77.67 μg/L（0 ~ 5），CK 1039 U/L（39 ~ 192），心肌损伤标志物 BNP 3959.67 pg/ml（0 ~ 100），肌钙蛋白 I 0.484 μg/L（0 ~ 0.06），积极补充甲状腺素，予纠酸、抗感染、血管活性药物改善循环、利尿、镇静，维生素 C 及磷酸肌酸保护心肌等治疗。

【出院诊断】

主要诊断：先天性甲状腺功能减退症

其他诊断：心力衰竭

　　　　　支气管肺发育不全（重度）

　　　　　细菌性肺炎（重症）

　　　　　呼吸衰竭

　　　　　败血症（铜绿假单胞菌）

【疾病分类诊断及编码】

主要疾病及编码：E03.100x003 先天性甲状腺功能减退症不伴甲状腺肿

其他疾病及编码：P29.000 新生儿心力衰竭

　　　　　　　　P27.100 起源于围生期的支气管肺发育不全

　　　　　　　　P23.500 假单胞菌性先天性肺炎

　　　　　　　　P28.500 新生儿呼吸衰竭

　　　　　　　　P36.500 厌氧菌性新生儿脓毒症

【分析点评】P29.0 新生儿心力衰竭是新生儿常见危重急症之一，指的是在某些病因下，心脏排血功能减弱，不能满足血液循环及组织代谢需求从而出现的一系列病理状态。其临床表现为呼吸困难、咳嗽、咳痰、咳血、恶心、呕吐及肢体水肿等，死亡率极高。

案例 8

【病例摘要】患者，56 岁，因"心累、气促 3⁺月，加重 1 周"入院。3⁺月前活动后（步行几十秒）感心累、气促，活动耐量下降，间断伴双下肢水肿，伴胸闷不适，长期咳嗽咳痰，咳白色黏痰；1 周前，患者心累、气促较前加重，轻微活动感胸闷严重，夜间难以平卧。肌红蛋白测定（化学发光）387.30 ng/ml，高敏肌钙蛋白 52.900 pg/ml，肌酸激酶－MB 质量测定为 13.49 ng/ml。心脏超声报告：左房、左室增大，左室收缩功能降低，舒张功能降低。积极治疗后，心累、气促较前明显好转，恢复可，予以出院。

【出院诊断】

主要诊断：慢性心功能不全急性加重

其他诊断：扩张性心肌病

　　　　　冠状动脉粥样硬化性心脏病

【疾病分类诊断及编码】

主要疾病及编码：I50.900x018 慢性心功能不全急性加重

其他疾病及编码：I42.000 扩张型心肌病

　　　　　　　　I25.103 冠状动脉粥样硬化性心脏病

【分析点评】扩张型心肌病可表现为心力衰竭，冠状动脉粥样硬化性心脏病可表现为心力衰竭型。临床医师选择"慢性心功能不全"作主诊断，符合临床实际和编码规则。

案例 9

【病例摘要】患者女，78 岁，因"反复心累、气促 5$^+$年，再发加重伴腹痛 3$^+$天"入院。心脏彩色多普勒超声心动图提示：左房增大，左室肥厚，二尖瓣狭窄伴关闭不全，三尖瓣、主动脉瓣轻度反流。患者瓣膜病变严重，建议手术治疗，家属考虑患者年龄大，拒绝进一步治疗，予以出院。

【出院诊断】

主要诊断：心功能Ⅳ级

其他诊断：急性心功能衰竭

　　　　　心脏瓣膜病

【疾病分类诊断及编码】

主要疾病及编码：I50.907 急性心力衰竭

其他疾病及编码：I08.301 二尖瓣狭窄关闭不全伴主动脉瓣及三尖瓣关闭不全

【分析点评】2021 年国家卫生健康委员会发布《国家医疗质量安全改进目标的通知》，明确提出目标：提高病案首页主要诊断编码正确率。明确说明心功能级别不能作主诊断。

第三节　小结

心力衰竭在 ICD－10 中被分类于 I50，其亚目分类是心力衰竭的部位和类型：

I50.0 充血性心力衰竭、I50.1 左心室衰竭和 I50.9 未特指的心力衰竭（心功能级别分类于此）。另外，根据其并发的特殊时期和病因的不同而分类不同：当并发于流产、异位妊娠或葡萄胎妊娠，分类于 O00 ～ O07 或 O08.8；并发于产科手术和操作，分类于 O75.4；并发于高血压分类于 I11.0（注意因果关系），同时伴有高血压性肾脏病，分类于 I13；并发于心脏外科手术后或由于心脏假体的存在，分类于 I97.1；新生儿心力衰竭分类于 P29.0。注意：心功能级别不做主诊断。具体分类总结如图 2 - 1。

```
          ┌─ I50——心力衰竭
          │
          │  O00 ～ O07，O08.8——并发流产、异位妊娠或葡萄胎妊娠
          │
          │  O75.4——产科手术和操作
          │
心力衰竭 ┤  I11.0——高血压—同时伴有高血压性肾脏病—I13.0
          │
          │  I97.1——心脏外科手术后或由于心脏假体的存在
          │
          │  P29.0——新生儿心力衰竭
          │
          └─ O99.4——循环系统疾病并发于妊娠、分娩、产褥期
```

图 2 - 1 心力衰竭的疾病分类

第四节 手术操作编码规则及案例分析

一、编码规则

（1）心力衰竭的手术因具体术式不同而分类不同：心脏再同步化治疗（CRT）分类于 00.50 ～ 00.54，包括 CRT 起搏器脉冲发生器和导线的置入和置换。自动心脏复律器或除颤器的置入或置换，全系统［AICD］分类于 37.94。置入心脏辅助装置分为：37.66（开放性）置入可植入型心脏的辅助系统，37.72 置入全部内置式双心室心脏系统［人造心脏］；心脏移植术应分类于 37.51。

（2）急性心力衰竭的常见支持性治疗有：①呼吸治疗，包括：无创呼吸治疗和有创机械性通气，无创呼吸治疗分类于 93.9，包括：无创双水平正气压［BiPAP］93.90、无创持续性正气压［CPAP］93.90、间歇性负压通气［IPPB］93.91、无创正压通气［NIPPV］93.90、持续负通气［CNP］（铁肺）（胸甲）93.99、经面罩的机械性通气（93.90 ～ 93.99）、经鼻套管的机械性通气（93.90 ～ 93.99）、经鼻导管的机械性通气（93.90 ～ 93.99）；有创机械性通气分类包含：气管导管插入（96.04）或气管造口术（31.1 ～ 31.29）表明通气方式，其他持续侵入性机械性通气（96.70 ～ 96.72）说明机械性通气使用时间；②39.95 血液透析；③机械辅助循环支持装置（37.61 搏动性球囊置入、39.65 体外膜肺氧合）；④可植入式电动左心室辅助泵 Impella：37.68 经

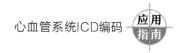

皮置入外部心脏辅助装置。

二、案例分析

（一）慢性心力衰竭治疗方式

1. 心脏再同步化治疗

1）概况

部分心力衰竭患者存在房室、室间和（或）室内收缩不同步，进一步导致心肌收缩力降低。心脏再同步化治疗（CRT）是在传统起搏基础上增加左心室起搏，通过改善房室、室间和（或）室内收缩，同步增加心排量，改善心衰症状。

2）案例分析

案例 1

【病例摘要】患者女，65岁，因"心累、气促3⁺月，加重2天"入院。3月前无明显诱因稍活动出现心累、气紧，活动耐量下降，伴间断头昏，不伴双下肢水肿；2天前，患者症状加重，伴胸闷、胸痛，持续不好转，夜间难以平卧，伴夜间阵发性呼吸困难。行冠状动脉造影：右冠脉中段狭窄30%，左冠状动脉未见明显狭窄。心肌标志物检查提示心肌损伤；超声报告提示扩张型心肌病；Holter：窦性心律，完全性左束支传导阻滞，房性早搏198次，室性早搏3 235次。本次慢性心功能不全急性加重。完善术前准备，经左侧锁骨下静脉行永久起搏器（CRT-D）植入及心内电生理检查术。

【手术记录】患者仰卧位，选择左侧锁骨下方2 cm，作平行于锁骨切口，穿刺左侧锁骨下静脉，分别导入长短两根约0.088 9 cm导引钢丝于下腔静脉，选择左室后侧静脉为靶静脉，将左室四级电极经冠状静脉窦固定于后侧静脉内植入心房电极，心房电极定位于右心耳，心室电极主动固定于右室心尖部连接CRT-D，置入皮下组织囊袋中，逐层缝合皮下组织及皮肤，无菌辅料包扎。应用程控器打开VF、VT检测功能，并依次设定VT、FVT、VF诊断及ATP除颤治疗参数。CRT-D工作正常，术中心电生理检查，术毕血压100/67 mmHg，心率61次/分。

【疾病诊断及编码】

主要诊断：I50.100x006 左心衰竭

其他诊断：I42.000 扩张型心肌病

　　　　　I49.300x001 频发室性期前收缩

　　　　　I45.102 完全性右束支传导阻滞

　　　　　I49.100x001 房性期前收缩［房性早搏］

【手术（操作）名称】

主要手术操作：双心室同步治疗除颤器（CRT-D）植入术

其他手术操作：心内电生理检查术

【手术（操作）分类编码及名称】

主要手术操作：00.5100x001 双心室起搏伴心内除颤器植入术

【分析点评】查主导词：插入—CRT-D 00.51，核对卷前类目表，00.51 心脏再同步除颤器置入，全系统［CRT-D］。注：操作时的装置测试应省略编码。该病例心内电生理检查应省略。

2. 植入型心律转复除颤器

1）概况

中至重度心力衰竭患者逾半数死于恶性心律失常的心脏性猝死。植入型心律转复除颤器（ICD）是用于识别并及时终止恶性心律失常，预防心脏性猝死的植入式电子装置。

2）案例分析

案例 2 ···

【病例摘要】患者男，78 岁，因"发现心脏长大 20$^+$年，反复心累、气促 10$^+$年，加重 7 天"入院。BNP：1116.58 pg/ml；心脏彩超：全心增大（LVD79 mm），左室壁搏幅弥漫性降低，升主动脉增宽，心律不齐，左室收缩功能降低，左室顺应性降低；完善电生理检查：左室顶部室性早搏，择期行植入型心脏转复除颤器置入及心内电生理检查术。

【手术记录】患者仰卧位，经鞘内放入心室起搏除颤电极导管，心室起搏除颤导管内导入预成型导丝，旋转导管，跨三尖瓣进入右心室，在导丝辅助下导管顶端到位于右室心尖部，做心腔内心电图，见 ST 段显著抬高。心房电极导管到位右心耳，起搏并测试，撤去导管内指引钢丝，缝合固定导管于胸大肌前筋膜，导管连接除颤器。过程顺利，术毕安返病房。

【主要疾病诊断及编码】

主要诊断：I50.900x017 难治性心力衰竭

其他诊断：I42.000 扩张型心肌病

I49.300x002 室性早搏

【手术（操作）名称】

主要手术操作：双腔除颤器植入术

【手术（操作）分类编码及名称】

主要手术操作：37.9400x002 双腔植入型心律转复除颤器植入术

【分析点评】该患者难治性心力衰竭，为预防心脏猝死，行双腔除颤器置入术。扩张型心肌病未针对性治疗，因此主要诊断选择 I50. 900x007 难治性心力衰竭，手术编码查主导词：植入-复律器/除颤器（自动）--全系统 37.94，核对 37.94 自动心脏复律器或除颤器的置入或置换［AICD］，可通过外侧胸廓切开、正中胸骨切开术及剑突下操作，注意另编码：39.61 体外循环及任何伴随的操作［例如冠状动脉旁路移植（36.00～36.19）或置入可充电的全系统心脏收缩力调节装置（17.51）］。随着医学技术的进步，目前大多采用介入手术方式，行开放式手术方式或合并有其他心血管手术时，注意另编码不能省略。

3. 左室辅助装置

1）概况

人工心脏是一种使用机械或生物机械手段部分或完全替代自然心脏给人体供血的辅助装置，分为辅助人工心脏和完全人工心脏。左心室辅助装置（left ventricular assistant device，LVAD）利用泵血装置驱动左心室血液流入主动脉，是在左心室不能满足系统灌注需要时，给循环提供支持的心脏机械性辅助装置，通常用于心脏移植的过渡、心肌功能的恢复及心力衰竭的永久治疗，同时它也是严重左心衰竭强有力的抢救措施。

经皮左室辅助装置（PLVAD）是指将心房或心室内的血液通过辅助泵转流到动脉系统的循环辅助装置。常用循环通路包括左心房—股动脉通路和左心室—升主动脉通路。其适用于短期循环支持及心脏移植前或长期 LVAD 置入前的过渡。

2）案例分析

【病例摘要】患者，男，39 岁。因"胸闷憋气 7 月余，活动后加重，夜间阵发性呼吸困难伴咳嗽加重 5 天"入院。心脏超声提示：左心室呈球形，明显扩大，左心室内径（LV）67 mm；左心房轻度扩大，左心房内径（LA）38 mm；右心房、右心室未见扩大。心脏核磁检查过程中心律齐，平均心率 68 次/min。左心房无增大，舒张期前后径 40 mm，左心室腔明显增大，舒张末期短轴 70 mm。左心室各肌壁普遍变薄，侧壁厚度 4.5 mm。左心室舒缩功能明显减弱。左心功能：EF 值 22%，心脏输出量（CO）4.8 L/min。左心室收缩末期容积（ESV）253.2 mL，舒张末期容积（EDV）324.4 mL，每搏输出量（SV）71.1 mL。心排血指数（CI）1.8 L/（min·m^2），神经末端 B 型利钠肽原 294 ng/mL，肺毛细血管楔压 10 mmHg（1 mmHg＝0.133 kPa）；混合静脉血氧饱和度 73%；6 min 步行试验 148 m，吸氧前肺血管阻力 2.5 Woods Units。

【手术记录】患者于全麻下经正中开胸，纵劈胸骨，切开并悬吊心包，主动脉、右心房插管后行体外循环。于心尖部打孔，术野持续释放二氧化碳，置入软右心吸引管，安置 HeartCon 左室辅助装置，固定缝合环，将血泵流出道人工血管置入缝合环内，调整流出道角度并适当固定。经皮穿出控制器导线，连接控制器。修剪血泵流出道人工血管，端侧吻合于升主动脉。调整容量、体外循环流量和血泵参数至循环稳定，逐渐停体外循环。防粘连膜修补心包，置心包、纵隔引流管。止血，钢丝固定胸骨，逐层关胸。

【疾病诊断及编码】

主要诊断：I50.101 急性左心衰竭

其他诊断：I42.000 扩张型心肌病

【手术（操作）名称】

主要手术操作：LVAD 置入术

其他手术操作：心包修补术

胸骨固定术

【手术（操作）分类编码及名称】

主要手术操作：37.6600x001 左心室辅助系统置入术［LVAD 置入术］

其他手术操作：39.6100 体外循环辅助开放性心脏手术

【分析点评】

（1）扩张型心肌病（DCM）是一类以左心室扩大伴收缩功能障碍为特征的心肌病。其临床表现为心脏扩大、心力衰竭、心律失常、血栓栓塞及猝死。该患者急性左心衰竭不是扩张型心肌病的常规表现，而是疾病发展的严重后果。因此，病例主要诊断应选择急性左心衰竭。

（2）手术名称：LVAD 置入术。查主导词：植入-心脏--辅助系统---HeartMate 可植入型心脏辅助系统 37.66——HeartMate Ⅱ型左心室辅助系统［LVAS］37.66。核查卷前类目表：37.66 植入可植入型心脏的辅助系统，包括轴流、斜泵、脉动、旋转泵及便携式，可植入性心脏辅助系统和左、右心室辅助装置［L/RAVD］。

（3）另注意：该患者在体外循环辅助下手术治疗，附加编码不能省略；而开胸手术后用钢丝固定胸骨，心包切开手术后防粘连膜修补心包，属于该手术的必要步骤，不再另编码。

4. 心脏移植

1）概况

心脏移植（Cardiac transplantation）是治疗顽固性心力衰竭的最终治疗方法。是将已判定为脑死亡并配型成功的人类心脏完整取出，植入所需受体胸腔内的同种异体移植手术。根据供者和受者是否属于同一种属，分为同种心脏移植和异种心脏移植；根据心脏被移植到人体的部位分为原位心脏移植和异位心脏移植，即受体的自体心脏被移除或保留，在右侧胸腔再植入一个心脏以支持供体心脏。

2）案例分析

【病例摘要】患者男，57 岁，因"5 年前晕厥数次，活动后呼吸困难 3⁺年，夜间端坐呼吸加重 10 天"。3⁺年前患者开始出现活动后感心累、气紧，伴胸闷、心慌，偶有胸痛，不伴双下肢浮肿，症状逐渐加重；1年前患者出现夜间憋醒，不能平卧，反复外院住院治疗。因症状反复缓解或加重，为进一步治疗，继续来我院就诊。医院积极寻找心脏供体，择期全麻下行"同种心脏移植术＋心外膜临时起搏导线安置术"，术中发现患者全心增大，心肌收缩活动较差，肺动脉高压。

【手术记录】患者取仰卧位，常规消毒铺巾，经胸骨正中切口逐层切开显露心脏；经升主动脉及上下腔静脉常规建立体外循环；阻断升主动脉，切断左房厚壁组织，保留肺静脉，切断升主动脉、肺动脉、上/下腔静脉，取出受体心脏；修剪供体心脏，将供体心脏与受体左房、升主动脉吻合，开放升主动脉，心脏复跳；再顺次吻合下腔静脉、肺动脉、上腔静脉；安置临时起搏导线，辅助循环下直至停机拔管。术中TEE提示供体心脏功能良好，心内结构未见明显畸形；创强严密止血，安置心包纵隔引流管，逐层关胸。术毕返回PICU继续监护治疗。

【疾病诊断及编码】

主要诊断：I50.900x018 慢性心功能不全急性加重

其他诊断：I42.000 扩张型心肌病

              N17.900 急性肾衰竭

【手术（操作）名称】

主要手术操作：同种心脏移植术

其他手术操作：心外膜临时起搏导线安置术

【手术（操作）分类编码及名称】

主要手术操作：37.5100 心脏移植术

其他手术操作：39.6100 体外循环辅助开放性心脏手术

              37.7401 心外膜电极置入术

【分析点评】

（1）病例主要手术是同种心脏移植术。在ICD－9－CM－3索引中，查主导词：移植物，移植—心脏（常位的）37.51，核对卷前类目表：37.51 心脏移植术，核查手术操作分类代码国家临床版3.0未拓展不同种属心脏移植术的手术编码，本例就分类到37.5100 心脏移植术。同时，注意主导词索引提示移植术需报告供者来源：

- 活体，与供者无亲缘关系　　　00.92
- 活体，与供者有亲缘关系　　　00.91
- 活动，与供者无关系　　　　　00.92
- 尸体　　　　　　　　　　　　00.93

因心脏移植的供体选择是已经脑死亡的人，且核查卷前类目表：37.51 心脏移植术无明确附加编码供体来源，与常见肝、肾移植可活体供源不一样，供源无需编码说明。

（2）心外膜临时起搏导线安置术。查主导词：插入—导联—见插入，电极-心脏

（初始的）（经静脉）--心外膜（胸骨切开或胸廓切开术入路）37.74；核对类目表37.74：置入或置换心外膜导线［电极］，意为心外膜的置入或置换，经胸骨切开或胸廓切开。注意区分其他心脏起搏器（导线）置入、置换的分类。

（二）急性心力衰竭的治疗方式

1. 机械通气

1）概况

机械通气时借助呼吸机建立气道口与肺泡间的压力差，给呼吸功能不全的患者以呼吸支持，即利用机械装置来代替、控制或改变自主呼吸运动的一种通气方式，应用于合并严重呼吸衰竭经常规治疗不能改善者及心肺复苏患者。

2）案例分析

【病例摘要】患者女，48岁，因"心悸1月，加重半天"入院。既往确诊：持续性房颤合并弥漫性甲状腺肿伴甲状腺功能亢进症、室性期前收缩。当日晨患者无明显诱因突发心悸、烦躁、咳嗽，持续无法缓解，急诊行心电图检查，提示快室率房颤入院。床旁心脏超声：双房、左室增大，二尖瓣反流（轻—中度），三尖瓣反流（轻—中度），左室壁搏幅弥漫性降低，左室收缩功能降低，LVEF36%；床旁胸片：右肺下叶片状影，考虑炎变，双侧胸腔积液。患者转入ICU后予以气管插管有创机械通气，3天后予以拔出气管插管，予以鼻罩吸氧，患者症状改善后出院。

【疾病诊断及编码】

主要诊断：I50.900x018 慢性心功能不全急性加重

其他诊断：E05.000x001 弥漫性甲状腺肿伴甲状腺功能亢进症［Graves病］

I48.x00x007 持续性心房颤动

J18.900 肺炎

J94.804 胸腔积液

J96.900 呼吸衰竭

【手术（操作）分类编码及名称】

主要手术操作：96.7101 呼吸机治疗（小于96小时）

其他手术操作：96.0400 气管内插管

96.9000 无创机械性通气

【分析点评】机械性通气包括无创机械通气和有创机械通气，本案例同时使用有创和无创呼吸治疗，根据主要手术操作选择原则，应首先填写有创呼吸治疗。尤其注意有创呼吸治疗另编码不可省略，96.7 持续侵入性机械通气，以96小时为亚目分类轴心。96.71 小于96小时连续的持续性机械性通气和96.72 等于或大于96小时连续的持续侵入性机械性通气；96.04 气管内插管表明辅助通气方式。

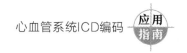

2. 连续性肾脏替代治疗

1) 概况

连续性肾脏替代治疗（CRRT）是通过体外循环血液净化技术，连续、缓慢清除水分和溶质的治疗方法。在高容量负荷且对利尿剂抵抗、低钠血症且出现相应临床症状、肾功能严重受损且药物不能控制时，可用于代谢废物和液体的滤除，维持体内稳态。

2) 案例分析

【病例摘要】患者男，83岁，因"反复心累、气促2⁺年，加重1天"入院，突发血氧饱和度下降，端坐呼吸，全身水肿，咳红色泡沫痰。考虑左心衰发作，予以无创呼吸机辅助通气，CRRT治疗脱水减轻前负荷。

【疾病诊断及编码】

主要诊断：I50.101 急性左心衰竭

其他诊断：J44.000 慢性阻塞性肺病伴有急性下呼吸道感染

J96.900 呼吸衰竭

I27.900 肺源性心脏病

N18.001 慢性肾脏病5期

J18.903 重症肺炎

【手术（操作）分类编码及名称】

主要手术操作：39.9500x007 连续性肾脏替代治疗〔CRRT〕

其他手术操作：93.9000 无创机械性通气

3. 机械辅助循环支持装置

1) 概况

心脏重症主要是指心血管疾病发展的危重阶段，主要包括各种原因引起的心源性休克和终末期心力衰竭，机械辅助循环通过外源动力系统辅助或替代衰竭功能的泵血功能。心脏重症辅助支持包括临时支持和永久支持，可配置左、右或双心室支撑，用于短期心脏功能恢复，过渡到心脏移植或长期的最终目的治疗。短期支持包括主动脉内球囊反搏（IABP）、体外膜肺氧合（ECMO）及临时心室辅助装置；长期支持包括左心室辅助装置和全人工心脏。

机械辅助循环支持装置在急性心衰经常规药物治疗无明显改善时可应用。常见装置包括主动脉内球囊反搏、体外膜肺氧合、可植入式电动左心室辅助泵 Impella。

（1）主动脉内球囊反搏：将固定在导管的圆柱形气囊安放在胸主动脉部位，心脏舒张时气囊充气，心脏收缩时气囊放气，通过物理作用，提高主动脉内舒张压，增加冠状动脉供血和改善心肌功能。其目前广泛用于心功能衰竭等危重患者的抢救和治疗。

（2）ECMO：主要用于为重症心肺功能衰竭患者提供气体交换和心脏支持；其中VV-ECMO〔把静脉（V）血液引出完成氧合后，又送回静脉（V）内，弥补肺功能不足]用于仅呼吸衰竭的患者；呼吸循环衰竭的患者主要使用 VA-ECMO［将静脉（V）内血液引出来，在 ECMO 内完成气体交换，再把血液送回人体的大动脉（A）内，同时替代了心脏和肺的功能］。其适应证包括急性心肌梗死、暴发性心肌炎、慢性心肌病失代偿、心脏骤停、脓毒症相关的心肌病、大量肺栓塞、心律失常性风暴等疾病。

（3）Impella 系统是一种左心室—主动脉型轴流性辅助装置。其工作原理是：经股动脉途径将 Impella 装置的导管送至左心室，流入口位于左心室流出道，流出口位于主动脉内；轴流泵运转时能将血液从左心室流入口抽吸出，通过主动脉端流出口回输至主动脉，减少心室做功，降低心肌耗氧，增加冠状动脉血流，改善心肌灌注。其适应证包括常规治疗效果欠佳的急性心肌炎、合并休克的心肌病、顽固性心衰等疾病。

2）案例分析

案例 1 ▷ ·····

【病例摘要】患者男，67 岁，因入院前半月在受凉后出现心累、气促，约行走 200 m 即出现心累、气促，伴有咳嗽、咳痰，偶有胸闷、呼吸困难，伴夜间阵发性呼吸困难，伴咳粉色泡沫痰。心脏彩超示：主动脉瓣重度狭窄伴重度关闭不全，左室壁搏幅弥漫性降低，心包积液，左室收缩功能降低，LVEF31%。入院因急性左心衰抢救一次。全麻及 ECMO 支持下行经导管主动脉瓣植入术（TAVI），术后恢复可。

【手术（操作）记录】

患者仰卧位，超声引导下，予以股静脉插管，逐级扩皮沿导引丝置入 21 FECOM 静脉插管，置入深度 48 cm。床旁超声确定导管间断位于下腔静脉入右心房交界处后，拔出导丝，静脉回流通畅，导管内注入肝素，后予股动脉插管，逐级扩皮后沿导引钢丝置入 17F ECMO 插管，置入深度 15 cm，连接预充好的 ECMO 管路。打开管道钳，开始运转 ECMO，机器运行良好，见暗红色的血液从股静脉引出，经 ECMO 膜肺氧合后，鲜红色的血液回流入股动脉。

全身麻醉后选用 Venus—A 26 mm 介入瓣膜。调整最佳投照体位，调整心率，配合根部造影，选择瓣膜置入位置，逐渐有序释放介入瓣膜。

【疾病诊断及编码】

主要诊断：I35.200x001 非风湿性主动脉瓣狭窄伴有关闭不全

其他诊断：I50.101 急性左心衰竭

　　　　　J15.900 细菌性肺炎

　　　　　I31.800x004 心包积液

【手术（操作）分类编码及名称】

主要手术操作：35.0501 经导管主动脉瓣植入术

其他手术操作：39.6500 体外膜氧合［ECMO］

【分析点评】本案例针对主动脉瓣狭窄及关闭不全行经导管主动脉瓣置入手术治疗，因急性左心衰竭给予 ECMO 术中支持支持治疗，主要诊断应选择主动脉瓣狭窄伴有关闭不全；心脏瓣膜疾病分类时，编码员需积极与临床医师沟通，仔细阅读病历，注意不同病因的疾病分类不一样。该案例咨询医师意见后，分类至非风湿性主动脉瓣狭窄伴有关闭不全，具体病因分类可见本书第六章心脏瓣膜病。

案例 2

【病例摘要】患者男，59 岁，因"呼吸困难 17$^+$小时"入院，急性痛苦面容，端坐呼吸，急诊心电图提示窦性心律，AVR 抬高，ⅠⅡ、V5－6 导联 ST 段压低，GRACE 评分 233 分。冠脉造影示：右冠脉近端狭窄 30%，中段狭窄 90%，远端狭窄 40%，后降支狭窄 40%，后侧支狭窄 80%，左主干狭窄 30%，前降支近端狭窄 80%，中段狭窄 90%，第一对角支狭窄 80%，第二对角支狭窄 90%，回旋支狭窄 60%，钝缘支狭窄 90%。于左主干－前降支病变处植入 2 枚支架。突发意识丧失，呼之不应，双侧瞳孔对光反射迟钝，血压进行性下降至 50/20 mmHg，血氧饱和度下降至 70%。予以气管插管、镇静，有创机械通气，安置 IABP 辅助心排，改善冠脉灌注及减轻心脏负荷。

【疾病诊断及编码】

主要诊断：I21.401 急性非 ST 段抬高型心肌梗死

其他诊断：I50.101 急性左心衰竭

　　　　　R57.000 心源性休克

【手术（操作）分类编码及名称】

主要手术操作：36.0700 药物洗脱冠状动脉支架植入

其他手术操作：00.6600x004 经皮冠状动脉腔内血管成形术［PTCA］

　　　　　　　00.4600 置入两根血管支架

　　　　　　　00.4100 两根血管操作

　　　　　　　39.6101 主动脉球囊反搏植入术

　　　　　　　96.7201 呼吸机治疗［大于等于 96 小时］

　　　　　　　96.0400 气管内插管

【分析点评】该患者因治疗急性非 ST 段抬高型心肌梗死行药物洗脱冠状动脉支架置入术，IABP 辅助心输出量，提高冠状动脉的灌注，主要诊断选择急性非 ST 段抬高型心肌梗死，急性左心衰竭做附加诊断；主要手术选择药物洗脱冠状动脉支架置入，IABP 作附加手术。主动脉内球囊扩张（IABP）经查主导词：球囊—泵，主动脉内 37.61；心室辅助装置的置入，其手术操作分类轴心为装置的使用时间：长期心室辅助装置（全人工心脏）分类于 37.51～37.55，临时心室辅助装置分类于 37.62 暂时性非植入型体外循环辅助系统的置入。医药科技发展日新月异，要求编码员夯实分类基础的同时还需丰富临床知识，才能做到编码工作精细而准确。

三、小结

心力衰竭在临床上通常分为急性心力衰竭和慢性心力衰竭，其手术操作分类因手术治疗方式、手术目的的不同而分类不同。急性心力衰竭常见支持性治疗有：呼吸治疗，包括 93.9 无创呼吸治疗和有创机械性通气，注意有创呼吸治疗需要编码机械通气方式（气管插管或气管造口术）和有创呼吸机治疗时间，以 96 小时为界。39.65 血液透析和机械辅助循环装置［包括 37.61 搏动性球囊置入、39.65 体外膜肺氧合、可植入式电动左心室辅助泵 Impella：37.68 经皮置入外部心脏辅助装置］。心力衰竭常见手术治疗包括 00.50～00.54 心脏再同步化治疗（CRT）、37.94 植入型心律转复除颤器（ICD）的置入与置换、37.66 置入可植入型心脏的辅助系统（LVAD）和 37.51 心脏移植术。具体分类总结如图 2-2：

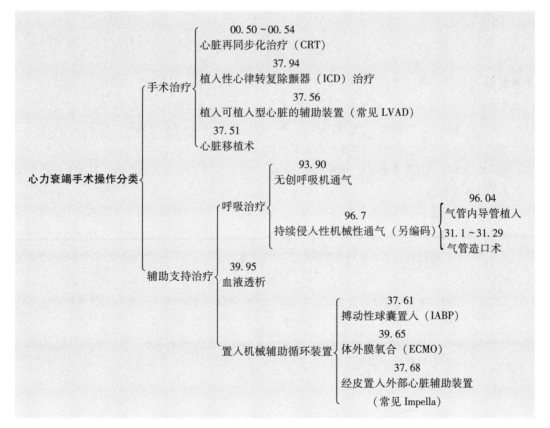

图 2-2　心力衰竭手术操作分类

第五节　应用场景

　　心血管临床路径包含急性左心衰竭，其适用对象是第一诊断为急性左心衰竭（ICD－10：I50.1），要求患者符合第一诊断编码，或伴有其他非心血管疾病，但在住院期间不需要特殊处理（检查和治疗），也不影响第一诊断时可进入该临床路径。三级公立医院绩效考核监测的单病种包含心力衰竭，其疾病分类代码国家临床版2.0代码包含：I11.0、I13.0、I13.2和I50亚目的所有扩展码；医院等级评审单病种质量控制也同样监测心力衰竭相关指标，要求主要诊断原发病ICD－10编码：I05～I09，或I11～I13，或I20～I21，或I40～I41，或I42～I43伴有第二诊断为I50的出院患者。心力衰竭的相关监测指标涉及医院管理各个方面，这就要求编码员在实际工作中准确掌握心力衰竭的临床知识和分类规则，保证基础数据质量。

（杨佳雯）

参考文献

［1］葛均波，徐永健，王辰，内科学［M］．第九版．北京：人民卫生出版社，2018.

［2］陈孝平，汪建平，赵继宗，外科学［M］．第九版．北京：人民卫生出版社，2018.

［3］刘爱民．病案信息学［M］．北京：人民卫生出版社．2014.

［4］刘爱民．DRGs疾病与手术操作编码和报告指南［M］．太原：山西出版传媒集团．山西科学技术出版社，2020.

［5］植入型心律转复除颤器临床应用中国专家共识（2021）［J］．中华心律失常学杂志，2021，25（4）：280－299.

［6］心脏再同步治疗慢性心力衰竭的中国共识（2021年修订版）［J］．中华心律失常学杂志，2021，465－478.

［7］苏蓝，陈学颖，黄伟剑．循证为先，精准实用：ESC 2021心脏起搏及心脏再同步化治疗指南解读［J］．中华心血管病杂志，2021，49（12）.

［8］薛维娜，郭娟.1例左心室辅助装置植入术后伤口愈合不良患者的护理［J］．天津护理，2022，615－617.

第三章

高 血 压

第一节 临床知识

一、疾病概况

（一）定义

高血压是以体循环动脉压升高为主要临床表现的心血管综合征，心血管是高血压损害的主要靶器官，脑、肾脏、视网膜等器官常受累。高血压可分为原发性高血压（essential hypertension）和继发性高血压（secondary hypertension）。

（二）血压分类和定义

以下两种情况可以诊断为高血压：①未使用降压药物的情况下，非同日测量血压，收缩压≥140 mmHg 和（或）舒张压≥90 mmHg；②患者有高血压史，目前使用降压药物维持治疗，血压控制在 140/90 mmHg 以下。当收缩压＜120 mmHg 和舒张压＜80 mmHg时，属于正常血压。当收缩压在 120～139 mmHg 和（或）舒张压在 80～90 mmHg，即血压介于正常血压和高血压之间，称为正常高值。血压水平处于正常高值时，也会提高心血管疾病的风险。

血压分类和定义见表 3－1。

表 3－1　血压水平分类和定义　　　　　　　　　　（单位：mmHg）

分类	收缩压		舒张压
正常血压	＜120	和	＜80
正常高血压	120～139	和（或）	80～89
高血压	≥140	和（或）	≥90
1 级高血压（轻度）	140～159	和（或）	90～99

· 27 ·

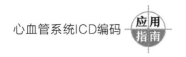

续表

分类	收缩压		舒张压
2级高血压（中度）	160~179	和（或）	100~109
3级高血压（重度）	≥180	和（或）	≥110
单纯收缩期高血压	≥140	和	<90

二、常见分类

（一）原发性高血压

原发性高血压多由遗传和环境因素（饮食、精神应激和吸烟等）交互作用引起。是否合并其他心血管危险因素及靶器官损害程度，与患者血压水平和预后息息相关。根据心血管危险分层分为低危、中危、高危和很高危，其分层标准根据血压升高水平（1、2、3级）、其他心血管危险因素、糖尿病、靶器官损害以及并发症情况而定，见表3-2。

表3-2 高血压病人心血管危险分层标准

其他危险因素和病史	高血压		
	1级	2级	3级
无	低危	中危	高危
1~2个其他危险因素	中危	中危	很高危
≥3个其他危险因素或靶器官损害	高危	高危	很高危
临床合并症或合并糖尿病	很高危	很高危	很高危

（二）妊娠期高血压疾病

妊娠期高血压疾病（hypertensive disorders of pregnancy，HDP）是妊娠与血压升高并存的一组疾病。该组疾病包括妊娠期高血压（gestational hypertension）、子痫前期（preeclampsia）、子痫（eclampsia），以及慢性高血压并发子痫前期（chronic hypertension with superimposed preeclampsia）和妊娠合并慢性高血压（chronic hypertension）。

HELLP综合征（hemolysis，elevated liver enzymes，and low platelet count syndrome，HELLP syndrome）以溶血、酐酶升高及血小板减少为特点，是子痫前期的严重并发症，严重威胁母婴健康。其主要病理改变包括血管痉挛、血管内皮损伤、血小板聚集与消耗、纤维蛋白沉积和终末气管缺血等情况，与子痫前期相同。妊娠期高血压疾病分类与临床表现见表3-3。

表 3 - 3　妊娠期高血压疾病分类与临床表现

分类	临床表现
妊娠高血压	妊娠 20 周后出现高血压，收缩压≥140 mmHg 和（或）舒张压≥90 mmHg，于产后 12 周内恢复正常；尿蛋白（－）；产后可确诊
子痫前期	妊娠 20 周后出现收缩压≥140 mmHg 和（或）舒张压≥90 mmHg，伴有蛋白尿≥0.3 g/24 h，或随机尿蛋白（＋）或虽无蛋白尿，但合并下列任何一项者： 血小板减少（血小板＜100×10^9/L）； 肝功能损害（血清转氨酶水平为正常值 2 倍以上）； 肾功能损害（血肌酐水平大于 1.1 mg/dl 或为正常值 2 倍以上）； 肺水肿； 新发生的中枢神经系统异常或视觉障碍
子痫	子痫前期基础上发生不能用其他原因解释的抽搐
慢性高血压并发子痫前期	慢性高血压妇女妊娠前无蛋白尿，妊娠 20 周后出现蛋白尿；或妊娠前有蛋白尿，妊娠后蛋白尿明显增加，或血压进一步升高，或出现血小板减少＜100×10^9/L，或出现其他肝肾功能损害、肺水肿、神经系统异常或视觉障碍等严重表现
妊娠合并慢性高血压	妊娠 20 周前收缩压≥140 mmHg 和（或）舒张压≥90 mmHg（除外滋养细胞疾病），妊娠期无明显加重；或妊娠 20 周后首次诊断高血压并持续到产后 12 周以后

注：（1）普遍认为＜34 周发病者为早发型子痫前期。
（2）大量蛋白尿（24 小时蛋白尿≥5 g）既不作为评判子痫前期严重程度的标准，亦不作为终止妊娠的指征，但需严密监测。

（三）恶性高血压与良性高血压

恶性高血压又称急进型高血压，病情发展迅速、严重，血压显著升高，舒张压多持续在 130～140 mmHg，常于数月到 1～2 年内出现严重的心、脑、肾损害。

良性高血压又称缓进型高血压，病情进展缓慢，早期近半数病人可无症状，当并发有粥样硬化时，收缩压显著升高，在并发心肌梗死后血压可能降至正常或从此不再增高，发生脑溢血后血压也可能持久地降低。

（四）高血压急症和亚急症

高血压急症是指原发性或继发性高血压病人，在某些诱因作用下，血压突然和明显升高（一般超过 180/120 mmHg），伴有进行性心、脑、肾等重要靶器官功能不全的表现。高血压亚急症指的是血压明显升高但不伴严重临床症状及进行性靶器官损害。

（五）继发性高血压

继发性高血压是指由某些确定的疾病或病因引起的血压升高，当查出病因并有效去除或控制病因后，作为继发症状的高血压会得到根治或改善。常见病因包括：肾脏疾病（包括肾实质性、肾血管性）、内分泌疾病（原发性醛固酮增多症、嗜铬细胞瘤、

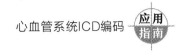

皮质醇增多症等）、心血管病变、睡眠呼吸暂停等疾病。

第二节 疾病编码规则及案例分析

一、编码规则

（1）高血压病在 ICD－10 分类于第九章循环系统疾病类目 I10～I15；并发于妊娠、分娩和产褥期分类于 O10～O16；累及冠状血管时，冠状血管疾病分类于I20～I25；新生儿高血压分类于 P29.2；肺动脉高压分类在 I27.0。

（2）高血压分类时应区分原发性高血压和继发性高血压。原发性高血压分类于 I10 特发性（原发性）高血压，高血压分级和危险分层用扩展编码标明；继发性高血压分类在 I15 类目下。

（3）高血压与心脏疾病存在因果关系，包括 I50、I51.4～I51.9 中由于高血压引起的任何情况，分类于 I11 高血压心脏病类目下，可对高血压和心力衰竭的程度予以附加编码说明。

（4）高血压与肾脏疾病存在因果关系，包括任何 N00～N07、N18、N19 或 N26 的情况，因高血压 I10 所致，分类于 I12 高血压肾脏病类目下，同时对肾衰竭的程度根据需要予以附加编码说明。

（5）若高血压性心脏病同时伴有高血压性肾脏病，包括任何 I11 中的情况同时伴有 I12 的情况，因果关系明确的心肾性疾病和心血管肾性疾病分类于 I13 高血压心脏和肾脏病类目下，同时对心力衰竭和肾衰竭的程度根据需要予以附加编码说明。

（6）继发性高血压分类于 I15 类目下，其编码因病因不同分类在不同的亚目下。其中，肾血管性高血压分类在 I15.0，继发于其他肾疾患的高血压分类在 I15.1，继发于内分泌疾患的高血压分类在 I15.2，其他继发性高血压（包括阻塞性睡眠呼吸暂停低通气综合征、嗜铬细胞瘤、大动脉炎及医源性、围手术期等）分类在 I15.8。

（7）高血压性视网膜疾病分类于 H35.0 背景性视网膜病变和视网膜血管改变，I20～I25 缺血性心脏病、I60～I69 脑血管病和高血压疾病同时存在时，应分别编码。

（8）妊娠期高血压疾病在 ICD－10 中被分类在 O10～O16 妊娠、分娩和产褥期的水肿、蛋白尿和高血压疾患中。该分类将妊娠高血压区分为两大类：原有的高血压疾患和妊娠引起的高血压疾患，然后根据临床表现的轻重程度进一步细分。O10～O11 是指原有的高血压疾病，包括：O10 原有的高血压并发于妊娠、分娩，O11 原有高血压性疾患，并发蛋白尿（包括先兆子痫）；O12～O14 指的是妊娠引起的高血压疾病，包含：O12 妊娠［妊娠引起的］水肿和蛋白尿不伴有高血压，O13 妊娠［妊娠引起的］高血压，不伴有有意义的蛋白尿；O14 妊娠［妊娠引起的］高血压，伴有意义的蛋白尿（中、重度先兆子痫）；O15 是子痫，016 为未特指的孕产妇高血压。

（9）WHO 对 O11、O13、O14 的修订如下：O11 "原有高血压性疾患，并发蛋白尿"，更名为"子痫前期并发于慢性高血压"；O13 "妊娠［妊娠引起的］高血压，不伴有有意义的蛋白尿"，更名为"妊娠［妊娠引起的］高血压"；O14.0 "中度先兆子痫"更名为"轻—中度先兆子痫"。新增亚目 O14.2 HELLP 综合征［黑尔普综合征］，目前 ICD - 10 国家临床版字典库拓展码有体现，黑尔普综合征仍分类于 O14. 101。

二、案例分析

案例 1

【病例摘要】患者男，65 岁，因"发现血压升高 1 年，头晕、头痛 1 天"入院。在家自测血压时发现血压升高，反复多次测量均高于正常值，最高 155/111 mmHg，无胸闷、气促、意识丧失、视物模糊等不适。体检发现 2 型糖尿病 5 个月，平素吸烟，每日 6 ~ 8 支，饮酒，每日 150 g 左右，未规律服药。动态血压监测提示：白天最高血压 178/106 mmHg，平均血压 145/90 mmHg；夜间最高血压 155/93 mmHg，平均血压 135/83 mmHg。全天总负荷 72%。患者重新筛查相关高血压因素，确定用药缬沙坦，目前血压控制尚可，三日后出院。

【出院诊断】

主要诊断：高血压 2 级（极高危）

其他诊断：2 型糖尿病

【疾病分类诊断及编码】

主要疾病及编码：I10. x00x028 高血压病 2 级（极高危）

其他疾病及编码：E11. 900 2 型糖尿病

【分析点评】老年患者高血压最高达 178/106 mmHg，平素生活方式增加疾病危险因素，未有效控制，伴随 2 型糖尿病。医师诊断高血压 2 级（极高危），分类在 I10 特发性（原发性）高血压类目下，需准确编目在具体的危险分层、分级中。

案例 2

【病例摘要】患者男，75 岁，因"发现血压升高 20⁺ 年，血压波动 1 天"入院。外院诊断为高血压病，长期口服厄贝沙坦、倍他乐克等药物。自诉血压控制可。入院前 1 天，无诱因出现血压波动，收缩压最高 200 mmHg，伴有头昏、胸闷气促等症状，无头痛、恶心呕吐、呼吸困难、意识障碍等不适。既往 2 型糖尿病性周围血管病变、脑梗死病史，无后遗症，否认其他心脑血管病史。心电图检查：左心室高电压；ST 段：Ⅱ Ⅲ AVF V4 ~ V6 导联水平型下移 0. 1 ~ 0. 2 mV，T 波可见倒置或低平，提示心肌肥厚。

心脏超声检查：左心室舒张功能减退，左房（la）40 mm，室间隔（ivs）14 mm，后壁（pw）10 mm，符合高血压左心室肥厚改变。入院后予以降脂稳斑、降压降糖、改善头晕等对症支持治疗。患者偶有心悸，血压控制可，五日后出院。

【出院诊断】

主要诊断：高血压3级极高危

其他诊断：高血压性心脏病

2型糖尿病性周围血管病变

急性脑梗死

【疾病分类诊断及编码】

主要疾病及编码：I11.901 高血压性心脏病

其他疾病及编码：E11.501†I79.2*2型糖尿病性周围血管病变

Z86.703 脑梗死个人史

【分析点评】 患者彩超提示高血压性左心室肥厚改变，未提及心力衰竭情况。按照合并规则的原则应分类至I11.9高血压心脏病不伴有（充血性）心力衰竭，通过阅读病历，急性脑梗死诊断不符合临床实际，个人史且未造成任何后遗症，应分类至Z86.7循环系统疾病个人史。

案例 3

【病例摘要】 患者男，67岁，因"水肿、慢性肾脏病5期2⁺年，加重10天"入院。检查提示：尿总蛋白定量为3 593.0 mg/24 h，尿微量白蛋白测定值为2 502.2 mg/24 h，尿生化＋定量＋镜检：潜血20（1＋）RBC/ul，蛋白质2.00 g/L（2＋），葡萄糖2.8（＋－）mmol/L，红细胞24.9个/μl。6年前，诊断"高血压3级很高危"，口服苯磺酸氨氯地平10 mg bid 降压，入院给予低盐、低脂、优质蛋白、监测血压，利尿、纠正贫血等处理，恢复尚可，5日后出院。

【出院诊断】

主要诊断：慢性肾脏病5期

其他诊断：慢性肾脏病5期贫血

高血压3级极高危

高血压性肾脏病

【疾病分类诊断及编码】

主要疾病及编码：I12.000x001 高血压性肾衰竭

其他疾病及编码：N18.001 慢性肾脏病5期

N18.002†D63.8*慢性肾脏病5期贫血

【分析点评】 对于复杂诊断的主要诊断选择，如果病因诊断能够包括一般的临床表现，则选择病因诊断。该患者明确高血压性肾脏病伴有慢性肾衰竭 5 期，根据临床实际治疗情况和合并编码规则，分类至 I12.0 高血压肾脏病伴有肾衰竭。

案例 4

【病例摘要】 患者女，89 岁，因"劳力性呼吸困难 2⁺周，加重 3 天"入院。自诉轻微活动即出现呼吸困难，夜间需高枕卧位休息，端坐呼吸。入院前 10⁺年，患者发现血压升高，最高至 200/120 mmHg，明确诊断"高血压病 3 级极高危"。病程中偶有心累、气紧、头昏、耳鸣不适，夜尿增多（3~4 次/晚），长期口服拜新同 30 mg Q12 h 控制血压，近期血压波动较大。既往 2 型糖尿病视网膜病变，双眼近乎失明。心脏彩超：左房轻度增大，左室肥厚，二尖瓣、三尖瓣及主动脉瓣反流，主动脉硬化，心肌标志物：高敏肌钙蛋白 T₃ 1.490 pg/ml，肌酐 177.1 μmol/L，尿酸 591.5 μmol/L，总胆固醇 6.54 mmol/L，高密度脂蛋白胆固醇 2.37 mmol/L，低密度脂蛋白胆固醇 3.69 mmol/L。予以控制血压、改善心功能、降脂稳定斑块、利尿、控制尿酸处理。血压控制尚可，七日后出院。

【出院诊断】

主要诊断：急性左心衰竭

其他诊断：高血压性肾脏病

高血压性心脏病

高血压 3 级极高危

心功能不全

高脂血症

高胆固醇血症

高尿酸血症

慢性肾功能不全

【疾病分类诊断及编码】

主要疾病及编码：

I13.200 高血压心脏和肾脏病同时伴有（充血性）心力衰竭和肾衰竭

其他疾病及编码：I50.101 急性左心衰竭

E78.000x001 高胆固醇血症

E79.001 高尿酸血症

N18.900 慢性肾衰竭

【分析点评】 该患者高血压性心脏病伴有急性左心衰竭诊断明确，合并高血压性肾脏病、慢性肾功能不全，因果关系明确，应分类于 I13.2 高血压心脏和肾脏病同时伴有（充血性）心力衰竭和肾衰竭，类目 I13 类目包括：任何 I11. - 中的情况同时伴有

I12.–的情况。同时注意：有明确的 I50.1 左心功能衰竭不再重复编码心功能不全 I50.9 未特指的心力衰竭；高脂血症明确高胆固醇血症，应编目在 E78.0 纯高胆固醇血症。

案例 5

【病例摘要】患者男，52 岁，因发现"血压升高 3$^+$年，反复头晕、头痛 6$^+$月，加重 8 天"入院。入院前半年，无明显诱因出现头晕、头痛，为左侧或右侧颞侧跳痛，程度不重，可忍受，傍晚及夜间明显，晨起减轻。8 天前患者于饮酒隔日出现头晕、头痛症状加重，伴面色潮红，无发热、多汗、气促、胸闷、胸痛、心悸等不适。入院后血压检测 227/144 mmHg，甘油三酯 2.33 mmol/L，高密度脂蛋白胆固醇 1.47 mmol/L，低密度脂蛋白胆固醇 3.95 mmol/L，血钾 2.90 mmol/L，肾素（冰浴）+醛固酮：（立位）醛固酮 138.31 pg/ml，（立位）肾素浓度：52.34 pg/ml，肾动脉 CTA 提示"右肾动脉近端（紧邻起始处）管腔重度狭窄（90%~98%），范围长约 0.5 cm，左肾动脉管壁未见异常"。予以降压、药物拮抗醛固酮受体、降脂、补钾，择期局麻下行"肾动脉造影+经皮肾动脉支架置入术+肾动脉球囊血管成形术"。术后恢复尚可，五日后出院。

【出院诊断】

主要诊断：继发性高血压 3 级很高危

其他诊断：右侧肾动脉狭窄

继发性醛固酮增多症

高脂血症

低钾血症

【疾病分类诊断及编码】

主要疾病及编码：I70.101 肾动脉狭窄

其他疾病及编码：I15.000 肾血管性高血压

E26.100x001 继发性醛固酮增多症

E78.200x003 复合性高脂血症

E87.600 低钾血症

【分析点评】患者因高血压临床症状入院治疗，辅助检查后明确病因"肾动脉狭窄"，行血管介入手术治疗，纠正病因的同时，改善血压情况。主要诊断应选择"肾动脉狭窄"，明确继发性高血压类型为"肾血管性高血压"，是肾动脉阻塞性病变所致的高血压，分类至 I15.0 肾血管性高血压。通常，肾血管性高血压因肾动脉本身的病变和肾动脉被周围病变压迫或扭曲造成，如动脉粥样硬化、肾动脉外伤后狭窄、肾动脉纤维组织增生、肾动脉炎、肾动脉瘤、肾动脉血栓形成、肾动脉栓塞、肾动脉先天性畸形或肾动静脉瘘等，本身病变和肾动脉周围粘连、肾蒂扭曲等周围病变。另外，血清中血脂检查结果提示同时伴有高胆固醇血症及高甘油三酯血症，应编码至 E78.2 混合型高脂血症。

案例 6

【病例摘要】患者男，45 岁，因"发现血压、肌酐升高，血液透析 10 年，头晕、头痛 2 天"入院。体格检查眼睑及双下肢水肿，神志清楚，慢性病容。既往诊断"慢性肾脏病，肾性高血压"，血压最高达 210/110 mmHg。行左上肢前臂动静脉内瘘术，之后维持性血液透析治疗，给予厄贝沙坦、苯磺酸左旋氨氯地平片、盐酸哌唑嗪片降压治疗。近期血压监测波动于 140 ~ 150/80 ~ 100 mmHg。入院后辅助检查：肌酐 857.0 μmol/L，估算肾小球滤过率 4.29 ml/（min·1.73^{-2}m），血清无机磷 2.22 mmol/L。予 DSA 引导下肾动脉交感神经射频消融术。入院予以监控血压、维持性血液透析、纠正高磷及贫血、营养支持等治疗，术后恢复可，五日后出院。

【出院诊断】

主要诊断：慢性肾脏病 CKD5 期

其他诊断：肾性贫血

　　　　　肾性高血压

　　　　　高磷酸盐血症

【疾病分类诊断及编码】

主要疾病及编码：I15.102 肾性高血压

其他疾病及编码：N18.001 慢性肾脏病 5 期

　　　　　　　　N18.002†D63.8＊慢性肾脏病 5 期贫血

　　　　　　　　E83.309 高磷酸盐血症

【分析点评】主要手术操作选择规则明确：主要手术操作通常与主要疾病诊断相关，一般是选择与主要疾病相关的手术操作治疗为主要编码。该患者入院目的为改善继发性高血压，行 DSA 引导下肾动脉交感神经射频消融术，按照主要诊断的选择原则，病案首页主要诊断应填写"肾性高血压"，分类至 I15.1 继发于其他肾疾患（非肾血管性）的高血压。肾性高血压指的是一侧或两侧肾脏疾病所引起的高血压，包括肾血管性、肾实质病变及尿路梗阻性疾病引起的高血压。I15.1 亚目解释明确非肾血管性的其他肾疾患引起的高血压，其常见的疾病通常有急、慢性肾小球肾炎，慢性肾盂肾炎，肾结核，先天性多囊肾、放射性肾炎；临床上也有发现输尿管狭窄和结石等尿路梗阻性疾病引起的高血压，但较为少见。

案例 7

【病例摘要】患者男，57 岁，因"发现肾上腺占位 5 年，高血压 2 年，头部不适 2 天"入院，血压监测 170/110 mmHg。平素口服硝苯地平缓释片控制血压，否认糖尿病、冠心病等慢性病史。辅助检查：血儿茶（6 项）（冰浴），3-甲氧基酪胺 87.780 pg/ml，甲氧基去甲肾上腺素 6 072.815 pg/ml，甲氧基肾上腺素 140.568 pg/ml。腹部 CT 检查提示：右侧肾上腺见一 43 mm 类圆形软组织团块影，考虑腺瘤可能性大。予以降血压、扩容术前准备，在全麻下行机器人辅助腹腔镜右侧肾上腺肿瘤切除术。术后病检显示"嗜铬细胞瘤，肿瘤大小 6 cm×4.4 cm×4 cm"。手术切口无渗血渗液，恢复良好，三日后出院。

【出院诊断】

主要诊断：右侧肾上腺嗜铬细胞瘤

其他诊断：肾性高血压

【疾病分类诊断及编码】

主要疾病及编码：C74.100 肾上腺髓质恶性肿瘤

其他疾病及编码：I15.800x005 嗜铬细胞瘤性高血压（现实中存在争议）

病理诊断：M87000/3 恶性嗜铬细胞瘤

【分析点评】嗜铬细胞瘤和副神经节瘤（pheochromocytoma and paraganglionma，PPGL）是一种神经内分泌嗜铬细胞产生的肿瘤，主要释放儿茶酚胺而引发临床综合征。嗜铬细胞来自于肾上腺髓质，占 PPGL 的 80%～85%。2017 年 WHO《内分泌器官肿瘤病理学和遗传学》中肾上腺肿瘤，根据病理学、临床行为和遗传学新证据，进行了重新定义和归类。其中将肾上腺髓质肿瘤章节中所有的嗜铬细胞瘤、副神经节瘤、复合性嗜铬细胞瘤及复合型副神经瘤全部定义为恶性。因此将嗜铬细胞瘤病理编码分类于 M8700/3。该病例临床医师诊断"肾性高血压"属于 I15 继发性高血压类目下的具体分类，分类至 I15.1 继发于其他肾疾患的高血压；而嗜铬细胞瘤引发的高血压是由于分泌过多的儿茶酚胺（去甲肾上腺素、肾上腺素和多巴胺）。实际工作中发现，疾病分类与代码国家临床版 2.0 将嗜铬细胞瘤性高血压分类至 I15.800x005，核对亚目 I15.8 其他继发性高血压。笔者认为，I15 亚目分类有具体的病因可以表示嗜铬细胞瘤致高血压的情况，核查亚目分类，应编码至 I15.2 继发于内分泌疾患的高血压。

案例 8

【病例摘要】患儿，男，出生 2 天 6 小时，因"气促、反应差伴血压升高 2 天"急诊入院。其母 G_1P_1 孕 37^{+3} 周因妊娠期高血压于当地医院行剖宫产娩出患儿。患儿出生体重 2 050 g，出生后 3 小时出现呼吸急促，伴反应差，予以卡托普利降压治一天，症状无明显缓解；我院急诊患儿血压监测 137/98 mmHg，患儿神清，反应差，食欲不佳，早产儿貌，口唇无发绀。双肺呼吸音粗糙，各瓣膜听诊区未闻及病理性杂音。患儿入院后病情危重，持续心电监测示 SPO_2 90%～95%，心率 123～147 次/min，呼吸 32～49 次/分，有创动脉血压监测示 118～128/78～89 mmHg。入院第 3 天复查皮质醇：2.94 μg/dl（参考值 4.26～24.85 μg/dl），醛固酮 >100 pg/ml（参考值：立位 30～353 pg/ml，仰卧位 10～160 pg/ml），血浆肾素活性 >500 μIU/ml（参考值立位 4.4～46.1 pg/ml，仰卧位 2.8～39.9 pg/ml），不排除肾性高血压可能。患儿腹部血管超声检查提示：右肾动脉主干内径约 0.6 mm，右肾内血流信号稀疏，右肾动脉主干峰值流速为 21 cm/s，血流信号呈"花彩""串珠样"改变，右侧叶间动脉血流速度极慢，呈单峰动脉频谱。行右肾切除术，术后血压恢复正常，五日后出院。

【出院诊断】

主要诊断：肾性高血压（肾动脉纤维肌性发育不良）

其他诊断：低体重儿

【疾病分类诊断及编码】

主要疾病及编码：Q27.200x002 先天性肾动脉畸形

其他疾病及编码：P29.200 新生儿高血压

P07.100x004 低出生体重儿（1 500～2 499 g）

【分析点评】新生儿出生最初 5 天血压升高非常迅速，且与胎龄、出生体重和出生日龄等因素有关。新生儿高血压目前尚缺乏明确的诊断标准。据报道，出生第 1 周收缩压 >95～96 mmHg 或出生第 2～6 周收缩压 >104～113 mmHg 可诊断为新生儿高血压。新生儿高血压的常见病因包括血栓栓塞、肾实质疾病、肾血管疾病和先天性心脏病等。动脉纤维肌性发育不良是一种非动脉粥样硬化性、非炎症性动脉病变，最常累及肾动脉，是导致肾动脉狭窄的第二大原因。影像学典型表现为动脉"串珠"样改变。肾动脉纤维肌性发育不良引起的主要临床症状为高血压。该病例临床医师诊断为"肾性高血压"明确新生儿高血压因肾动脉纤维肌性发育不良导致，查主导词：发育不良，索引下无肾动脉分类，换主导词：异常-肾--动脉 Q27.2，核对卷一 Q27.2 肾动脉的其他先天性畸形；新生儿高血压作为临床表现作附加编码。另 P07 与孕期短和低出生体重有关的疾患，不可归类在他处者按婴儿出生体重和孕期长短进行亚目分类，临床版拓展码针对出生体重在 1 000～2 499 g 的新生儿有进一步分型：P07.100x002 指的是极低出生体重儿（1 000～1 249 g），P07.100x003 为极低出生体重儿（1 250～1 499 g），P07.100x004 低出生体重儿（1 500～2 499 g）。

案例 9

【病例摘要】患者女，65 岁，因"头晕、左侧肢体无力 4 小时"入院。急诊血压监测 180/113 mmHg，既往高血压病史 5⁺年，未规律服药。头颅 MRI：右侧额顶颞叶、岛叶、右侧基底节区见多发斑片状 DWI 高信号，ADC 图为低信号。诊断意见：考虑右侧额顶颞叶、岛叶及右侧基底节区多发脑梗死（急性期）。行"全脑血管造影术＋右侧大脑中动脉 M2 段支架取栓术"。手术记录示：右侧大脑中动脉 M2 段闭塞，全脑粥样硬化改变。支架完全退出后可见一暗红色血栓附于支架上，复查造影见右侧大脑中动脉 M2 段血流恢复通畅。术后恢复可，遗留左侧肢体行动不畅，转康复科继续治疗。

【出院诊断】

主要诊断：高血压脑病（脑梗死）

其他诊断：高血压 3 级（极高危）

【疾病分类诊断及编码】

主要疾病及编码：I63.300 大脑动脉血栓形成引起的脑梗死

其他疾病及编码：I10.x00x032 高血压病 3 级（极高危）

【分析点评】 该病例临床医师诊断"高血压脑病（脑梗死）"，核查 ICD－10 类目卷 I60～I69 脑血管病明确说明该类目包括提及高血压（在 I10 和 I15 中的情况），需要时，使用附加编码表明存在的高血压。而 I63 脑梗死类目是双轴心分类，按责任血管可分为入脑前动脉、大脑动脉、大脑静脉、其他和未特指；按病因可分为血栓形成、栓塞、未特指的闭塞或狭窄、其他和未特指。临床应用最为广泛的脑梗死病因分型是 TOAST 分型。即按照病因、发病机制分为大动脉粥样硬化型、心源性栓塞型、小动脉闭塞型、其他明确病因型和不明原因类型 5 个类型。大动脉粥样硬化型可分类于 I63.0、I63.2、I63.3 或 I63.5。心源性栓塞型可分类于 I63.1 或 I63.4。小动脉闭塞型可分类于 I63.8。其他明确病因型可分类于 I63.6 或 I63.8。不明原因型可分类于 I63.9。根据该患者病程和手术记录明确定位为右侧大脑中动脉 M2 段血栓形成，其 TOSAT 分型为大动脉粥样硬化型脑梗死，包括血栓形成和未特指的闭塞或狭窄。因此该病例应分类于 I63.3 大脑动脉血栓形成引起的脑梗死。

案例 10

【病例摘要】 患者 39 岁，因"停经 40^{+2} 周，规则下腹痛伴见红 5 小时"入院。产检期间血压波动于 140～150/70～80 mmHg，尿蛋白－。自诉既往高血压病史 5 年，平素血压略高，否认停经中晚期头晕、视物模糊、皮肤瘙痒及双下肢附中等不适，住院期间规律服用降压药。于入院当天自然分娩出一活婴，产妇恢复良好，两日后出院。

【出院诊断】

主要诊断：妊娠合并慢性高血压

其他诊断：G_3P_2 孕 40^{+2} 周 LOA 位顺产壹活婴

会阴 I 度裂伤

【疾病分类诊断及编码】

主要疾病及编码：O10.000x001 妊娠合并原发性高血压

其他疾病及编码：O70.000 分娩时Ⅰ度会阴裂伤

Z37.000x001 单胎活产

【分析点评】产科的主要诊断应当选择产科的主要并发症或合并症，没有并发症或合并症的，主要诊断应当由妊娠、分娩情况构成，包括宫内妊娠周数、胎数（G）、产次（P）、胎方位、胎儿和分娩情况等。该案例医师明确诊断妊娠合并慢性高血压，且尿蛋白－，分类于O10.0原有高血压并发于妊娠、分娩和产褥期，符合临床实际与编码规则。

案例 11

【病例摘要】患者32岁，因"停经36^{+5}周，慢性高血压3年余，头痛、眼花3天"入院。孕前血压监测130/95 mmHg左右，孕后130～150/90±mmHg；近一周血压升高达155/100 mmHg，自觉偶有头痛、眼花。入院检查尿蛋白＋＋，尿葡萄糖＋＋＋＋，随机血糖11.6 mmol/L，否认糖尿病史，予以降压、降糖处理。子宫下段剖宫产术娩出壹活婴，恢复良好，五日后出院。

【出院诊断】

主要诊断：妊高症

其他诊断：妊娠糖尿病

G$_1$P$_1$ 孕36^{+5}周 LOA位剖宫产壹活婴

高龄初产

【疾病分类诊断及编码】

主要疾病及编码：O11.x00x001 慢性高血压并发子痫前期

其他疾病及编码：O24.400 妊娠期发生的糖尿病

O82.900 经剖宫产术分娩

Z37.000x001 单胎活产

Z35.500 高龄初产妇的监督

【分析点评】临床医师常将疾病诊断写作"妊高症""先兆子痫"或"妊娠期高血压"，没有准确描述疾病。疾病诊断欠规范，这就要求编码员仔细阅读病历，积极与临床医师沟通，修正诊断。该患者妊娠合并慢性高血压诊断明确，尿蛋白＋＋，应分类于O11原有高血压性疾患，并发蛋白尿（先兆子痫）。其他诊断"妊娠期糖尿病"需明确妊娠合并糖尿病有两种情况：一种是孕前糖尿病的基础上合并妊娠，又称糖尿病合并妊娠；另一种为妊娠前糖代谢正常，妊娠期才出现的糖尿病，称为妊娠期糖尿病，其具体亚目分类不一样，另外需注意孕周产次等编码在实际工作中应予以附加，本例

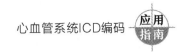

及后文不再详细附加，仅围绕循环系统重点举例以节省篇幅。

案例 12

【病例摘要】患者 26 岁，因"停经 39 周，产检发现血压升高 2 小时，咽痛、咳嗽两天"入院。既往产检血压正常范围，近一周自觉双侧脚踝轻度水肿。入院血压检测 140/98 mmHg，尿蛋白提示弱阳性，伴少量阴道见红，无阴道流液，门诊拟妊娠期高血压收住入院。给予降压药和清咽利喉、抗感染治疗。第二天顺娩出壹活婴，术后恢复良好，两日后出院。

【出院诊断】

主要诊断：妊娠期高血压

其他诊断：G_1P_1 孕 39^{+1} 周 LOA 位顺产壹活婴

急性上呼吸道感染

【疾病分类诊断及编码】

主要疾病及编码：O13. x00x001 妊娠期高血压

其他疾病及编码：O99. 510 妊娠合并上呼吸道感染

Z37. 000x001 单胎活产

【分析点评】患者既往无高血压病史，入院前 2 小时血压升高，且检查发现尿蛋白弱阳性。查主导词"高血压"—妊娠（妊娠诱发的）（不伴有重度蛋白尿）O13。核对卷一 O13 属妊娠［妊娠引起的］高血压，不伴有有意义的蛋白尿，符合临床妊娠引起的轻度子痫前期（先兆子痫）。

案例 13

【病例摘要】患者 29 岁，因停经"39^{+2} 周，血压升高半天"入院。门诊血压监测 156/98 mmHg，入院复查血压 145/90 mmHg，尿蛋白 ++，未明显头晕、视物模糊、腹痛等不适。产检彩超提示胎方位为臀位，因"瘢痕子宫"行子宫原切口剖宫产娩出壹活婴，产后恢复良好，五日后出院。

【出院诊断】

主要诊断：轻度子痫前期

其他诊断：瘢痕子宫

G_2P_1 孕 39^{+2} 周 LSA 位剖宫产壹活婴

【疾病分类诊断及编码】

主要疾病及编码：O34. 201 妊娠合并子宫瘢痕

其他疾病及编码：O14. 000 中度先兆子痫

O32. 101 臀先露

Z37. 000x001 单胎活产

【分析点评】当产科病人进行了某种操作,如剖宫产、产前分娩,此时如果指出操作原因,则要以操作的指征作为主要编码,因此,该患者的主要诊断应选择剖宫产术的手术指征。另外,该患者妊娠期高血压,尿蛋白阳性明确,符合先兆子痫的疾病诊断。临床上先兆子痫仅轻、重之分,而 ICD 分类系统将先兆子痫分为轻、中、重三个程度等级,分在不同的类目和亚目,轻度先兆子痫分类于 O13,中、重度先兆子痫分别分类在 O14.0 和 O14.1。根据该患者的临床表现及尿蛋白检查结果,应分类于 O14.0 中度先兆子痫。

案例 14

【病例摘要】患者 27 岁,因"停经 38^{+5} 周,双下肢水肿近一周,血压增高 2 天"入院。主诉无头晕、眼花、心慌、胸闷、恶心、呕吐等不适。于我院常规产检血压 163/118 mmHg,尿蛋白 + + + +,急诊拟"子痫前期"收住院。胎心监护(+)胎心监测 100 ~ 120 次/min,无规律宫缩、阴道流液流血。予子宫下段剖宫产娩出壹活婴,产妇恢复良好,五日后出院。

【出院诊断】

主要诊断:重度子痫前期

其他诊断:G$_2$P$_1$38^{+5}周 LOA 位剖宫产壹活婴

胎儿慢性宫内窘迫

【疾病分类诊断及编码】

主要疾病及编码:O14.100 重度先兆子痫

其他疾病及编码:O36.302 慢性胎儿宫内窘迫

Z37.000x001 单胎活产

【分析点评】患者既往无高血压,妊娠期水肿、血压升高,蛋白尿 4 +,医师确诊"重度子痫前期"诊断明确。

案例 15

【病例摘要】患者 28 岁,因"停经 36^{+4} 周,血压升高 1 天"入院。孕期血压逐渐增高,双下肢水肿明显;最近一次产检血压 140/88 mmHg,尿蛋白 + + +,近半年体重增加 10 kg;急诊血压监测 153/101 mmHg,尿蛋白 + + + +。收住院检查:血小板(PLT)147×10^9/L,纤维蛋白原 5.1 g/l,D 二聚体 4.68 mg/l,血清 BNP 129 pg/ml,肌酐 73.5 μmol/l,谷丙转氨酶 178 U/L,谷草转氨酶 275 U/L,乳酸脱氢酶 >2150 U/L。予子宫下段剖宫产娩出壹活婴,婴儿 2 040 kg。转入 ICU,予以保肝降酶等对症支持治疗数日,产妇恢复良好,准予出院。

【出院诊断】

主要诊断：HELLP 综合征

其他诊断：G_1P_1 孕 36^{+4} 周剖宫产 LOA 位壹活婴

　　　　　早产儿

　　　　　低体重儿

【疾病分类诊断及编码】

主要疾病及编码：O14.101 黑尔普综合征

其他疾病及编码：O60.300x001 早产经剖宫产

　　　　　　　　O36.501 妊娠合并低体重儿

　　　　　　　　Z37.000x001 单胎活产

【分析点评】HELLP 综合征常通过血管内溶血、肌酐升高和血小板减少等实验室检查指标确认诊断，分类于 O14.1 重度子痫前期，与临床分类一致。另外注意产科医师常将孕、产妇情况与婴儿情况均填写在病案首页疾病诊断栏，编码员分类时注意区分疾病描述的对象，准确编码。

案例 16

【病例摘要】

【出院诊断】患者，33 岁，因"停经 31^{+3} 周，发现胎儿全身水肿 10 天"入院。既往人工流产两次，本次妊娠体外受精－胚胎移植（IVF-ET）助孕。产检超声结果示胎儿腹腔积液，当日复查超声提示腹腔积液增多，门诊入院。否认高血压、糖尿病、冠心病等急、慢性疾病史，孕期体重增加 12 kg。体格检查全身水肿明显，血压监测 143/85 mmHg；血常规检查示：血红蛋白（Hb）100 g/L，血细胞比容（Hct）0.295；肝肾功能检查示：总蛋白（TP）51 g/L，白蛋白（ALB）21 g/L，总胆汁酸（TBA）16.5 μmol/L，丙氨酸转氨酶（ALT）32 U/L，天门冬氨酸转氨酶（AST）34 U/L，肌酐（Cr）91 μmol/L，尿素（UA）0.559 mmol/L；血型：A 型 Rh（D）＋；母体外周血胎儿血液成分检查结果提示：甲胎蛋白（AFP）4 864.5 μg/L，血红蛋白电泳胎儿血红蛋白（HbF）4.3%。多普勒超声示：胎儿皮下组织水肿、腹腔大量积液、右侧胸腔及心包少量积液。考虑胎母输血综合征，胎儿贫血。联系血站准备 O 型 RH 阴性血，血源未落实。患者出院精神差、嗜睡、少尿、泡沫尿、高枕卧位，偶感胸闷、心慌。急诊全身麻醉下行经腹子宫下段剖宫产，臀位娩出壹活婴，婴儿全身水肿、贫血貌，体质量 2 080 g。术后转新生儿病房继续治疗。胎盘活检提示：胎盘组织水肿，部分梗死，羊膜水肿，脐带间质水肿。产妇术后 7 日出院，新生儿住院 24 天出院。

【出院诊断】

主要诊断：镜像综合征

其他诊断：胎儿水肿

胎母输血综合征

急性肾功能不全

低蛋白血症

贫血

G_3P_0 孕 31^{+5} 周 LSA 位剖宫产壹活婴

胚胎移植术后

【疾病分类诊断及编码】

主要疾病及编码：O14.100x001 镜像综合征（现实中存在争议）

其他疾病及编码：O36.200x002 同种免疫无关的胎儿水肿

O43.002 胎儿母体输血综合征

O26.800x015 妊娠合并急性肾功能不全

O99.204 妊娠合并低蛋白血症

O99.000x041 妊娠期贫血

O60.300x001 早产剖宫产

Z37.002 试管婴儿，单胎活产

【分析点评】

（1）镜像综合征又称巴兰坦综合征，是一种罕见疾病，主要表现为胎儿、胎盘水肿和继发性母体不同程度的水肿及血液稀释的临床特点。镜像综合征发病率极低，病情进展快。国内外报道例数较少，目前其病因大多与诱发胎儿水肿的因素相关，输血综合征是胎儿非免疫性水肿病因之一。

（2）胎母输血综合征（fetomaternal hemorrhage，FMH）是一种十分罕见的疾病，指的是孕产妇分娩前或分娩期间，一定量的胎儿红细胞通过破损的胎盘或绒毛间隙流入母体内血液循环，引发不同程度的胎儿贫血及母亲溶血输血反应的一系列临床综合征。

（3）查主导词：水肿-妊娠--伴有蛋白尿 O12.2，核对类目表 O12 妊娠［妊娠引起的］水肿和蛋白尿不伴有高血压，不符合临床实际；又查水肿-胎儿或新生儿--影响妊娠处理 O36.2，核对卷一 O36.2 为胎儿水肿给予的孕产妇医疗，包括胎儿水肿 NOS（未特指的）和与同种免疫无关的。该病例孕妇血型明确，不规则抗体及 Coomb's 试验阴性，明确胎儿非免疫性水肿及贫血，胎母输血综合征。

（4）疾病分类与代码国家临床版 2.0 将镜像综合征分别扩展分类于 O14.100x001 镜像综合征和 O36.200x003 双胎镜像综合征。笔者认为，一方面，患者多数表现为子痫前期样症状，包括动脉压升高、水肿、体重增加和蛋白尿；另一方面，根据国内外的文献报道，镜像综合征潜在的病因分为免疫因素和非免疫因素，其中非免疫因素又分为病毒感染、胎儿及胎盘结构畸形、多胎妊娠、双胎输血综合征、胎儿心律失常及母体因素。根据查找路径、类目解释和病因分析，笔者认为镜像综合征应分类于036.2为胎儿水肿给予的孕产妇医疗，建议扩展编码并删除O14.100x001。

（5）因类目O36明确不包括：O43.0胎母输血综合征，所以疾病诊断分别编码。

案例 17

【病例摘要】患者33岁，因"停经28^{+5}周，突发抽搐一次，血压升高一周"入院。当地医院产检血压监测171/110 mmHg，自诉近一周头痛明显，全身抽搐一次，并伴有口吐白沫、视物模糊，自觉抽搐发作时意识清醒，持续2～3分钟好转。入院复查血压176/116 mmHg，尿蛋白＋＋＋，予降血压处理，糖皮质激素促胎儿肺成熟。因"产前子痫、瘢痕子宫"于三日后全身麻醉下行子宫下段剖宫产娩出一活婴。产妇恢复良好，五日后出院。

【出院诊断】

主要诊断：产前子痫

其他诊断：G$_2$P$_1$孕28^{+5}周剖宫产LOA位壹活婴

胎儿宫内生长受限

早产儿

【疾病分类诊断及编码】

主要疾病及编码：O15.001 产前子痫

其他疾病及编码：O36.503 胎儿生长发育迟缓

O60.300x001 早产经剖宫产

Z37.000x001 单胎活产

【分析点评】该患者妊娠期高血压伴抽搐一次，尿蛋白＋＋＋，符合"子痫"的临床诊断。O15子痫的分类因子痫发生的不同时期而亚目不同，O15.0妊娠期子痫，O15.1分娩期子痫，O15.2产褥期子痫。根据临床医师的诊断，主要诊断应选择"产前子痫"，分类于O15.0。

案例 18

【病例摘要】患者28岁，因"停经18^{+2}周，双下肢水肿一周，血压增高半天"入院。血压监测151/98 mmHg，尿蛋白阴性。否认高血压病史，自诉无头晕、头痛等不适。住院期间监测血压波动在140～146/80～93 mmHg。予降压药服用，恢复良好，2日后出院。

【出院诊断】

主要诊断：妊娠期高血压

【疾病分类诊断及编码】

主要疾病及编码：O13.x01 妊娠期短暂性高血压

【分析点评】妊娠高血压通常是指妊娠 20 周以后至产前 48 周小时内的高血压。该患者无高血压病史,临床实际符合妊娠高血压,应分类于 O13。在 ICD-10 分类系统中,O16 未特指的孕产妇高血压是一个残余类目。"未特指"的含义是指高血压发病时间是孕前还是孕后未特指。根据目前的社会发展水平和妇幼保健情况,编码员在实际工作中需谨慎分类至该类目。在实际工作中,当临床诊断为高血压,无法确认为孕前还是孕后发生时,在无高血压史的情况下,可假定为妊娠期高血压进行分类。

三、小结

高血压疾病在 ICD-10 分类体系中分为原发性高血压和继发性高血压,被分类于 I10~I15;根据患者发病特殊时期而分类不同:高血压并发于妊娠、分娩和产褥期,分类于 O10~O11 或 O13~O15;新生儿高血压分类于 P29.2;根据其累及身体不同部位血管而分类不同,同时注意附加说明高血压的分型及危险分层。其具体的分类情况如图 3-1:

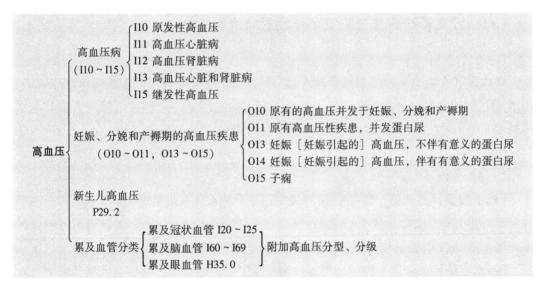

图 3-1 高血压疾病分类

第三节 手术操作编码规则及案例分析

原发性高血压多年以前尚无根治方法,在进行生活方式干预情况下,联合降压药控制血压。近年研究发现,高血压患者的肾交感活性显著升高,肾传入神经的激活可导致全身交感神经活动增加和下丘脑激素释放增加,从而增加全身血管阻力,引发高血压。自主神经系统分为交感神经系统和副交感神经系统,两者的动态平衡是维持血压正常的基础。原发性高血压患者在遗传和环境多因素作用下出现交感神经系统过度活跃而副交感神经系统活性减弱。由于自主神经系统失衡是高血压发生、发展的重要理论基础，所以通过手术纠正失衡的自主神经系统成为了治疗高血压的潜在选择。继发性高血压通常是因肾脏疾病、内分泌疾病、心血管病变、颅脑病变、睡眠呼吸暂停综合征及其他疾病导致的高血压，根据病因可采取手术切除方法根治疾病，改善血压情况。

一、编码规则

原发性高血压大多采取自主神经系统手术治疗，主要诊断选择原发性高血压病；继发性高血压的主要手术通常是针对病因的手术治疗，主要疾病诊断选择病因诊断，选择与主要疾病相关的手术为主要手术编码。

二、案例分析

（一）经皮肾动脉（去）交感神经射频消融术

1. 概况

肾动脉（去）交感神经射频消融术是一种基于消融导管器械的新型降压治疗方法。RDN通过射频能量对分布于肾动脉外交感神经进行消融，一定程度上阻断大脑和交感神经之间的信号传导，从而降低高血压患者的交感神经兴奋性，实现一次微创手术长期降压的效果。

2. 案例分析

【病例摘要】患者男，53 岁，因"发现血压升高 6 年，慢性肾脏病 5 期 2 年，血压异常升高伴头晕、头痛 3 天"入院。血压监测 207/100 mmHg，平素联合用药控制血压不理想。予 DSA 引导下肾动脉交感神经消融术，术后血压平稳，三日后出院。

【手术记录】患者取平卧位，消毒双侧腹股沟，常规铺巾，利多卡因局部麻醉，穿刺右股动脉成功后，置入 8F 鞘管，造影显示双肾动脉，插入长鞘后，导丝阴道鞘至左右肾动脉入口，分别放置射频消融电极，手术过程顺利，拔除鞘管，局部动脉压迫器压迫，无渗血，安返病房。

【主要疾病诊断及编码】

主要诊断：I10. x00x032 高血压病 3 级（极高危）

次要诊断：N18. 001 慢性肾脏病 5 期

【手术（操作）名称】

主要手术操作：肾动脉（去）交感神经射频消融术

【手术（操作）分类编码及名称】

主要手术操作：04. 2x00x015 经皮肾动脉去交感神经射频消融术

其他手术操作：88.4500 肾动脉造影术

【分析点评】主要手术：肾动脉交感神经射频消融术，查主导词：破坏-神经（颅的）（周围的）（经射频）04.2，核对卷前类目表：04.2 是颅和周围神经的破坏术，包括用：冷止痛、注射神经破坏药、射频、射频消融等方式的神经破坏术，且手术操作分类代码国家临床版 3.0 有扩展编码：04.1x00x015 经皮肾动脉去交感神经射频消融术，和临床手术名称一致。但部分编码员认为：核查神经系统手术分类范围是类目 01—05，其类目分类轴心是解剖部位。其中 01—02 是颅、脑和脑膜手术；03 是脊髓和椎管手术；04 是颅和周围神经手术；05 是交感神经或神经节的手术。根据"消融手术"的作用原理，转换主导词：切除-神经（颅的）（周围的）--交感神经 05.29，核对卷前类目表，修正细目分类至 05.25 交感神经切除术。因 ICD - 9 - CM - 3 已停止修订多年，滞后于医学技术的进步，笔者认为该手术尚可归类于 04.2x00x015 经皮肾动脉去交感神经射频消融术，便于统计、分类、比较。

（二）肾动脉血管成形术及支架置入术

1. 概况

肾动脉腔内成形/支架置入术通过股、肱或桡动脉穿刺，使用球囊扩张置入血管支架解除肾动脉狭窄，改善和恢复正常的肾血流灌注，达到治疗肾血管性高血压的目的。

2. 案例分析

【病例摘要】患者男，63 岁，因"发现血压升高 20$^+$ 年，血压波动明显半月"入院。24 小时平均动脉血压 176/100 mmHg，肾动脉 CTA 示左侧主肾动脉起始部钙化，伴有管腔狭窄，管腔直径约 0.4 cm，右侧肾动脉起始部局限性狭窄，管腔 0.2 cm。肾动脉造影检查提示左肾动脉 20% 狭窄，右肾动脉 80% 狭窄。患者反复血压升高控制不佳，择期局部麻醉下经右侧股动脉行右肾动脉介入治疗术，术中右肾动脉安置一枚裸支架，并行球囊扩张。术后病情好转，三日后出院。

【手术记录】患者卧位，据浸润麻醉，穿刺右股动脉，置入动脉鞘，沿动脉鞘置入指引导管，DSA 设备引导下指引导管到位，造影见右肾动脉病变严重、重度狭窄，导丝沿指引导管送入右肾动脉并通过病变，沿导丝送入球囊到达病变处进行充分扩张，于右肾动脉病变处置入一枚裸支架。复查造影见血流 TIMI3 级，无明显残余狭窄。整个手术过程在 DSA 设备下及持续性有创血压监测下进行。术毕患者血压 176/92 mmHg，心率 69 次/分，撤出导丝、导管、鞘管等，血管穿刺术加压包扎，送返病房。

【主要疾病诊断及编码】

主要诊断：I70.101 肾动脉狭窄

次要诊断：I15.000 肾血管性高血压

【手术（操作）名称】

主要手术操作：肾血管支架置入术 + 球囊扩张术 + 肾动脉造影术

【手术（操作）分类编码及名称】

主要手术操作：39.9016 肾动脉支架置入术

其他手术操作：39.5002 肾动脉球囊血管成形术

　　　　　　　00.4500 置入一根血管的支架

　　　　　　　00.4000 单根血管操作

　　　　　　　88.4500 肾动脉造影术

【分析点评】

（1）日常编码工作中发现临床医师填写病案首页主要手术操作栏时，常把患者本次住院所有手术叠加一起，这就要求编码员要加强与临床医师的沟通，学习临床知识的同时要把病案首页填写的规范告知临床医师。手术操作分类与疾病分类一样，同样有主要手术操作与次要手术操作之分，编码员有责任根据临床医师对主要手术操作的填写与病案中的手术记录，确定手术操作分类的主要编码与次要编码。

（2）该病例根据手术记录和医师主要手术操作的选择，查主导词：插入-支架--非冠状血管---伴血管成形术或动脉粥样硬化切除术 39.50；核对卷前类目表：39.50 其他非冠状血管成形术，包括上、下肢血管，肠系膜动脉，肾动脉的经皮血管腔内血管成形术。

　　注意另编码任何：

- 其他非冠状血管粥样硬化切除术　　　17.56
- 血栓溶解剂注射或输注　　　　　　　99.10
- 周围血管药物洗脱支架置入　　　　　00.55
- 周围血管支架或支架移植物的置入　　39.90
- 置入血管支架的数量　　　　　　　　00.45～00.48
- 治疗血管支架的数量　　　　　　　　00.40～00.43
- 分叉血管操作　　　　　　　　　　　00.44

（3）因此该病例的手术操作分类应包含肾动脉支架置入、球囊血管成形术以及肾动脉内置入的一根支架、治疗的一根肾动脉血管和肾动脉造影术。

第四节　应用场景

2019年1月，国家卫生健康委员会办公厅《关于印发有关病种临床路径（2019版）的通知》对19个学科有关病种的临床路径进行了修订，形成了224个病种临床路径（2019 年版），其中心血管系统临床路径包含了肾血管性高血压，其适用对象为第一诊断是"肾动脉狭窄伴肾血管性高血压（ICD－10：I70.1 伴 I15.0）"行"肾动脉成形或支架置入术［ICD－9－CM－3：39.9016/00.5503 伴 39.5002］"。经核查，目前手术操作分类代码国家临床版 3.0 已将 00.5503 代码取消。另外，三级医院评审标准（2022 年版）中 115 个低风险病种 ICD－10（2019 v2.0）编码包括：I10 特发性（原发性）高血压。编码员在核查病案首页主要诊断编码准确性时，应积极与临床医师沟通主要诊断的选择，规范填写死亡患者的病案首页主诊断。

（杨佳雯）

参考文献

［1］葛均波，徐永健，王辰．内科学［M］．第九版．北京：人民卫生出版社，2018.

［3］谢幸，孔北华，段涛．妇产科学［M］．第九版．北京：人民卫生出版社，2018.

［4］刘爱民．病案信息学［M］．北京：人民卫生出版社，2014.

［5］刘爱民．DRGs 疾病与手术操作编码和报告指南［M］．山西：山西出版传媒集团．山西科学技术出版社，2020.

［6］胡艺新，范利．老年高血压合并衰弱的临床研究和管理进展——《中国老年高血压管理指南2019》解读［J］．中华高血压杂志，2019.910－913.

［7］中国高血压临床实践指南［J］．中华心血管杂志，2022.1050－1081.

［8］陆双华，吴良明．妊娠高血压疾病的 ICD－10 编码案例分析［J］．中国病案，2017.33－36.

［9］陈垚，郑东颖．妊娠期高血压疾病 ICD－10 与 ICD－11 编码异同与最新临床指南的对比分析［J］．中国病案，2020.25－28.

［10］唐晓彤，葛志平．双胎输血综合征合并镜像综合征引产一例［J］．国际妇产科学杂志，2021.521－524.

［11］屈清华，周玮．胎母输血综合征并发镜像综合征胎儿存活 1 例［J］．实用妇产科杂志，2020.956－958.

［12］陈芳，杜燕芹，成思燃，等．肾动脉纤维肌性发育不良导致新生儿高血压1例［J］．中华心血管病杂志，2022，50（10）：1021－1022.

第四章

冠状动脉粥样硬化性心脏病

第一节　疾病概况

一、冠状动脉解剖

冠状动脉分为左、右冠状动脉，分别起源于左、右主动脉窦。左冠状动脉干（简称左主干）很短，仅 1~3 cm，继而分为前降支和回旋支，分叉处常发出中间支。前降支主要分支有左室前支、右室前支和室间隔前支。左室前支也称对角支，有第一对角支、第二对角支，甚至还可能有第三对角支。回旋支主要分支有左缘支、窦房结支、心房支和左房旋支。左缘支也称钝缘支。右冠状动脉主要分支有窦房结支、右缘支、后室间支、右旋支、右房支和房室结支。右缘支又称锐缘支，详见表 4-1。临床上将左冠状动脉干、前降支、回旋支和右冠状动脉视为主支血管，称为冠状动脉的四支。粥样硬化可累及四支冠状动脉中的任一支或多支，其中前降支受累最常见且病变最重。

表 4-1　冠状动脉分支血管

冠状动脉的四支		分支血管
左冠状动脉干	前降支	左室前支（对角支）、右室前支、室间隔前支
	回旋支	左缘支（钝缘支）、窦房结支、心房支、左房旋支
右冠状动脉		窦房结支、右缘支（锐缘支）、后室间支、右旋支、右房支、房室结支

二、疾病概念和发病机制

人体动脉壁由管腔内向外分为三层：内膜、中膜和外膜。内膜由内皮细胞、内下皮层和内弹力层构成，内皮细胞以内即管腔。动脉粥样硬化是指各种危险因素（高血压、血脂异常、糖尿病、吸烟等）导致内膜的内皮细胞发生损伤，使通透性增加，脂质和坏死组织聚集在动脉壁内膜形成粥样斑块。粥样斑块可进一步发展成纤维粥样斑块，病变可累及中膜。粥样斑块以及纤维粥样斑块的形成会导致动脉壁内膜增厚突入管腔，造成管腔狭窄。病变严重时，纤维斑块会发生出血、坏死、溃疡、钙化和附壁血栓形成。

冠状动脉粥样硬化使管腔狭窄或阻塞，导致心肌缺血、缺氧引起的心脏病即为冠状动脉粥样硬化性心脏病（coronary atherosclerotic heart disease）。冠状动脉病变引起心肌缺血、缺氧从而导致的心脏病称为冠状动脉性心脏病（coronary heart disease，CHD），也称缺血性心脏病（ischemic heart disease，IHD）。冠状动脉粥样硬化是引起心肌缺血、缺氧最主要的原因（占比95%～99%），因此临床上常将冠状动脉粥样硬化性心脏病简称为冠心病，即狭义的冠心病。CHD也可简称为冠心病，其病因除了动脉粥样硬化外，还包括痉挛、炎症、结缔组织病、栓塞、创伤和先天性畸形等，故为广义的冠心病。

需要注意冠状动脉粥样硬化不等同于冠状动脉粥样硬化性心脏病，两者的区别在于后者在粥样硬化的基础上引起了管腔狭窄或阻塞导致心肌缺血、缺氧。临床医生会根据其管腔狭窄情况决定是否进行介入治疗。而冠状动脉粥样硬化尚未引起管腔明显狭窄或心肌缺血、缺氧，通常不会进行介入治疗。

三、临床分型

冠心病有两种分型：世界卫生组织（WHO）分型和临床分型。1979年世界卫生组织将此病分为5型（图4-1），分别是：

（1）隐匿型冠心病（latent coronary heart disease）：有心肌缺血的客观证据但没有心绞痛临床症状的冠心病，亦称无症状性冠心病和无症状性心肌缺血。

（2）心绞痛（angina pectoris）：由于冠状动脉供血不足，心肌发生一过性的缺血、缺氧引起的临床综合征，不伴有心肌坏死但可伴心功能障碍。

（3）心肌梗死：严重且持续的心肌缺血导致心肌坏死，属于危重的冠心病临床类型。

（4）缺血性心肌病（ischemic cardiomyopathy，ICM）：其是冠心病的晚期阶段，表现为心脏肥大、心力衰竭和心律失常，为长期心肌缺血导致心肌纤维化引起。

（5）猝死：由于缺血心肌局部发生电生理紊乱，引起严重的室性心律失常所致。

近年来临床上从提高诊治效果和降低死亡率出发，根据发病特点和治疗原则不同将冠心病分为两大类：慢性心肌缺血综合征（chronic ischemic syndrome，CIS）和急性冠状动脉综合征（acute coronary syndrome，ACS）。前者包括稳定型心绞痛、变异型心绞痛、缺血性心肌病和隐匿型冠心病等。ACS是由于不稳定斑块破裂或糜烂导致冠状动脉内急性血栓形成引起急性心肌缺血的一组临床综合征，包括不稳定型心绞痛、非ST段抬高型心肌梗死、ST段抬高型心肌梗死和冠心病性猝死。由于冠心病性猝死常为推测性或事后诊断，故冠状动脉综合征主要指前三种类型的冠心病。

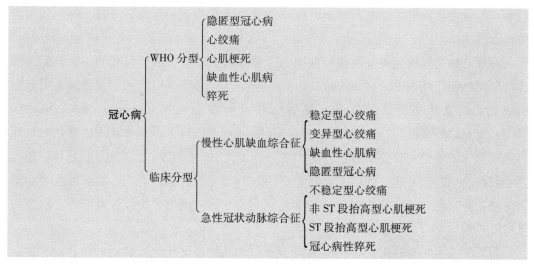

图 4-1 冠心病分型

第二节 疾病编码规则及案例分析

一、冠心病 ICD-10 分类

在 ICD-10 分类中,冠心病分类结合了 WHO 分型和临床分型,归类于 I20~I25 缺血性心脏病和 I46.1 被描述为心脏性猝死。

冠心病亚型中的猝死或冠心病性猝死都属于心脏性猝死(sudden cardiac death, SCD)。SCD 是心脏骤停的直接后果,故归类于 I46 心脏骤停中的 I46.1 被描述为心脏性猝死。需要注意的是,I46.1 作为疾病终末状态,一般不做主要诊断。

除猝死外的其他冠心病分型都归类于小节 I20~I25 缺血性心脏病,包括广义的冠心病和某些未引起心脏病的冠状动脉疾病。如冠状动脉粥样硬化查索引:"粥样斑-冠状(动脉) I25.1"(查主导词"动脉粥样化"提示现译名为"粥样斑")。冠状动脉炎查索引:"动脉炎-冠状(动脉) I25.8"。除此之外,I20~I25 还包含了心肌梗死的并发症,如心肌梗死后的室间隔穿孔(I23.2)、心肌梗死后综合征(I24.1)等。

由于优先分类的原因,先天性冠状动脉疾病、创伤性和手术操作引起的冠状动脉疾病均不归类于 I20~I25,而是分类于 Q24.5 冠状血管畸形、S25.8 胸部其他血管的损伤、T81.2 在操作中意外地穿刺和撕裂不可归类在他处者。这在 ICD-10 第九章开头不包括提示中就已经说明。先天性冠状动脉疾病属于先天性心脏病,相关分析在本书第八章先天性心脏病,此处不再赘述。加之创伤和手术操作引起的冠状动脉疾病临床少见,所以本节重点分析 I20~I25 缺血性心脏病。

由上述分析可以得出 I20～I25 缺血性心脏病包括三类疾病：①广义的冠心病；②急性心梗并发症；③尚未引起心脏病的冠状动脉疾病（除先天性、创伤性和手术操作导致的冠状动脉疾病外）。I20～I25 分类借鉴了冠心病 WHO 分型和临床分型，加之内涵更广，故分类较复杂。首先根据 WHO 分型将心绞痛和急性心肌梗死（包括其某些近期并发症）分类于 I20 和 I21～I23，再根据急慢性分为 I24 其他急性缺血性心脏病和其他慢性缺血性心脏病（I25）。总的来说，I20～I25 的类目分类轴心为临床表现，具体分类见图 4 - 2，其中急性心肌梗死包括由心梗引起的某些近期并发症。

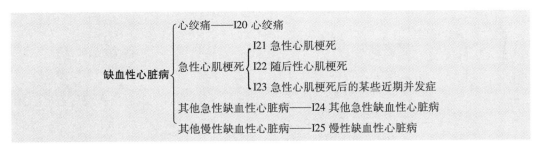

图 4 - 2　缺血性心脏病 ICD - 10 分类

（一）心绞痛

目前临床上关于心绞痛分型主要有两种：Braunwald 分型和 WHO 分型。前者根据发作状况分为：稳定型心绞痛、不稳定型心绞痛（unstable angina，UA）和变异型心绞痛。WHO 根据发作性质将心绞痛分为：

（1）劳力性心绞痛，包括稳定型劳力性心绞痛、初发型劳力性心绞痛和恶化型劳力性心绞痛；

（2）静息型心绞痛，包括卧位型心绞痛、变异型心绞痛、中间综合征和梗死后心绞痛，其中变异型心绞痛为临床常用分型。

（3）混合性心绞痛，当劳力性和静息型心绞痛并存时称为混合性心绞痛。

WHO 分型中的稳定型劳力性心绞痛即 Braunwald 分型中的稳定型心绞痛，其他心绞痛中除变异型心绞痛外都属于不稳定型心绞痛。不稳定型心绞痛是介于稳定型心绞痛和急性心肌梗死之间的临床状态，若伴有血清心肌坏死标志物明显升高则可以确诊为非 ST 段抬高型心肌梗死。变异型心绞痛的发病机制是冠状动脉痉挛，而不是冠状动脉固定性狭窄。其最早由 Prinzmetal 提出，故又称 Prinzmetal 心绞痛。I20. 1 心绞痛伴有确证的痉挛即指痉挛引起的变异型心绞痛，同时也包括冠状动脉痉挛。查索引：痉挛—冠状（动脉）I20. 1。

I20 心绞痛根据 Braunwald 分型进行亚目分类，同时使用注释的方式结合 WHO 分型对每个亚目进行补充，见图 4 - 3。未具体分型的劳力性心绞痛归类于 I20. 8 其他类型的心绞痛。根据分类轴心，临床常见的稳定型心绞痛分类于 I20. 8。

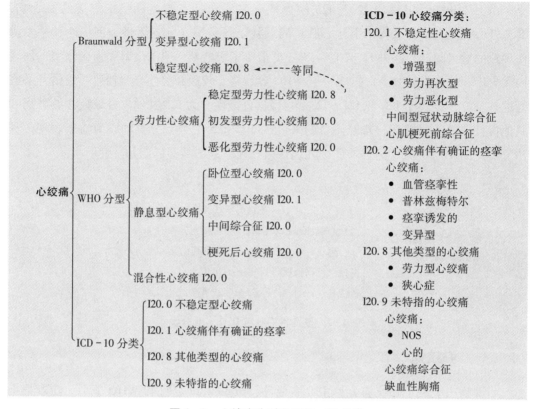

图4-3　心绞痛分型和ICD-10分类

（二）急性心肌梗死及其并发症

1. 急性心肌梗死

急性心肌梗死（acute myocardial infarction，AMI）根据心电图改变可分为非ST段抬高型心肌梗死（non-ST-segment elevation myocardial infarction，NSTEMI）和ST段抬高型心肌梗死（ST-segment elevation myocardial infarction，STEMI）。NSTEMI即传统的无Q波型心肌梗死，指部分心内膜下的心肌坏死，但损伤未扩展至心室壁全层，故又称作非透壁性心肌梗死和心内膜下心肌梗死。NSTEMI没有ST段抬高和明显的Q波。STEMI即传统的Q波型心肌梗死，指冠状动脉管腔急性完全闭塞，导致所供区域心室壁全层坏死，故亦叫作透壁性心肌梗死。STEMI心电图表现有ST段抬高和明显的Q波。心肌坏死组织1~2周后开始吸收并逐渐纤维化，在6~8周后进入慢性期，形成瘢痕愈合，称为陈旧性心肌梗死。

ICD-10中，急性心肌梗死归类于I21，并根据病理解剖分为透壁性心肌梗死（I21.0~I21.3）、非透壁性心肌梗死（I21.4）和未特指的急性心肌梗死（I21.9）。透壁性心肌梗死根据梗死部位再分类于不同的亚目，详见图4-4。需要注意，两个及以上心室壁透壁性梗死归类于I21.2。目前临床常用诊断名称为ST段抬高型心肌梗死

（透壁性心肌梗死）和非 ST 段抬高型心肌梗死（非透壁性心肌梗死），疾病名称虽不同，但疾病性质相同，故编码相同。

医生填写诊断时，应指明是否为 ST 段抬高型或透壁性，只有当不知分型时，才能诊断为"急性心肌梗死"。若是 ST 段抬高型或透壁性心肌梗死还需指明梗死部位。理论上，确诊为透壁性心肌梗死时，其梗死部位也是能够同时确定的，但医生不一定会在诊断中明确梗死部位，这需要编码员与临床医生加强沟通，规范其诊断填写。

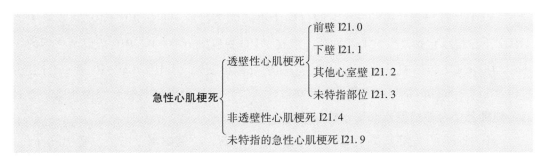

图 4 - 4　急性心肌梗死 ICD - 10 分类

2. 急性心肌梗死并发症

AMI 的并发症包括机械性、缺血性、栓塞性和炎症性并发症。

1）机械性并发症

（1）心室游离壁破裂，该并发症常在 AMI 发生后一周内出现。

（2）室间隔穿孔，较心室游离壁破裂少见，常在 AMI 发病后 3 ~ 7 天发生。

（3）乳头肌功能不全或断裂，乳头肌功能不全发生率可高达 50%，乳头肌断裂极少发生。

（4）腱索断裂，心肌梗塞时心肌收缩不协调导致乳头肌收缩时作用力方向改变，使腱索所受张力增加，最终断裂。

（5）室壁膨胀瘤（cradiac aneurysm），也称室壁瘤，由梗死区域心室壁变薄向外膨出形成。急性室壁瘤在 AMI 后数日内形成，亦可发生心脏破裂和形成血栓，慢性室壁瘤多见于 AMI 愈合期，一般不会引起破裂。

2）缺血性并发症

其包括梗死延展（extension）和再梗死（reinfarction）。前者指同一梗死相关冠状动脉供血部位的心肌梗死范围扩大，可表现为心内膜下心肌梗死转变为透壁性心肌梗死或心肌梗死范围扩大到邻近心肌，多有梗死后心绞痛和缺血范围扩大。梗死延展多发生在 AMI 后的 2 ~ 3 周内。再梗死指 AMI 4 周后再次发生的心肌梗死，即可发生在原来梗死的部位，也可发生在任何其他心肌部位。再梗死可反复多次发生在原梗死区相同部位。如果再梗死发生在 AMI 后的 4 周内，则其心肌坏死区一定受另一支有病变的冠状动脉支配。

3）栓塞性并发症

STEMI病变累及心内膜可引起附壁血栓形成，心室附壁血栓脱落可引起体循环栓塞。

4）炎症性并发症

早期心包炎发生于AMI后1～4天，常发生在STEMI患者中；后期心包炎又称作心肌梗死后综合征或德雷斯勒综合征，发生于AMI后数周至数月内，可表现为突然起病。

AMI并发症根据性质和发病时间分类于不同的类目或亚目。ICD-10 2008版中类目I22下仅提示包括复发性心肌梗死，但在WHO更新的ICD-10 2010版以及之后的版本中均提示I22包括梗死延展、复发性心肌梗死和再梗死（WHO ICD-10第一卷网址：https://icd.who.int/browse10/）。因此缺血性并发症梗死延展和再梗死归类于I22随后性心肌梗死，再根据梗死部位分成不同的亚目。

AMI的近期并发症归类于I23。从发病时间判断，心室游离壁破裂、室间隔穿孔、乳头肌功能不全或断裂、急性室壁瘤、附壁血栓、早期心包炎都属于AMI近期并发症，编码到I23相应亚目。慢性室壁瘤和心肌梗死后综合征不属于近期并发症，故前者归类于I25.3心脏动脉瘤，后者归类于I24.1德雷斯勒综合征。I23急性心肌梗死后的某些近期并发症根据临床表现分成不同的亚目，心室壁破裂伴或不伴有心包积血疾病编码不同，详见图4-5。

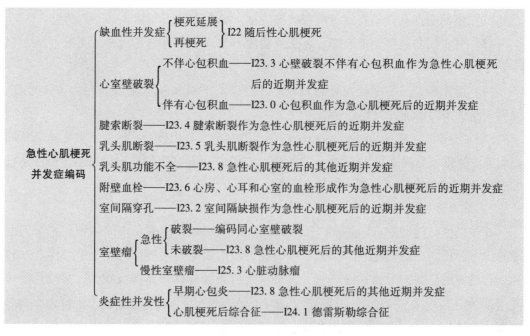

图4-5 急性心肌梗死并发症ICD-10编码

类目I23下"不包括"提示该类目所列情况与AMI同时发生时编码于I21-I22，

"未特指"为急性心肌梗死后的近期并发症时，根据临床表现分别编码于 I31 和 I51。当患者入院时确诊 AMI，入院后病情恶化确诊为心脏破裂或心包积血等疾病，应认定为 AMI 的近期并发症，编码为 I23 急性心肌梗死后的某些近期并发症。若患者在急诊或入院时就被确诊为 AMI，以及室间隔缺损、心房血栓等 I23 中提及的疾病时，疾病编码分为三种情况：①与 AMI 同时发生，编码为 I21 急性心肌梗死；②AMI 发生后短期内出现的编码为 I23；③患者本身就存在的疾病或未特指为近期并发症，根据疾病性质编码于 I31 心包的其他疾病和 I51 心脏的并发症和不明确表述。上述三种情况编码各不相同，故临床医生诊断书写是否体现疾病病因和疾病发展过程将直接影响编码的准确性。编码员需要仔细阅读病历资料，了解患者的疾病发展过程，不能根据模糊诊断随意编码，当诊断不清时，应咨询临床医生。

（三）I24 其他急性缺血性心脏病

I24 其他急性缺血性心脏病指除不稳定型心绞痛、急性心肌梗死及其某些近期并发症以外的冠状动脉急性缺血，如 I24.0 冠状动脉血栓形成，未造成心肌梗死。德雷斯勒综合征由于起病急且不是 AMI 的近期并发症故归类于 I24，疾病编码为 I24.1 德雷斯勒综合征。其他急性冠状动脉病变归类于 I24.8。I24.9 未特指的急性缺血性心脏病，包括未分型的急性冠状动脉综合征。在国家临床版 2.0 和医保版 2.0 疾病字典库中编码为 I24.901 急性冠状动脉综合征。急性冠状动脉综合征是"大帽子"诊断，当亚型明确时不能使用此疾病编码。

（四）I25 慢性缺血性心脏病

I25 慢性缺血性心脏病包括除稳定型心绞痛之外的慢性缺血性心脏病和后天非创伤性慢性冠状动脉病变，根据疾病临床表现进行分类。在编码时需要注意以下方面：

（1）编码时应避免使用 I25.0 被描述为动脉硬化性心血管病。动脉硬化性心血管病是指动脉粥样硬化引起病变动脉供血器官或组织缺血性疾病。由此可见动脉硬化性心血管病是极其模糊的诊断，适用于病变血管部位及病变器官均未指明时，但在实际临床工作中，理论上不应存在这样的情况。

（2）I25.1 动脉硬化性心脏病既包括未区分亚型的冠状动脉粥样硬化性心脏病，也包括冠状动脉粥样硬化及其引起的冠状动脉狭窄。尤其强调当冠心病亚型已知时不能编码为 I25.1。

（3）AMI 后引起的慢性室壁瘤编码于 I25.3 心脏动脉瘤，但急性室壁瘤要根据具体情况编码到 I23 相应亚目，见图 4－5。

（4）由于类目 I25 是慢性缺血性心脏病，故 I25.4 冠状动脉动脉瘤适用于后天性动脉瘤未破裂时。冠状动脉瘤破裂根据索引应归类于 I21 急性心肌梗死（动脉瘤-冠状--

破裂 I21.9），并根据分型编码到具体亚目。

（5）炎症、结缔组织病引起的冠状动脉狭窄导致心肌慢性缺血亦属于慢性缺血性心脏病，但病因不同于动脉粥样硬化，故不能编码于 I25.1，根据 I25 的分类轴心应归类于 I25.8。

（6）诊断"冠心病"时的编码规则：冠心病亚型众多且编码各不相同，临床医生应尽量明确诊断具体亚型。根据疾病内涵，广义冠心病即缺血性心脏病编码于 I25.9；狭义冠心病指冠状动脉粥样硬化性心脏病，编码于 I25.1；当不能与临床医生确定时，基于发病率及临床习惯建议编码为 I25.1。

（五）冠心病其他相关情况

1. 胸痛就诊

胸痛是冠心病最常见的症状。患者可能因为胸痛入院行冠状动脉造影确定病因。其中少部分患者造影后被排除患有冠心病，无须进一步处理或治疗。此时主要诊断编码分为如下两种情况：

（1）患者因为胸痛急诊入院或入院时有胸痛，主要诊断编码于 R07.2～R07.4，并根据胸痛部位选择相应疾病编码，具体编码见表 4-2。

（2）患者因有过胸痛，但就诊时无胸痛入院，主要诊断编码 Z03.4 可疑心肌梗死的观察和 Z03.5 其他可疑心血管病的观察。根据临床医生入院怀疑诊断选择具体编码，具体编码见表 4-2。

表 4-2 胸痛和可疑心血管病观察的疾病编码

疾病类型	疾病编码	疾病名称
胸痛	R07.200	心前区痛
	R07.300	胸痛，其他的
	R07.300x002	肋软骨痛
	R07.301	前胸壁痛
	R07.400	胸痛
可疑心血管病的观察	Z03.400	可疑心肌梗死的观察
	Z03.500	可疑心血管病的观察，其他的
	Z03.500x001	可疑心血管病的观察
	Z03.501	可疑冠心病观察

2. 支架植入术后复查入院

冠状动脉支架植入术后一定时间内部分患者需要再次入院行冠状动脉造影复查，以评估治疗效果。此时主要诊断编码也分为两种情况：①依然存在冠心病或冠状动脉狭窄则主要诊断编码于 I20～I25 缺血性心脏病，视具体情况选择疾病编码；②冠状动脉狭窄已不存在，则编码 Z09.801 冠状动脉介入治疗后随诊检查。

3. 为造影或介入治疗入院，但因各种原因未进行操作

当患者为行造影或介入治疗入院，入院后因各种原因未按诊疗计划治疗就出院，此时主要诊断选择导致入院的疾病或情况，同时附加 Z53 为特殊操作而与保健机构接触的人，但操作未进行。Z53 分类轴心为操作未进行的原因，编码时要结合实际情况选择亚目。

当患者为行支架入院，术中由于冠状动脉闭塞不能开通导致介入治疗不能正常进行，只进行了冠状动脉造影或球囊扩张时，由于操作已进行，所以无需附加编码 Z53。

二、案例分析

（一）临床诊断书写习惯

临床上，心血管疾病诊断填写时需包含病因、病理解剖和病理生理，并按照顺序依次罗列。因此，临床上冠状动脉粥样硬化性心脏病完整诊断如下：

（1）冠状动脉粥样硬化性心脏病（病因诊断）。

（2）急性非 ST 段抬高型心肌梗死（病理解剖诊断）。

（3）心功能 killip Ⅱ 级（病理生理诊断）。

第二卷中 4.4.3 规则 MB4：当记录为"主要情况"的诊断用一般性术语描述一种情况，而记录在他处的一个术语提供了关于这种情况在部位或性质上更为准确的信息，则重新选择后面的术语作为"主要情况"。冠状动脉粥样硬化性心脏病俗称"大帽子"诊断，是一般性术语，当有性质更为准确的诊断即疾病亚型时，要将疾病亚型作为主要诊断，同时不必再附加 I25.103 冠状动脉粥样硬化性心脏病。若将冠状动脉粥样硬化性心脏病作为主要诊断，无法体现诊疗疾病的危急属性，判断不出临床医生对危急疾病的诊治能力和水平，不利于专科评价。在 DRG 医保付费和国家公立医院绩效考核中，疾病诊断尤其是主要诊断会直接影响医保支付和绩效考核结果。

入院前患者已行冠状动脉支架植入，临床医生习惯将"冠状动脉粥样硬化性心脏病冠状动脉支架术后"填写为主要诊断。疾病"XX 术后"无法体现患者本次住院的诊疗信息，不能作为主要诊断。在 ICD－10 中"冠状动脉粥样硬化性心脏病冠状动脉支架术后"归类于 Z95.5 具有冠状血管成形术植入物和移植物，此疾病编码只能作为附加编码标明患者冠状动脉支架植入史。此时编码员要结合主要诊断选择原则和患者就诊情况编码。

（二）冠心病主要诊断选择原则

（1）当临床医生将冠心病或其亚型与病理生理诊断一起填写为主要诊断时，主要诊断选择冠心病或其亚型。

（2）冠心病亚型确定时，主要诊断选择冠心病亚型。

（3）主要诊断填写为"冠状动脉粥样硬化性心脏病冠状动脉支架术后"要结合患者诊疗情况选择主要诊断。具体如下：

a. 为行二期手术或再次因冠心病入院治疗，主要诊断选择冠心病或其亚型。

b. 为介入治疗术后复查入院行冠状动脉造影后提示存在冠心病或冠状动脉狭窄，主要诊断选择冠心病或冠状动脉狭窄；冠状动脉造影后提示不存在冠状动脉狭窄主要诊断选择冠状动脉支架植入术后复查。

（4）患者因为胸痛急诊入院或入院时有胸痛，经检查后排除冠心病，且未明确胸痛原因，主要诊断编码于 R07.2 - R07.4；患者有过胸痛，但就诊时无胸痛，因疑似冠心病被收入院，经检查后排除冠心病，主要诊断编码 Z03.4 可疑心肌梗死的观察和 Z03.5 其他可疑心血管病的观察。

（5）急性心肌梗死与其近期并发症同时存在，主要诊断选择手术治疗相关疾病。

案例 1

【病例摘要】

患者因"活动后心累、胸闷 8 月，加重伴气促"入院。入院完善检验、检查，治疗上给予抗血小板、调脂稳斑、控制心室率等措施。排除手术禁忌，行冠状动脉造影。

【出院诊断】

主要诊断：冠状动脉粥样硬化性心脏病 心房肥大 窦性心律 心功能Ⅱ级

其他诊断：高脂血症

【疾病分类诊断及编码】

主要疾病及编码：I25.103 冠状动脉粥样硬化性心脏病

其他疾病及编码：I51.707 心房肥大

I50.9xx06 心功能Ⅱ级（NYHA 分级）

E78.5xx00 高脂血症

【分析点评】

根据第二卷 4.4.3 规则 MB2：如果几种不能编码在一起的情况，而记录中的其他细节指出其中之一为患者接受治疗的主要情况，则选择那种情况作为"主要情况"。此案例中临床医生将多个诊断填写为主要诊断，结合诊疗实际情况和主要诊断选择原则，冠状动脉粥样硬化性心脏病应作为主要诊断。

窦性心律是正常心律，无需编码。

案例 2

【病例摘要】

患者因"胸痛 28 + 小时"入院。给予前降支行 PTCA + PCI 术，术后转入 CCU 监护治疗，病情稳定后转入普通病房。

【出院诊断】

主要诊断：冠状动脉粥样硬化性心脏病

其他诊断：急性前壁 ST 段抬高型心肌梗死 窦性心律 Killip Ⅱ 级

高血压 2 级

【疾病分类诊断及编码】

主要疾病及编码：I21.001 急性前壁心肌梗死

其他疾病及编码：I50.900x014 Killip Ⅱ 级

I10.x04 高血压 2 级

【分析点评】

冠状动脉粥样硬化性心脏病是"大帽子"诊断，即一般性术语。急性前壁 ST 段抬高型心肌梗死提供了性质更为准确的信息，故此案例中主要诊断应该填写为"急性前壁 ST 段抬高型心肌梗死"。

国家临床版 2.0 和医保版 2.0 疾病字典库中疾病编码 I21.000 前壁急性透壁性心肌梗死和 I21.001 急性前壁心肌梗死含义相同，但由于 I21.000 是"00"码，建议使用含义相同的非"00"码 I21.001。因为"00"码多为 ICD-10 的亚目名称，表示该分类的整体结构，不具有特异性，且医保版字典库中部分"00"码为灰码，不在主要诊断大类主诊表中，会影响病例分组，故当非"00"码中具有内涵相同的编码时，应选择非"00"码。

心力衰竭有美国纽约心脏病学会（New York Heart Association，NYHA）分级和 Killip 分级。后者用于评价急性心肌梗死时的心力衰竭严重程度，所以编码时要注意区分分级类型。

案例 3

【病例摘要】

患者 5⁺ 月前胸闷、心前区压榨感，行冠状动脉造影术：左主干未见明显狭窄；前降支近段狭窄最重 70%，中段狭窄最重 70%；回旋支远段细小，狭窄最重 90%；右冠状动脉中段狭窄最重 90%。介入治疗部位：右冠状动脉中段。现无胸闷、胸痛等不适，为行二期冠状动脉介入手术入院。入院后完善相关检查，行冠状动脉造影见：前降支近段狭窄最重 70%，中段狭窄最重 80%；回旋支远段细小，狭窄最重 90%。行冠状动脉支架植入术，植入部位为前降支。

【出院诊断】

主要诊断：冠状动脉粥样硬化性心脏病 支架植入术后 窦性心律 心功能Ⅲ级

其他诊断：高血压 2 级 很高危

【疾病分类诊断及编码】

主要疾病及编码：I25.103 冠状动脉粥样硬化性心脏病

其他疾病及编码：Z95.501 冠状动脉支架植入后状态

I50.900x008 心功能Ⅲ级（NYHA分级）

I10.x00x028 高血压病2级（极高危）

【分析点评】

冠状动脉介入治疗时血管处于断流状态，一次性治疗多根血管会让心肌处于比较长时间的缺血状态，风险较大。对于冠心病多支病变患者，医生会根据患者病情判断是否需要分期手术。分期手术可能在同次住院期间完成，也可能先行一期手术，出院后再择期入院完成二期手术。此案例中患者为行二期手术入院，冠状动脉粥样硬化性心脏病依然存在且是主要治疗的疾病，应填写为主要诊断。支架植入术后，心功能Ⅲ级应填写为"其他诊断"。窦性心律作为正常心律无需编码。

案例4

【病例摘要】

患者反复胸痛6⁺年，再发2月。6年前因出现颈根部至胸骨后疼痛，行"冠状动脉造影＋支架植入术"，介入治疗部位为左主干—前降支近段。入院后完善检验、检查，排除手术禁忌行"冠状动脉造影＋支架植入术"，介入治疗部位为回旋支。

【出院诊断】

主要诊断：冠状动脉粥样硬化性心脏病 支架植入术后

其他诊断：不稳定型心绞痛

【疾病分类诊断及编码】

主要疾病及编码：I20.000 不稳定型心绞痛

其他疾病及编码：Z95.501 冠状动脉支架植入后状态

【分析点评】

患者6年前因左主干—前降支近段病变行介入治疗。现因回旋支病变导致胸痛再次入院介入治疗，所以主要诊断要编码为I20.000 不稳定型心绞痛，并附加Z95.501 冠状动脉支架植入后状态，表明支架植入史。

案例5

【病例摘要】

患者1⁺年前因为冠心病做冠状动脉支架植入，出院后无心累、气促，否认心前区疼痛、晕厥等不适，现为复查造影收入心内科。冠状动脉造影见：回旋支近段原支架通畅，未见再狭窄病变，远段狭窄最重约80%，第一钝缘支近段狭窄最重80%，第二钝缘支近段狭窄最重80%，遂行冠状动脉支架植入术。

【出院诊断】

主要诊断：冠状动脉粥样硬化性心脏病冠状动脉支架植入术后

其他诊断：高血压 2 级 很高危

　　　　　阵发性心房颤动

【疾病分类诊断及编码】

主要疾病及编码：I25.103 冠状动脉粥样硬化性心脏病

其他疾病及编码：Z95.501 冠状动脉支架植入后状态

　　　　　　　　I10.x00x028 高血压病 2 级 （极高危）

　　　　　　　　I48.x00x021 阵发性心房纤颤

【分析点评】

本案例中患者有冠状动脉支架植入史，此次术后检查发现多处冠状动脉严重狭窄，指向冠心病，此时不应使用随诊检查编码，而应该将具体疾病编码作为主要诊断编码，故主要诊断编码 I25.103 冠状动脉粥样硬化性心脏病。"冠状动脉支架植入术后"可作为其他诊断填写。

案例 6

【病例摘要】

患者胸闷、胸痛 1$^+$年，发现冠状动脉支架内狭窄 1$^+$月。入院后完善检验、检测，排除手术禁忌行"冠状动脉造影＋药物球囊"治疗。冠状动脉造影显示：左主干全程未见明显狭窄；前降支开口未见明显狭窄，近、中段原支架通畅，最重狭窄约 40%，远段未见明显狭窄；回旋支开口、近段未见明显狭窄，中远段狭窄最重约 30%；右冠状动脉开口及近段支架内狭窄最重约 50%，中段支架内狭窄最重约 90%，远段支架内未见明显狭窄。介入治疗部位：右冠状动脉。

【出院诊断】

主要诊断：冠状动脉粥样硬化性心脏病 冠脉支架植入术后 支架内狭窄

其他诊断：高血压 2 级 很高危

　　　　　2 型糖尿病

【疾病分类诊断及编码】

主要疾病及编码：I25.800x010 冠状动脉支架植入术后再狭窄

其他疾病及编码：I10.x00x028 高血压病 2 级 （极高危）

　　　　　　　　E11.900 2 型糖尿病

【分析点评】

患者支架植入后支架内再狭窄，并进行介入治疗，所以主诊编码 I25.800x010。由于 I25.800x010 也能表明冠状动脉支架植入史，所以不再附加 Z95.501 冠状动脉支架植

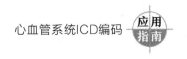

入后状态。

案例 7

【病例摘要】

患者活动后感胸闷 10⁺年，加重 7 月。7 月前无明显诱因反复出现胸闷胸痛，休息后缓解。1 天前突发胸痛于急诊科就诊，以"胸痛"收入心内科。入院后予抗血小板、调脂、稳斑处理，局麻下行冠状动脉造影见：左冠状动脉前降支轻度狭窄，回旋支轻度狭窄，右冠状动脉轻度狭窄。

【出院诊断】

主要诊断：胸痛

其他诊断：无

【疾病分类诊断及编码】

主要疾病及编码：R07.400 胸痛

【分析点评】

患者因为症状"胸痛"入院，入院后行冠状动脉造影显示冠状动脉轻度狭窄，排除冠心病引起胸痛，出院时仍未明确病因。根据主要诊断选择原则"因某种症状、体征或检查结果异常入院，出院时诊断仍不明确，则以该症状、体征或异常的检查结果作为主要诊断"，故本案例主要诊断编码 R07.400 胸痛。

案例 8

【病例摘要】

患者活动后心悸、气促 1⁺年。患者 1⁺年前活动后出现心悸、胸闷、气促，偶感右侧胸骨旁闷痛，休息后可缓解，感嗳气，未予重视，症状进行性加重，现为进一步诊治，门诊以"稳定型心绞痛"收入院。入院后完善检验、检查，给予抗血小板、降脂、护胃、降血压等治疗，并行冠状动脉造影未见冠状动脉明显狭窄。

【出院诊断】

主要诊断：高血压 2 级 很高危

其他诊断：高脂血症

2 型糖尿病

慢性胃炎

【疾病分类诊断及编码】

主要疾病及编码：Z03.501 可疑冠心病观察

其他疾病及编码：I10.x00x028 高血压 2 级（极高危）

E78.500 高脂血症

E11.900 2 型糖尿病

K29.500 慢性胃炎

【分析点评】

患者因为 1 年以来反复出现活动心悸、胸闷、胸痛入院，在门诊以"稳定型心绞痛"收入院，经冠状动脉造影后排除冠心病。由于患者入院时无心悸、胸闷、胸痛等症状，结合患者入院目的、诊疗情况和医疗资源的消耗主要诊断编码 Z03.501 可疑冠心病观察。根据 ICD - 10 第二卷中 4.4.2 主要情况和其他情况的编码准则中案例 6，建议医生将主要诊断填写为"被除外的稳定型心绞痛"。当医生填写的主要诊断明显违背主要诊断选择原则时，编码员可以根据原则重新选择主要诊断。

案例 9

【病例摘要】

患者心悸 3 年，胸痛 3$^+$ 月，加重 1$^+$ 天入院。5 年前确诊为高血压。住院期间完善检验检查，冠状动脉造影见：前降支近段狭窄约 60%，余未见明显狭窄，前降支 FFR 测值为 0.93。术后病情稳定，办理出院。

【出院诊断】

主要诊断：高血压 2 级

其他诊断：扩张性心肌病　窦性心律　完全性左束支传导阻滞

　　　　　冠状动脉粥样硬化性心脏病

【疾病分类诊断及编码】

主要疾病及编码：I25.103 冠状动脉粥样硬化性心脏病

其他疾病及编码：I10.x04 高血压 2 级

　　　　　　　　I42.000x011 扩张性心肌病［充血性心肌病］

　　　　　　　　I44.602 完全性左束支传导阻滞

【分析点评】

根据第二卷中 4.4.3 规则 MB1：次要情况被记录为"主要情况"，而更重要的情况被记录为"主要情况"时，则重新选择后者为"主要情况"。

此案例中误将次要情况"高血压病"填写为主要诊断。患者因为胸痛入院，冠状动脉造影结果提示前降支狭窄约 60%，FFR 测值为 0.93（一般 FFR < 0.75 ~ 0.80 提示病变可引起心肌缺血）。综上，主要诊断应该填写"冠状动脉粥样硬化性心脏病"。

案例 10

【病例摘要】

患者胸闷、气促 10$^+$ 小时，在下级医院确诊为 NSTEMI，建议转上级医院治疗。患者从急诊收入院，行 PCI 治疗并安置 IABP，气管插管、有创呼吸机辅助通气，抗血小板、调脂、改善心衰、抗感染治疗。后患者突发呼之不应，予以胸外心脏按压。家属拒绝患者气管插管、心肺复苏、电除颤等抢救措施，最后患者死亡。

【出院诊断】

主要诊断：心源性休克

其他诊断：急性广泛前壁心肌梗死 Kilip 分级Ⅳ级

冠状动脉粥样硬化性心脏病

重症肺炎（肺炎克雷伯菌）

【疾病分类诊断及编码】

主要疾病及编码：I21.000x003 急性透壁广泛前壁心肌梗死

其他疾病及编码：I50.900x016 Killip IV 级

R57.000 心源性休克

J15.000x002 克雷白氏杆菌性肺炎

【分析点评】

对于死亡患者，临床医生有时将临终状态填写为主要诊断，如本案例中心源性休克作为主要诊断。根据主要诊断选择原则，疾病临终状态一般不做主诊。结合本案例实际诊疗情况，患者入院目的及住院期间主要治疗的疾病都是急性广泛前壁心肌梗死，故主要诊断应该填写为"急性广泛前壁心肌梗死"，编码 I21.000x003 急性透壁广泛前壁心肌梗死。

案例 11 ··

【病例摘要】

患者 2$^+$天因胸闷、心前区不适于外院就诊，考虑急性心肌梗死，行"冠状动脉造影术＋冠状动脉内血栓溶解药灌注＋经皮冠状动脉球囊扩张成形术＋药物洗脱冠状动脉支架植入术"。术后 2 小时心脏超声提示：心尖部可见 1.26 cm 缺损，可见左向右分流。夜间出现心率下降，同时有心累、气紧、濒死感，伴血压、氧饱和度下降，为进一步治疗转院。入院后予以植入 IABP 装置以及对症支持治疗。完善术前准备，全麻下行手术治疗。患者一般情况平稳后出院。

【出院诊断】

主要诊断：急性前壁 ST 段抬高型心肌梗死

其他诊断：室间隔穿孔

冠状动脉粥样硬化性心脏病

心源性休克

【疾病分类诊断及编码】

主要疾病及编码：I23.200x001 急性心肌梗死后室间隔穿孔

其他疾病及编码：I21.001 急性前壁心肌梗死

R57.000 心源性休克

【分析点评】

急性前壁 ST 段抬高型心肌梗死在外院已行介入治疗，它是室间隔穿孔的原因，但并不是入院目的和本次主要治疗的疾病。患者入院原因和主要治疗的疾病都是室间隔穿孔，故室间隔穿孔应填写为主要诊断。本案例中，室间隔穿孔发生在急性心肌梗死后 2 天，所以要编码为 I23.200x001 急性心肌梗死后室间隔穿孔。建议临床医生在诊断中体现病因，如急性心肌梗死后室间隔穿孔。

案例 12

【病例摘要】

患者无明显诱因出现腹胀、剑突下胀痛不适，伴胸闷，就诊于外院，诊断"急性心肌梗死"，之后转至上级医院治疗。入院后冠状动脉造影提示：前降支近段第一对角支发出后闭塞，闭塞处可见血栓影，前向血流 TIMI 0 级；回旋支远段狭窄最重约 50%，钝缘支狭窄最重约 70%，前向血流 TIMI 3 级；右冠状动脉近段狭窄最重约 30%，远段狭窄最重约 30%，前向血流 TIMI 3 级。排除手术禁忌，行前降支 PTCA 治疗。次日患者突发呼之不应，予以持续胸外心脏按压、球囊面罩辅助呼吸，并床旁气管插管。急诊心脏彩超提示：心包积液，心脏破裂。经积极抢救后患者仍死亡。

【出院诊断】

主要诊断：急性 ST 段抬高型心肌梗死（广泛前壁）

其他诊断：左室游离壁破裂

【疾病分类诊断及编码】

主要疾病及编码：I21.004 急性广泛前壁心肌梗死

其他疾病及编码：I23.000x001 急性心肌梗死后心脏破裂伴心包积血

【分析点评】

本案例中，患者因为急性心肌梗死入院并行介入治疗，术后 2 日发生心室游离壁破裂，并未对其进行治疗。结合入院目的和整个治疗过程，急性 ST 段抬高型心肌梗死（广泛前壁）更符合主要诊断选择原则。

从疾病发展不难判断心室壁破裂发生于心肌梗死后，应编码于 I23。心脏彩超提示患者有心包积液，出院诊断漏填。心包积液分为血性积液和非血性积液，查阅病历资料，死亡讨论中有记录提及为心包积血，所以诊断左室游离壁破裂应该编码 I23.000x001 急性心肌梗死后心脏破裂伴心包积血。

三、小结

（1）I20 - I25 缺血性心脏病包括冠心病、急性心肌梗死并发症以及未引起缺血性

心脏病的冠状动脉疾病，但不包括先天性、创伤性和手术操作引起的冠状动脉疾病

（2）ST段抬高型心肌梗死、透壁性心肌梗死和Q波型心肌梗死疾病命名不同，但疾病性质和疾病编码相同；非ST段抬高型心肌梗死、非透壁性心肌梗死和非Q波型心肌梗死疾病命名不同，但疾病性质和疾病编码相同

（3）急性心肌梗死并发症根据疾病性质和发病时间分布在不同的类目或亚目，包括I22随后性心肌梗死、I23急性心肌梗死的某些近期并发症、I24.1德雷斯勒综合征、I25.3心脏动脉瘤

（4）主要诊断是本次住院主要治疗的某一个疾病，故病因诊断、病理解剖诊断和病理生理诊断不能同时填写为主要诊断

（5）心绞痛、急性冠状动脉综合征、冠心病、急性心肌梗死是"大帽子"诊断，当疾病亚型确定时，应避免填写为出院诊断

（6）当遇到首页主要诊断填写为"冠状动脉支架术后"时，应结合患者入院目的和诊疗情况选择"冠状动脉支架术后复查"或本次住院主要治疗的疾病为主要诊断。

第三节 手术操作编码规则及案例分析

一、手术操作编码及其规则

冠心病涉及的手术操作主要包括五类：①侵入性检查，用于确诊冠心病以及辅助临床医生制定治疗方案和评价介入治疗效果；②溶栓治疗，能在一定程度上获得血管再通，也可能仍残留严重的血管狭窄，血管开通效果不如冠状动脉支架植入；③经皮冠状动脉介入术（percutaneous coronary intervention，PCI），AMI患者首选治疗方式，创伤小、恢复快；④冠状动脉旁路移植术（coronary artery bypass graft，CABG），对少数伴心源性休克、严重心力衰竭不适宜做PCI或PCI失败的患者，以及发生心肌梗死机械并发症的患者可选择CABG；⑤针对冠心病并发症的手术治疗，主要包括室间隔穿孔修补术和室壁瘤切除术。

（一）侵入性检查

临床上常用的与冠心病相关的侵入性检查包括冠状动脉造影（coronary angiography，CAG）、血管内超声显像（intravascular ultrasound，IVUS）、光学相干断层扫描（optical coherence tomography，OCT）和冠状动脉血流储备分数（fractional flow reserve，FFR）。不常使用的侵入性检查有冠状动脉血流储备（coronary flow reserve，CFR）、微循环阻力指数检查（index of microcirculatory resistance，IMR）、瞬时无波形比值检查

（instantaneous wave-free ratio，IFR）。

1. 冠状动脉造影

CAG 是目前确诊冠心病的金标准。它是通过穿刺股动脉或桡动脉，将造影导管送至左、右冠状动脉开口处，注射造影剂后使冠状动脉主支和分支显影，从而帮助医生确定冠状动脉狭窄部位和程度。临床常用的造影导管有 Judekins 造影导管、Amplatz 造影导管和多功能造影导管。Judekins 造影导管和 Amplatz 造影导管都分为左、右造影导管，分别是 Judekins Left（简称 AL）、Judekins Right（简称 JR）、Amplatz Left（简称 AL）、Amplatz Right（简称 AR）。左造影导管用于左冠状动脉造影，右造影导管用于右冠状动脉造影。多功能造影导管可同时用于左、右冠状动脉造影。当升主动脉宽度或者冠状动脉开口异常时，多功能造影导管难以进入一侧或双侧冠状动脉，需要换用 Judekins 造影导管或 Amplatz 造影导管。由于患者冠状动脉解剖结构并不完全相同，故部分患者在造影过程中可能会使用多种类型的造影导管，导管使用数量也不相同。

CAG 分类于 88.55－88.57，并根据使用造影导管的数量进行分类：88.55 单根导管的冠状动脉造影术、88.56 用两根导管的冠状动脉造影术、88.57 其他和未特指的冠状动脉造影术。冠状动脉搭桥后的血管造影同样编码于 88.55－88.57。冠状动脉造影导管使用数量可以通过介入治疗记录、特殊材料粘贴单以及收费医嘱处获取，详见案例分析。国家临床版 3.0 和医保版 2.0 手术操作字典库中有特指冠状动脉搭桥后造影的手术操作编码，见表 4－3。

2. 血管内超声显像和光学相干断层扫描

IVUS 不仅适用于冠状动脉，还可以使用于主动脉、腔静脉、肢体血管等其他血管。作用于冠状动脉时是通过置入冠状动脉内的超声探头显示血管壁内膜、中膜和外膜分层，以及粥样硬化斑块的性质，确定狭窄程度，从而帮助医生选择治疗器械，监测并发症、评价介入治疗效果。OCT 原理与 IVUS 相似，只是前者用光，分辨率较 IVUS 提高 10 倍，后者用超声。

表 4－3　冠状动脉造影编码

手术编码	手术名称
88.5500	单根导管的冠状动脉造影术
88.5500x002	单根导管冠状动脉搭桥术后桥血管造影
88.5600	用两根导管的冠状动脉造影术
88.5600x002	两根导管冠状动脉搭桥术后桥血管造影
88.5700	其他和未特指的冠状动脉造影术
88.5700x003	多根导管冠状动脉搭桥术后桥血管造影
88.5701	多根导管冠状动脉造影

在 ICD－9－CM－3 中 IVUS 归类于亚目 00.2 血管的血管内显像，并根据显像部位分成不同的细目。冠状动脉血管内超声显像归类于 00.24 冠状血管的血管内显像。查

索引：超声-血管内（IVUS）--冠状血管 00.24。在国家临床版 3.0 和医保版 2.0 手术操作字典库中编码为 00.2400x001 冠状动脉血管内超声（IVUS）。

OCT 查索引：X 线断层摄影术-光学相干性（血管内成像）--冠状血管 38.24---非冠状血管 38.25。由此可见，OCT 在 ICD-9-CM-3 中分成冠状血管 OCT 和非冠状血管 OCT，细目分别为 38.24 经光学相干断层扫描的冠状血管血管内显像［OCT］、38.25 经光学相干断层扫描的非冠状血管血管内显像［OCT］。光学相干断层扫描（optical coherence tomography，OCT）英文名中"tomography"翻译为"X 线断层摄影术"，故索引查找主导词为"X 线断层摄影术"。

3. 冠状动脉生理功能评价技术

FFR、CFR、IFR、IMR 都是冠状动脉生理功能评价技术。FFR 是指冠状动脉狭窄时所供心肌能获得的最大血流与同一冠状动脉正常情况下所供心肌最大血流之比。一般 FFR < 0.75 ~ 0.80 提示病变可引起心肌缺血。FFR 被认为是评价冠状动脉功能状态的金标准，其结果在很大程度上决定了患者是否需要进行介入治疗。CFR 和 IFR 也可以评估冠状动脉狭窄病变。前者指冠状动脉最大血流量与基础血流量之比，由于缺乏明确的正常值，在介入治疗中未被临床普遍采用。IFR 是舒张期无波形间期狭窄病变远端冠状动脉平均压力与舒张期无波形间期主动脉平均动脉压的比值。IFR 与 FFR 相比，检测时间短且无需使用血管扩张剂，但是否能运用于临床还有待进一步验证，目前尚不能取代 FFR。

冠状动脉系统包括心外膜冠状动脉和微循环。前文提及的冠状动脉侵入性检查均是对心外膜冠状动脉病变的评估，IMR 则是用于评估冠状动脉微循环功能。冠状动脉微循环指微动脉和微静脉之间的血液循环，其功能异常也可能引起心肌缺血。

由于 FFR、CFR、IFR、IMR 都是基于对冠状动脉压力监测得出的指标，故均编码于 00.59 冠状动脉血管内压力测量。查索引：监测-冠状血流--血管内压力测量 00.59；监测-冠状血流--血流储备分数（FFR）00.59。国家临床版 3.0 和医保版 2.0 手术操作分类字典库中，FFR 编码为 00.5902 冠状动脉血流储备分数检查，IFR 编码为 00.5901 冠脉瞬时无波形比值检查［iFR 检查］，IMR 编码为 00.5900x003 冠脉微循环阻力指数检查［IMR 检查］。两个版本的手术操作字典库对 CFR 均未扩码，只能编码 00.5900 冠状动脉血管内压力测量。建议字典库新增。

（二）经皮冠状动脉介入治疗

PCI 治疗相对于 CABG 创伤小、恢复快。随着新技术、新器材的出现，PCI 的适应证越来越广，目前接受介入治疗的冠心病患者人数已超过行旁路手术患者人数。最早 PCI 也被称为经皮腔内冠状动脉血管成形术（percutaneous transluminal coronary angioplasty，PTCA），仅指使用球囊扩张冠状动脉狭窄处。由于技术和器材的发展创新，相继出现了经皮冠状动脉支架植入术、斑块旋磨术、血栓抽吸术、定向旋切术等。临床上治疗冠心病通常综合采用多种技术。因此目前使用的 PCI 术语包括了各种冠状动脉介入治疗技术。由于介入治疗技术多样化，需要根据具体治疗方式选择不同编码。

1. 经皮腔内冠状动脉球囊扩张血管成形术

PTCA 指将球囊随着导引导丝输送至冠状动脉狭窄处，在压力的作用下将其扩张，从而扩张狭窄的冠状动脉，常与支架植入搭配。PCI 手术中使用的球囊包括半顺应性球囊、非顺应性球囊和特殊球囊。给球囊增加压力时，顺应性越高球囊越容易扩张。半顺应性球囊主要用于支架植入前预扩张，也称预扩球囊；非顺应性球囊通常用于支架植入后扩张使支架与血管壁贴合。粥样斑块硬度大或有局部钙化时血管壁顺应性低，不易充分扩张，可以使用特殊球囊进行预处理，如切割球囊、棘突球囊、双导丝球囊和冲击波球囊。切割球囊相较于普通球囊有微刀片，在扩张时可纵向切割血管壁或粥样斑块提高血管顺应性，利于血管充分扩张。需要注意的是，纵向切割粥样斑块不同于切除粥样斑块，前者斑块仍保留在血管壁上，后者则是将粥样斑块从血管壁上去除。棘突球囊和双导丝球囊原理与切割球囊类似。冲击波球囊是近年来投入临床使用的新型球囊，尚未广泛应用，但前景看好。它基于血管内冲击波技术借助球囊向病变血管壁释放脉冲式声压波震裂钙化斑块增加血管顺应性。药物球囊表面涂有抑制动脉内膜增生的药物，球囊扩张时，药物释放到血管内壁上并快速被吸收，如此药物可直接并持续作用于病变内膜，从而达到抑制动脉粥样硬化增生的目的。

PTCA 中虽使用的球囊多种多样，但查索引：血管成形术-经皮经管腔（球囊）--冠状（球囊）00.66 提示手术操作编码都归类于 00.66 经皮冠状动脉腔内血管成形术［PTCA］。编码 00.66 时需要另编码存在的溶栓药注射或灌注（99.10）、冠状动脉支架植入（36.06～36.07）、植入血管支架的数量（00.45～00.48）、治疗血管的数量（00.40～00.43）、分叉血管操作（00.44）、经管腔冠状动脉粥样硬化切除术（17.55），同时避免使用"00"码。国家临床版 3.0 和医保版 2.0 手术操作分类字典库对特殊球囊的扩展码尚缺（表 4-4），建议新增。

表 4-4 00.66 经皮冠状动脉腔内血管成形术［PTCA］扩展码

版本	手术编码	手术名称
国家临床版 3.0	00.6600	经皮冠状动脉腔内血管成形术［PTCA］
	00.6600x004	经皮冠状动脉球囊扩张成形术
	00.6600x008	经皮冠状动脉药物球囊扩张成形术
医保版 2.0	00.6600	经皮冠状动脉腔内血管成形术［PTCA］
	00.6600x004	经皮冠状动脉球囊扩张成形术
	00.6601	经皮冠状动脉药物球囊血管内成形术

2. 冠状动脉支架植入术

冠状动脉支架植入比单纯球囊扩张能更大扩张管腔，降低再狭窄率，大多数患者会在球囊预处理后植入支架。临床上使用的支架大致可以分为五类：裸金属支架（bare metal stent，BMS）、药物涂层支架（drug coated stents，DCS）、药物洗脱支架（drug e-luting stent，DES）、生物可降解支架（biodegradable scaffolds，BDS）和覆膜支架。

BMS 释放的重金属离子会导致支架内再狭窄，现临床中使用较少。DCS 在裸金属支架表面涂有一层特殊药物，例如肝素涂层支架。DCS 主要在支架表面起作用，将药物非可控制性地释放至血管壁组织之中，减少血栓形成。DES 是在金属支架表面包裹特殊材料涂层作为药物载体，使药物能够可控释放的一种支架。目前上市的药物洗脱支架有雷帕霉素洗脱支架和紫杉醇洗脱支架。DCS 和 DES 均有涂层，其目的却不同。前者涂层直接作用于病变组织进行药物治疗，后者涂层则是为了携带药物。两种支架药物释放方式不同：DES 作为局部药物释放平台，可以长时间精准、均匀作用于动脉病变处，是可控性释放，而 DCS 是非可控性释放药物。总的来说，两种支架都能在不同程度上降低支架植入后再狭窄的概率。BDS 也称生物可吸收支架（bioresorbable scaf-folds，BRS），属于 DES，不同之处主要是 BDS 支架本身由可降解材料制成，植入体内一段时间后可完全降解。覆膜支架在金属支架表面覆盖了聚合物薄膜，主要用于治疗动脉瘤、动脉穿孔以及动静脉瘘等血管病变。

冠状动脉支架植入术编码归类于 36.06 非-药物洗脱冠状动脉支架置入和 36.07 药物洗脱冠状动脉支架置入。查索引：插入-冠状（动脉）--支架，非药物洗脱 36.06；插入-冠状（动脉）--支架，药物洗脱 36.07。国家临床版 3.0 和医保版 2.0 手术操作字典库中冠状动脉支架置入术的扩展码一致，见表 4-5。编码时应根据实际使用支架类型准确选择扩展码，同时需要另编码：植入血管支架的数量（00.45~00.48）、治疗血管的数量（00.40~00.43）、分叉血管操作（00.44）、00.66 经皮冠状动脉腔内血管成形术［PTCA］、经管腔冠状动脉粥样硬化切除术（17.55）。

表 4-5　冠状动脉支架置入术扩展码

手术扩展码	手术名称
36.0600	非-药物洗脱冠状动脉支架置入术
36.0601	冠状动脉药物涂层支架置入术
36.0602	冠状动脉裸支架置入术
36.0700	药物洗脱冠状动脉支架置入术
36.0700x004	经皮冠状动脉覆膜支架置入术
36.0701	冠状动脉生物可吸收支架置入术

支架类型不同编码不同，临床医生在填写手术操作名称时需要指明支架类型。当支架类型未指明时，编码员可以通过特殊材料粘贴单里的特殊材料商标或收费医嘱确

定支架类型。同时，编码员应该向临床医生宣讲首页手术操作填写注意事项，并督促医生准确填写。

3. 其他经皮冠状动脉介入治疗

PTCA 和冠状动脉支架植入术通过球囊和支架膨胀对斑块或血栓进行撕裂、挤压以扩大血管管腔，这种方式称为血管塑形。通过去除血管壁斑块、血栓或纤维增生组织来疏通血管腔道称为血管减容。实际治疗中，仅使用血管塑形方式不能较好实现血运重建时，医生会结合运用血管减容技术。血管减容技术包括冠状动脉内旋磨术（rotablator atherectomy）、冠状动脉内定向旋切术（directional coronary atherectomy，DCA）、冠状动脉腔内斑块切吸术（transluminal extraction atherectomy，TEC）、准分子激光冠状动脉成形术（excimer laser coronary angioplasty，ELCA）、冠状动脉内血栓抽吸术。

冠状动脉内旋磨术主要治疗坚硬、钙化病变，可以粉碎病变血管中无弹性的斑块。DCA 通过切割装置将斑块组织切除并取出体外。TEC 可以实现边切除边吸出，切割下来的斑块、血栓被吸入与切割系统相连的真空瓶中。ELCA 的原理是激光被生物组织吸收后导致斑块汽化，汽化斑块被人体吸收或随血液流走。冠状动脉内血管抽吸术使用抽吸导管在负压下将血栓吸出冠状动脉，主要适用于急性冠状动脉综合征患者。

索引查找以上介入治疗编码时，易错将主导词确定为"切除术"即"excision"。在"excision"下查找到的编码多为开放或内镜入路的切除术，不能查到修饰词"动脉粥样硬化""经皮入路"或"经血管入路"。旋磨术、定向旋切术、斑块切吸术的英文翻译末尾均是"atherectomy"，故应选择"atherectomy"作主导词，翻译为"动脉粥样硬化切除术"。查索引：动脉粥样硬化切除术-冠状动脉--经皮经管腔 17.55。故冠状动脉内旋磨术、DCA 和 TEC 都归类于 17.55 经管腔冠状动脉粥样硬化切除术。除此之外，该细目下说明了经激光切除也归类于 17.55，所以 ELCA 也编码于 17.55。冠状动脉内血栓抽吸术查索引为：去除-血栓--冠状动脉 36.09，故该介入治疗归类于 36.09 冠状动脉梗阻的其他去除术。但目前国家临床版 3.0 和医保版 2.0 手术操作字典库将冠状动脉内血栓抽吸术归类到了 17.55，见表 4－6。动脉血栓不同于动脉粥样硬化。血栓是粥样硬化到一定程度后，导致管腔狭窄或内膜破裂，从而诱发血栓的形成。建议字典库将冠状动脉内血栓抽吸术修订到 36.09。

表 4－6　冠状动脉粥样硬化切除术扩展码

版本	手术扩展码	手术名称	术式
国家临床版 3.0	17.5500	经管腔冠状动脉粥样硬化切除术	—
	17.5500x002	经皮冠状动脉粥样斑块切除术	DCE、TEC、ELCA
	17.5500x003	经皮冠状动脉血栓抽吸术	冠状动脉内血栓抽吸术
	17.5501	经皮冠状动脉旋磨术	冠状动脉内旋磨术

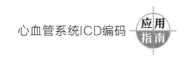

续表

版本	手术扩展码	手术名称	术式
医保版2.0	17.5500	经管腔冠状动脉粥样硬化切除术	—
	17.5500x002	经皮冠状动脉粥样斑块切除术	DCE、TEC
	17.5500x003	经皮冠状动脉血栓抽吸术	冠状动脉内血栓抽吸术
	17.5500x004	经皮冠状动脉斑块准分子激光消融术	ELCA
	17.5501	经皮冠状动脉旋磨术	冠状动脉内旋磨术

编码17.55时需要另编码存在的溶栓药注射或灌注（99.10）、冠状动脉支架植入（36.06~36.07）、植入血管支架的数量（00.45~00.48）、治疗血管的数量（00.40~00.43）、分叉血管操作（00.44）、00.66经皮冠状动脉腔内血管成形术［PTCA］。编码36.09需要附加植入血管支架的数量（00.45~00.48）、治疗血管的数量（00.40~00.43）、分叉血管操作（00.44），但同时伴经皮经官腔冠状动脉成形术［PTCA］只需编码00.66，无需再编码36.09。

4. 00.40~00.43 治疗血管的数量

在对PCI进行编码时要附加表示血管治疗数量的编码00.40~00.43。根据血管数量分为00.40单根血管操作、00.41两根血管操作、00.42三根血管操作和00.43四根或更多根血管操作。

在编码操作血管的数量时，应将被治疗的主支血管和分支血管分别计算，如左主干—前降支、右冠状动脉—右缘支、回旋支—左缘支等都应该视为两根血管的操作。

5. 00.44 分叉血管操作

00.44分叉血管操作作为附加编码可以补充说明对冠状动脉分叉病变的治疗。同一次介入治疗中，不论有多少个分叉部位的治疗，都只能附加一次00.44。国家临床版3.0和医保版2.0手术字典库中00.44有两个扩展码：00.4400分支血管操作和00.4400x001血管分叉部位的操作，建议优先使用非"00"编码00.4400x001。

冠状动脉血管分叉和毗邻血管分叉的区域被称作冠状动脉分叉区域，是动脉粥样硬化最容易累及的部位。此处病变称为分叉病变。分叉病变占经冠状动脉介入治疗的15%~20%。分叉病变的介入治疗难度大且易发生并发症和再狭窄，所以时至今日冠状动脉分叉病变治疗仍然是冠状动脉介入治疗的一大难题。左主干—前降支、右冠状动脉—右缘支、回旋支—左缘支、前降支—对角支等这些分叉部位的介入治疗可以附加编码00.44。除了通过介入部位来确定是否编码00.44，还可以通过手术记录中提及的某些特殊技术来判断。

分叉病变放置支架技术总的可以分为两类：单支架Crossover技术和双支架技术。单支架Crossover技术是在主支放置支架，若支架导致分支闭塞可以通过球囊对吻扩张分支血管或再植入一个支架于分支血管。双支架技术包括：①"T"形支架，分支放置支架，然后主支放置支架；②Culottes支架，主支内放置支架然后通过第一枚支架放置分支支架；③对吻支架或"V"形支架，术中对吻球囊和对吻支架；④Crush 支架，双支架、分支支架释放后用主支支架压卧。可见，当出现"Crossover"、"对吻球囊"、"T 形支架"、"Culottes"、"对吻支架"、"V 形支架"、"Crush"字眼时可以附加编码 00. 44。

6. 00. 45 ~ 00. 48 植入血管支架的数量

ICD - 9 - CM - 3 中，植入支架数量分为 00. 45 置入一根血管支架、00. 46 置入两根血管支架、00. 47 置入三根血管支架和 00. 48 置入四根或更多血管支架。以上编码均只能作为附加编码。在临床实际工作中，若支架植入操作中发生毁损的偶然事件，考虑到操作已发生，且已产生医疗资源，建议将毁损支架纳入支架数量编码。

（三）溶栓治疗

虽然对于 STEMI 急性期患者，经皮冠状动脉介入术是首选，但溶栓治疗相较于介入治疗更快速、简便、经济，近年来主要用于不具备介入治疗条件的医院或具备条件但不能及时做 PCI 且有适应证的 STEMI 患者。溶栓治疗是使用溶栓剂使血栓溶解，可以经冠状动脉途径和静脉途径给药。经冠状动脉途径指将心导管植入冠状动脉病变近端滴注溶栓剂。由于诊疗技术和设备限制，目前基本不采用经冠状动脉途径溶栓。经静脉途径溶栓是直接通过静脉输注溶栓药物，基层医院容易开展。查索引：输注-溶栓剂 99. 10；输注-溶栓剂--直接冠状动脉内 36. 04。故经冠状动脉途径溶栓治疗归类于 36. 04 冠状动脉内血栓溶解药输注，经静脉途径溶栓治疗归类于 99. 10 血栓溶解药的注射或输注。国家临床版 3. 0 和医保版 2. 0 手术操作字典库在 99. 10 中都没有针对冠状动脉溶栓治疗的扩展码，故只能编码 99. 1000 血栓溶解药的注射或输注。因此建议字典库新增。

（四）冠状动脉旁路移植术

冠状动脉开口于主动脉根部，CABG 是指利用自身血管在主动脉和冠状动脉狭窄部之间建立一个通道，以便血液可以从此通道到达远处心肌供血的手术。因其手术原理类似于架桥，故又称为冠状动脉搭桥手术。术中被利用起来的血管被称为桥血管，有静脉桥血管和动脉桥血管。静脉桥血管主要是大隐静脉，动脉桥血管主要是乳内动脉（interal mammary artery），还可能用到桡动脉、右胃网膜动脉和腹壁上动脉等。目前应用最多的是大隐静脉和乳内动脉。乳内动脉又称胸廓内动脉（internal thoracic artery），起源于锁骨下动脉，沿胸骨侧缘外 1 ~ 2 cm 处下行，走行于上 6 肋软骨和肋间内肌的深面，全长 15 ~ 26 cm。左乳内动脉长于右乳内动脉。相比其他桥血管，乳内动脉的远期通畅率更高。静脉桥移植后内皮细胞易受到破坏，且管腔直径与冠状动脉相差较大，而乳内动脉与冠状动脉管腔大小相近，并较少发生内膜增生。桥血管须拥有到达冠状动脉狭窄处的长度，合适腔径、管壁厚度等。由于解剖位置，左乳内动脉通常与前降支搭桥，搭桥后前降支远端血供来源于乳内动脉。主动脉-大隐静脉--冠状动脉搭桥时，血供仍来源于主动脉。冠状动脉多支病变时可能会使用不止一种桥血管。随着 PCI 技术的发展，CABG 数量已远远下降，但对于严重冠心病的患者仍是主要的治疗方式，也是内科 PCI 失败或不能实施 PCI 的冠心病患者的最后防线。

CABG 都分类于 36.1 搭桥吻合术，为心脏血管再成形术。其分类轴心是血供来源部位（亚目轴心）、参与搭桥的冠状动脉数量（36.10~36.14 的轴心）和参与搭桥的乳内动脉数量（36.15~36.16 的轴心）。根据血供来源分类为 36.10~36.14 主动脉冠状动脉旁路移植，36.15~36.16 乳房内动脉—冠状动脉旁路移植、36.17 腹动脉—冠状动脉旁路移植和 36.19 其他搭桥吻合术，为心脏血管再成形术。具体细目见图 4-6。

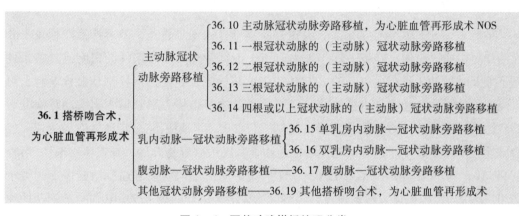

图 4-6　冠状动脉搭桥编码分类

编码时需要根据手术名称和手术记录判断参与搭桥的血管和冠状动脉数量。冠状动脉主支及其分支均参与搭桥时，主支和分支应分别纳入计算为搭桥冠状动脉数量。需特别注意，36.10 适用于旁路移植冠状动脉数量未知的情况，但实际工作中不存在，应避免使用。

编码 36.1 时不用附加编码 00.40~00.43 治疗血管的数量，若使用了体外循环需要附加 39.61 体外循环辅助开放性心脏手术。传统的 CABG 需要体外循环辅助在心脏停搏情形下进行，称为体外循环心脏停搏冠状动脉旁路移植术（conventional coronary artery bypass grafting，CCABG）。近些年随着技术发展，临床已出现非体外循环冠状动脉旁路移植术（off-pump conventional coronary artery bypass grafting，OPCABG）和体外循环下心脏不停跳冠状动脉旁路移植术（on-pump beating heart coronary artery bypass grafting，OnPBH-CABG）。OPCABG 是借助手术器械使手术部位相对静止从而完成血管移植，优势是无体外循环和心肌再灌注损伤，住院时间少，且能缩短呼吸机辅助时间和 ICU 留观时间，降低了患者的经济负担，缺点是对操作技术要求高，且存在循环崩溃和转为 CCABG 的风险。OnPBH-CABG 在建立体外循环时不阻断升主动脉，使心脏无负荷或低负荷跳动，从而完成旁路移植，既能防止循环崩溃还能在一定程度上维持心肌的有效血供，防止心肌缺血。由此可见 CCABG 和 OnPBH-CABG 需要附加编码 39.61，而 OPCABG 无需附加。

CABG 手术入路也是多种多样的，有正中开胸、胸骨下段小切口、左前外侧切口、胸腔镜辅助、全机器人辅助等。小切口或微创手术是国家鼓励开展的技术，也是现在和未来医疗技术发展的大方向，但在 ICD－9－CM－3 以及国家临床版 3.0 和医保版 2.0 手术字典库都暂未对入路进行区分，建议新增。

（五）冠状动脉内膜剥脱术

冠状动脉内膜剥脱术（coronary endarterectomy，CE）指剔除闭塞或几近闭塞的冠状动脉内膜粥样硬化斑块。对于冠状动脉弥漫性病变患者常规 CABG 不能完成血运重建，而在 CABG 同时完成 CE，可以有效地改善患者血供，使手术疗效得到显著提高。在 ICD－9－CM－3 中"endarterectomy"翻译为动脉内膜切除术，故查索引时主导词应为动脉内膜切除术。由于英语单词不是"excision"，故主导词不能定位"切除术"。索引中主导词剥脱术英文为"stripping"，故亦不能以剥脱术查找。查索引：动脉内膜切除术-冠状动脉--开放性胸入路 36.03。所以冠状动脉内膜剥脱术归类到细目 36.03 开胸冠状动脉血管成形术。36.03 下提示不包括同时伴冠状动脉旁路移植（36.10－36.19），所以同时行冠状动脉旁路移植和冠状动脉内膜剥脱术时，无需另编码 36.03。CE 手术编码见表 4－7。

表 4－7　36.03 开胸冠状动脉血管成形术

手术编码	手术名称
36.0300	开胸冠状动脉血管成形术
36.0300x002	冠状动脉内膜剥脱术
36.0300x003	冠状动脉内膜剥脱术伴补片移植术
36.0300x006	冠状动脉开口成形术
36.0301	冠状动脉内膜切除术
36.0302	冠状动脉内膜切除伴补片修补术
36.0303	冠状动脉血栓切除术

（六）心肌激光打孔术

心肌激光打孔术是指用激光进行缺血心肌打孔，直接以心室血液灌注缺血心肌，并逐渐与冠状动脉血管网相交汇，实现缺血心肌血管重建。基于此技术的血运重建叫作激光心肌血运重建术（transmyocardial Laser revascurlariztion，TMLR）。在 ICD－9－CM－3 中，"revasculariztion"翻译为血管再形成术，故索引查找时主导词为"血管再形成"：血管再形成-心的--经心肌的---经皮的 36.34；血管再形成-心的--经心肌的---开放胸 36.31；血管再形成-心的--经心肌的---内镜的 36.33；血管再形成-心的--经心肌的---特指类型 NEC 36.32；血管再形成-心的--经心肌的---血管内的 36.34。由此可见激光心肌血运重建术均归类于 36.3 其他心脏血管再形成术，并根据入路区分为不同细目。需要注意，根据细目下的提示，胸腔镜入路和机器人辅助的经心肌血管再形成术也归类 36.33。

（七）室间隔穿孔修补术

急性心肌梗死引起的室间隔穿孔需要及时进行手术治疗，其治疗方式与先天性室间隔缺损相同，可分为开放性、胸腔镜下或经皮的室间隔修补术。由于患者合并急性心梗病情复杂，临床常用体外循环下开放性室间隔修补术。室间隔穿孔修补术手术编码需要区分入路、修补方式和所用材料。经皮入路编码为 35.55 假体心室间隔修补术，闭合法；开放性和胸腔镜下假体或人工补片修补编码于 35.53 心室间隔缺损假体修补术，切开法；组织补片修补编码于 35.62 用组织移植物的心室间隔缺损修补；直接缝合修补编码于 35.72 心室间隔缺损的其他和未特指的修补术。更多分析详见第八章先天性心脏病。

（八）室壁瘤切除术

室壁瘤通常通过外科手术进行治疗，目的是恢复瘤体所造成的心腔几何结构变化，防止瘤体进一步扩大，手术的关键是心室减容和恢复心室的正常形态。目前临床使用的术式可以归纳为以下三类：

（1）闭式折叠术，即室壁瘤"三明治"成形术，适用于室壁瘤较小者。

（2）标准线性修补术，即室壁瘤切除术，适用于绝大多数室壁瘤。

（3）几何重建术，即心室重建术，应用补片完成心室几何重建，适用于室壁瘤较大者。

以上术式在 ICD-9-CM-3 里都归类于 37.32 心脏动脉瘤切除术。室壁膨胀瘤的英文名是"cradiac aneurysm"，直译为"心脏的动脉瘤"。所以上述三类术式分别查索引为：折叠术-动脉瘤--心脏 37.32；修补术-动脉瘤--心脏 37.32；切除术-动脉瘤--心脏 37.32；切除术-动脉瘤--心室（心脏）37.32。主导词"重建术"下不能找到修饰词"动脉瘤"，根据提示"另见建造术和修补术"更改主导词为"修补术"，查找结果为 37.32。国家临床版 3.0 和医保版 2.0 手术字典库中，37.32 的扩展码分别为：37.3200 心脏动脉瘤切除术、37.3201 心室动脉瘤折叠术和 37.3202 心脏动脉瘤修补术。编码时可根据具体术式选择合适扩展码。

二、案例分析

本节中与介入治疗或操作相关案例均省略导引导管、导引导丝等不影响手术编码的内容。为避免出现商标名或产品名，除集采冠状动脉支架外，其他耗材产品名称均使用＊代替。

案例 1

【病例摘要】

患者胸痛 2 年为行冠状动脉造影入院。入院后予抗聚、调脂、控制血糖等治疗，行"冠状动脉造影术 + PTCA"。

【出院诊断】

主要诊断：不稳定型心绞痛

其他诊断：略

【手术名称】

"冠状动脉造影 + PTCA"

【介入治疗报告】

冠状动脉造影：

左主干，开口、体部、尾部未见明显狭窄。

前降支，开口起闭塞，远段可见同侧及对侧逆向血流。

回旋支，开口、远段未见明显狭窄。

右冠状动脉，开口未见明显狭窄，近段狭窄最重约 40%，中段未见明显狭窄，远段狭窄最重约 40%。

造影导管：多功能导管 5F×1

【介入治疗步骤】

患者平卧，常规消毒，铺巾。2% 利多卡因局麻，按操作常规穿刺右桡动脉，放置动脉外鞘，全身肝素化，造影示冠状动脉严重病变，尝试开通闭塞血管，尝试失败，结束手术，观察 15 分钟无特殊。术毕拔出鞘管，局部压迫止血，压迫器加压包扎穿刺点。术中患者无特殊不适，术后患者安返病房。

【手术编码】

主要手术：88.5500 单根导管的冠状动脉造影术

【分析点评】

此案例中，患者冠状动脉病变严重，计划行介入治疗，但由于开通闭塞血管失败，故未行 PCI 便结束手术。因此手术名称"冠状动脉造影 + PTCA"并不符合实际情况，建议更改为"冠状动脉造影"。

编码时要根据实际进行的手术操作进行编码，而不是根据手术计划编码。本案例仅使用了一根多功能造影导管（5F 指导管规格），所以手术操作编码为 88.5500 单根导管的冠状动脉造影术。

案例 2

【病历摘要】

患者活动后气紧 2⁺年，加重 1 月，为进一步求治到我科住院治疗。入院后安排辅助检查并行"冠状动脉造影 + FFR"，术后予以抗聚、调脂治疗

【出院诊断】

主要诊断：不稳定型心绞痛

其他诊断：略

【手术名称】

"冠状动脉造影 + FFR 检查"

【介入治疗报告】

冠状动脉造影结果：

左主干：开口、体部、尾部未见明显狭窄，血流 TIMI3 级。

前降支：开口未见明显狭窄；近段狭窄最重约 50%；中段未见明显狭窄，D1 狭窄最重约 70%；远段未见明显狭窄，血流 TIMI3 级。

回旋支：开口、近段、远段未见明显狭窄，血流 TIMI3 级。

右冠状动脉：开口未见明显狭窄；近段狭窄最重约 60%；中段、远段未见明显狭窄，血流 TIMI3 级。

FFR：右冠状动脉 FFR 值 0.89；前降支 - D1 对角支 FFR 值 0.91。

造影导管：多功能导管 5F×1、6F JL 3.5×1

介入治疗部位：

右冠状动脉近段：FFR

前降支 - D1 对角支：FFR

【介入治疗步骤】

患者平卧，常规消毒，铺巾。2% 利多卡因局麻，按操作常规穿刺右桡动脉，放置动脉外鞘，全身肝素化，造影示右冠状动脉及前降支冠状动脉临界病变。后在狭窄处行 FFR 检查。观察 15 分钟无特殊，拔出指引导管。术毕拔出鞘管，局部压迫止血，纱布包扎穿刺点。术中患者无特殊不适。术后安返病房。

【手术编码】

主要手术：00.5902 冠状动脉血流储备分数检查

其他手术：88.5600 用两根导管的冠状动脉造影术

【分析点评】

本案例中，右冠状动脉和第一对角支狭窄度处于临界病变，但 FFR 检测结果分别为 0.89 和 0.91，一般认为 FFR<0.75~0.80 提示病变可引起心肌缺血，故该案例未行介入治疗。FFR 和冠状动脉造影都是诊断性操作，经咨询临床医生 FFR 较后者操作更复杂且医疗资源消耗更多，根据主要手术选择原则建议将 FFR 编码为主要手术。本案例使用了一根多功能造影导管和一根 JL 导管（JL3.5 指导管型号），故编码 88.5600 用两根导管的冠状动脉造影术。。

案例 3

【病历摘要】

患者反复胸闷心悸 1$^+$ 年，加重 1 月。门诊以"不稳定型心绞痛，冠状动脉粥样硬化性心脏病"收入院。

【出院诊断】

主要诊断：不稳定型心绞痛

其他诊断：略

【手术名称】

"冠状动脉造影 + IVUS + PTCA + 支架植入术"

【介入治疗报告】

冠状动脉造影结果：

左主干：开口未见明显狭窄；体尾部狭窄最重约 90%。

前降支：开口未见明显狭窄；近段狭窄最重约 20%；中段、远段未见明显狭窄。

回旋支：发育细小，开口至近段狭窄最重约 40%；远段未见明显狭窄。

右冠状动脉：开口、近段、中段、远段未见明显狭窄。

术前 IVUS 检查提示左主干斑块负荷重，最小管腔面积 3.45 mm^2；术后 IVUS 检查提示左主干支架贴壁良好，最小管腔面积 10.57 mm^2。

造影导管：多功能导管 5F×1

介入治疗部位：左主干—前降支：

预扩球囊：＊×2；

支架：Promus Premier 3.5 mm×24 mm×1；

后扩球囊：＊×1；

超声导管：＊×1。

【手术编码】

主要手术：36.0700 药物洗脱冠状动脉支架置入

其他手术：00.6600x004 经皮冠状动脉球囊扩张成形术

00.2400x001 冠状动脉血管内超声（IVUS）

88.5500 单根导管的冠状动脉造影术

00.4100 两根血管操作

00.4500 置入一根血管支架

00.4400x001 血管分叉部位的操作

【分析点评】

手术操作都与主诊相关时，主要手术根据手术操作难易程度、复杂程度和风险程度进行选择。冠状动脉支架植入伴球囊扩张，相较于单纯的PTCA技术难度更大，过程更复杂，风险更高。通常支架植入会伴随预扩和后扩球囊扩张，故支架作为主手术可以更好地体现整个手术过程。综上，同时进行支架植入和球囊扩张时，建议选择冠状动脉支架植入为主要手术。

Promus Premier支架即铂铬合金依维莫司洗脱冠状动脉支架系统，故编码36.0700药物洗脱冠状动脉支架置入。冠状动脉支架类型会影响手术编码，临床医生有必要在首页手术操作名称中指明支架。当未指明时编码员可以通过特殊材料粘贴单里的特殊材料商标、收费医嘱或医生处获得。

案例中介入治疗部位是左主干—前降支，跨越了分叉部位的两根血管，所以要附加编码00.4100两根血管操作和00.4400x001血管分叉部位的操作。由于治疗中仅适用了一个支架故编码00.4500。手术名称未体现介入治疗部位时，编码员根据介入治疗报告中关键字眼判断治疗部位是否为交叉部位。

病案首页手术操作名称使用英文缩写是不规范填写，应填写为中文全称。但编码员也需要掌握冠心病常用介入治疗及检查的英文缩写以准确编码。

案例 4

【病例摘要】

患者反复胸痛10$^+$年，再发4$^+$天。于当地医院冠状动脉造影显示病变严重，建议转上级医院治疗。

【出院诊断】

主要诊断：急性非ST段抬高型心肌梗死

其他诊断：略

【手术名称】

"冠状动脉造影＋PTCA＋IVUS＋支架植入术"

【介入治疗报告】

冠状动脉造影结果：

左主干：开口、体部未见明显狭窄；尾部狭窄最重80%。

前降支：开口未见明显狭窄，可见瘤样扩张，近段弥漫性病变伴钙化；狭窄最重70%；第一对角支开口狭窄约90%；中段起完全闭塞；可见同向侧枝循环，并向右冠提供侧枝循环。

回旋支：开口未见明显狭窄；近段弥漫性长病变，狭窄最重90%；狭窄以远可见瘤样扩张，远段起闭塞。

右冠状动脉：开口未见明显狭窄；近段起完全闭塞；右室支全程弥漫性长病变，狭窄最严重约95%。

IVUS 术前提示：左主干末端最小管腔面积 4.5 mm^2；回旋支近段最小管腔面积 2.95 mm^2；前降支导丝近段—远段分别位于真—假—真腔。术后 IVUS 支架全程膨胀及贴壁良好，未见夹层及血肿。

造影导管：多功能导管 5F×1

介入治疗部位：

前降支 - 左主干：（crossover）

预扩球囊：＊2.0 mm×12 mm×2；＊2.5 mm×12 mm×1

切割球囊：＊×1

药物球囊：＊3.5 mm×15 mm×1

支架：Promus Premier 2.5 mm×38 mm×1，Promus Premier 3.0 mm×38 mm×1，Promus Premier 3.5 mm×12 mm×1

后扩球囊：＊3.0 mm×12 mm×1，＊3.0mm×8 mm×1，＊3.5 mm×8 mm×1，＊3.5 mm×15 mm×1，＊4.0 mm×12 mm×1

超声导管：×1

第一对角支：

预扩球囊：＊1.5 mm×6 mm×1；＊2.0 mm×12 mm×1（对吻）

回旋支：

预扩球囊：＊1.5 mm×6 mm×1；＊2.5 mm×12 mm×1；＊3.0 mm×12 mm×1（对吻）

药物球囊：＊3.5 mm×15 mm×1

【手术编码】

主要手术：36.0700 药物洗脱冠状动脉支架置入

其他手术：00.6600x008 经皮冠状动脉药物球囊扩张成形术

00.6600x004 经皮冠状动脉球囊扩张成形术

00.2400x001 冠状动脉血管内超声（IVUS）

88.5500 单根导管的冠状动脉造影术

00. 4301 四根血管操作

00. 4700 置入三根血管的支架

00. 4400x001 血管分叉部位的操作

【分析点评】

此案例中使用了药物球囊和其他球囊，对其分别编码以体现不同球囊的使用。介入治疗部位有前降支—左主干，且使用了 crossover 技术，所以需要附加编码 00. 4400x001 血管分叉部位的操作。虽然第一对角支是前降支的分支血管，但在计算治疗血管数量时，分支血管建议也纳入数量计算，故应该附加编码 00. 4301 四根血管操作而不是 00. 4200 三根血管操作。

案例 5

【病例摘要】

患者胸痛 16 年，复发 1$^+$月。16 年前，于当地医院就诊，完善冠状动脉造影后予以三枚支架植入，患者症状明显缓解。门诊以"冠心病"收入心内科。

【出院诊断】

主要诊断：冠状动脉粥样硬化性心脏病 冠状动脉支架术后

其他诊断：略

【手术名称】

"冠状动脉造影 + PTCA + 药物球囊治疗"

【介入治疗报告】

冠状动脉造影结果：

左主干：开口、体部、尾部未见明显狭窄，血流 TIMI3 级。

前降支：开口—远段支架影，支架内弥漫性内膜增生，中段支架内闭塞，第二对角支可见支架影，支架内完全闭塞；血流 TIMI0 级；可见同向侧枝循环。

回旋支：开口狭窄约 20%；远段狭窄最重 40%，血流 TIMI3 级。

右冠状动脉：开口未见明显狭窄，近段狭窄约 20%，中段、远段未见明显狭窄，血流 TIMI3 级。

造影导管：多功能导管 5F × 1

介入治疗部位：

前降支：

预扩球囊：＊2. 0 mm × 20 mm × 1；＊2. 75 mm × 15 mm × 1

切割球囊：＊2. 5 mm × 15 mm × 1

药物球囊：＊2. 75 mm × 26 mm × 1

【手术编码】

主要手术：00.6600x008 经皮冠状动脉药物球囊扩张成形术

其他手术：00.6600x004 经皮冠状动脉球囊扩张成形术

88.5500 单根导管的冠状动脉造影术

00.4000 单根血管操作

【分析点评】

主要诊断填写不规范，应将"冠状动脉支架术后"填写为其他诊断。

同一次治疗无冠状动脉支架植入有药物球囊和其他球囊扩张时，建议选择药物球囊扩张为主要手术。因为药物球囊扩张通常伴随其他球囊扩张，使用药物球囊扩张为主要手术更能体现整个手术操作过程。

案例 6

【病例摘要】

患者入院前 8$^+$月，因心累不适，劳力性胸痛，于心脏内科就诊，行冠状动脉支架植入术，术后行冠心病二级预防。现患者为进一步行二期手术治疗就诊于我院，门诊以"冠心病"收入心内科。

【出院诊断】

主要诊断：冠状动脉支架植入后状态

其他诊断：冠状动脉粥样硬化性心脏病

高血压

【手术名称】

"冠状动脉造影术 + PTCA"

【介入治疗报告】

冠状动脉造影结果：

左主干—前降支：左主干—前降支远段原支架通畅，未见内膜增生及狭窄，支架以远可见肌桥，收缩期压缩约 50%；可见向右冠远段发出侧枝循环。

回旋支：开口未见明显狭窄，近段狭窄最重约 50%，远段弥漫性病变，狭窄最重约 60%；钝缘支近段狭窄最重约 80%。

右冠状动脉：开口于升主动脉右侧壁，近中段弥漫性长病变，狭窄最重 80%，中远段交界处以远闭塞，血流 TIMI0 级。

造影导管：多功能导管 5F×1

介入治疗部位：右冠状动脉（CTO 开通失败）

预扩球囊：*2.0 mm×15 mm×1

【手术编码】

主要手术：00.6600x004 经皮冠状动脉球囊扩张成形术

其他手术：88.5500 单根导管的冠状动脉造影术

00.4000 单根血管操作

【分析点评】

主要诊断应填写为"冠状动脉粥样硬化性心脏病"，"冠状动脉支架植入后状态"填写为其他诊断。

冠状动脉慢性完全闭塞病变（chronic total occlusions，CTO）介入治疗中常见问题是球囊不能通过靶病变。患者在介入手术过程中CTO开通失败，介入治疗未能成功进行。因此手术操作编码根据实际情况不能编码冠状动脉支架植入，只能编码冠状动脉球囊扩张，并附加冠状动脉造影和血管操作数量。

案例 7

【病例摘要】

患者胸痛、胸闷10年，再发10^+天。10年前患者因胸前区疼痛于当地医院诊断为"冠心病"，行冠状动脉搭桥术。10^+天前患者活动后再次出现胸痛、胸闷、气促，休息可缓解，为求进一步诊治来我院急诊，急诊以"冠心病"收入心内科。

【出院诊断】

主要诊断：冠状动脉粥样硬化性心脏病

其他诊断：略

【手术名称】

"冠状动脉造影 + PTCA + 支架植入术"

【介入治疗报告】

冠状动脉造影结果：

左主干：开口、体部、尾部未见明显狭窄。

前降支：开口未见明显狭窄；近段起完全闭塞；间隔支可向右冠提供侧枝循环。

回旋支：开口未见明显狭窄；近段狭窄最重20%；高位钝缘支开口狭窄约95%；远段次全闭塞；第二钝缘支近段狭窄最重50%；可向右冠提供侧枝循环。

右冠状动脉：开口、近段狭窄最重约20%；中段起闭塞。

桥血管：升主动脉—大隐静脉桥—前降支：静脉桥近段及中段重度狭窄约95%；于升主动脉反复寻找右冠状动脉桥血管，未查见右冠状静脉桥开口。

造影导管：多功能导管5F×1

介入治疗部位：

前降支—静脉桥：

预扩球囊：＊2.5 mm×15 mm×1

支架：Promus Premier 3.0 mm×20 mm×1，Promus Premier 3.0 mm×16 mm×1

后扩球囊：＊3.0 mm×12 mm×1

【手术编码】

主要手术：36.0700 药物洗脱冠状动脉支架置入

其他手术：00.6600x004 经皮冠状动脉球囊扩张成形术

　　　　　88.5500x002 单根导管冠状动脉搭桥术后桥血管造影

　　　　　00.4600 置入两根血管的支架

　　　　　00.4100 两根血管操作

　　　　　00.4400x001 血管分叉部位的操作

【分析点评】

此案例介入治疗部位为前降支—静脉桥，是跨越分叉部位的两根血管，所以需要附加编码00.4100 两根血管操作和00.4400x001 血管分叉部位的操作。在国家临床版3.0 和医保版2.0 手术字典库都增加了针对搭桥后桥血管造影的手术操作编码，所以使用扩展码时要准确选择。

案例 8

【病例摘要】

患者反复胸痛22 年。20 年前行冠状动脉搭桥术，2 年前行冠状动脉介入治疗，1⁺月前复查冠状动脉造影并行药物球囊扩张治疗，之后仍偶有活动后或静息胸痛，现患者为求进一步诊治就诊我科。

【出院诊断】

主要诊断：冠状动脉粥样硬化性心脏病 不稳定型心绞痛

其他诊断：略

【手术名称】

"冠状动脉造影＋PTCA＋药物球囊治疗"

【介入治疗报告】

冠状动脉造影结果：

左冠状动脉：左主干开口狭窄最重20%；左主干—中间支—回旋支见支架影，中间支开口支架内再狭窄最重约40%，中间支原血管远段狭窄约80%；左主干—回旋支远段支架影，回旋支开口支架内再狭窄约90%；回旋支原血管远段狭窄约70%；前降支：开口起闭塞。

右冠状动脉：开口—中段见支架影；支架内通畅，未见再狭窄，中远段完全闭塞，可见自身桥侧枝；右室支可向前降支提供侧枝循环。

造影导管：多功能导管 5F×1、6F JR 3.5×1、6F JL4.0×1

介入治疗部位：

回旋支：

预扩球囊：＊2.5 mm×15 mm×1

药物球囊：＊3.0 mm×15 mm×1

后扩球囊：＊2.75 mm×15 mm×1，＊3.0 mm×12 mm×1

中间支—左主干（对吻）：

后扩球囊：＊2.5 mm×12 mm×1

【手术编码】

主要手术：00.6600x008 经皮冠状动脉药物球囊扩张成形术

其他手术：00.6600x004 经皮冠状动脉球囊扩张成形术

88.5701 多根导管冠状动脉造影

00.4200 三根血管操作

00.4400x001 血管分叉部位的操作

【分析点评】

患者虽有搭桥手术史，但本次冠状动脉造影未对桥血管进行造影，且使用了多功能导管、JL、JR 各一根，故编码为 88.5701 多根导管冠状动脉造影。

本案例中介入治疗部位包括中间支—左主干，且使用了对吻球囊技术，故需要附加编码 00.4400x001 血管分叉部位的操作。

案例 9

【病例摘要】

患者胸闷 3⁺年，加重 1⁺月。3 年前就诊于当地医院，建议行冠状动脉支架植入术，患者拒绝。现患者为进一步诊治就诊于我院。

【出院诊断】

主要诊断：冠状动脉粥样硬化性心脏病 不稳定型心绞痛

其他诊断：略

【手术名称】

一期手术："冠状动脉造影＋IVUS＋支架植入术"

二期手术："冠状动脉造影＋IVUS＋支架植入术"

【介入治疗报告】（一期手术）

冠状动脉造影结果：

左主干：开口、体部、尾部未见明显狭窄，血流 TIMI3 级。

前降支：开口未见明显狭窄；近中段弥漫性长病变伴钙化，狭窄最重80%；远段狭窄最重40%，第一对角支近段狭窄最重50%；血流TIMI3级。

回旋支：开口狭窄最重90%；近段可见钙化，狭窄最重70%；远段狭窄最重50%，第一钝缘支开口狭窄80%；血流TIMI3级。

右冠状动脉：开口未见明显狭窄；近段、中段原支架通畅，未见明显狭窄，远段弥漫性长病变，狭窄最重约50%；血流TIMI3级。

IVUS：术后前降支开口面积6.0 mm^2，回旋支开口面积5.8 mm^2。

造影导管：多功能导管5F×1

介入治疗部位：

左主干—前降支—回旋支（Culotte）：

预扩球囊：＊2.5 mm×15mm×2；＊1.5 mm×12 mm×1；＊2.0 mm×15 mm×1

支架：Promus Premier 2.75 mm×28 mm×1，Promus Premier 2.75 mm×16 mm×1，Promus Premier 3.5 mm×24 mm×1，Promus Premier 2.5 mm×38 mm×1，Promus Premier 2.75 mm×20 mm×1（损毁）

后扩球囊：＊2.5 mm×15 mm×1，＊3.5 mm×12 mm×1，＊2.75 mm×12 mm×1

超声导管：×1

【手术编码】

主要手术：36.0700 药物洗脱冠状动脉支架置入

其他手术：00.6600x004 经皮冠状动脉球囊扩张成形术

88.5500 单根导管的冠状动脉造影术

00.2400x001 冠状动脉血管内超声（IVUS）

00.4802 四根以上血管支架置入

00.4200 三根血管操作

00.4400x001 血管分叉部位的操作

【分析点评】

本案例中患者冠状动脉多支受累，在一次住院期间进行了两次介入治疗，血管和支架应分别计算数量。

一期手术中介入治疗部位是左主干—前降支—回旋支，并使用了Culotte技术，所以需要附加编码00.4400x001 血管分叉部位的操作。由于操作已进行，所以在支架植入过程中不可避免地毁损支架，也应将其纳入支架数量，故本案例中植入支架的数量是五根而非四根。

案例 10

【病例摘要】

患者心前区不适1$^+$年，加重2月。门诊考虑"冠心病?"收入院。

【出院诊断】

主要诊断：稳定型心绞痛

其他诊断：略

【手术名称】

"冠状动脉造影＋PTCA＋药物可吸收支架植入"

【介入治疗报告】

冠状动脉造影结果：

左主干：开口、体部、尾部未见明显狭窄。

前降支：开口未见明显狭窄；近中段狭窄最重约40%；第一对角支狭窄最重约40%；远段未见明显狭窄。

回旋支：开口未见明显狭窄；近段管壁不规则，狭窄最重约30%；远段狭窄最重约90%。

右冠状动脉：开口未见明显狭窄；近中段管壁不规则，狭窄最重约20%；远段未见明显狭窄。

造影导管：多功能导管5F×1

介入治疗部位：

回旋支：

预扩球囊：＊2.0 mm×15 mm×1

支架：可吸收药物洗脱冠状动脉支架2.5 mm×18 mm×1

后扩球囊：＊2.75 mm×12 mm×1

【手术编码】

主要手术：36.0701 冠状动脉生物可吸收支架置入术

其他手术：00.6600x004 经皮冠状动脉球囊扩张成形术

88.5500 单根导管的冠状动脉造影术

00.4500 置入一根血管的支架

00.4000 单根血管操作

案例 11

【病例摘要】

患者心累1⁺年，胸痛、胸闷2⁺月。1年前行冠状动脉支架植入术，现为行二期冠状动脉介入治疗入院。

【出院诊断】

主要诊断：冠状动脉粥样硬化性心脏病 心脏长大 支架植入术后 心功能Ⅲ级

其他诊断：略

【手术名称】

"冠状动脉造影+支架植入术"

【介入治疗报告】

冠状动脉造影结果：

左主干：开口未见明显狭窄；体部狭窄最重20%；尾部未见明显狭窄。

前降支：开口狭窄最重60%；近中段原支架通畅，未见明显狭窄；远段未见明显狭窄；第一对角支开口狭窄最重80%。

回旋支：开口未见明显狭窄；近段弥漫性长病变，狭窄最重99%；远段弥漫性长病变，狭窄最重90%。

右冠状动脉：全程弥漫性长病变，狭窄最重99%。

造影导管：多功能导管5F×1

介入治疗部位：回旋支

预扩球囊：＊2.0 mm×15 mm×1；＊1.5 mm×12 mm×1

棘突球囊：＊2.0 mm×13 mm×1

支架：吉威2.25 mm×19 mm×1，吉威2.5 mm×36 mm×1

后扩球囊：＊2.5 mm×12 mm×1

【手术编码】

主要手术：36.0700 药物洗脱冠状动脉支架置入

其他手术：00.6600x004 经皮冠状动脉球囊扩张成形术

88.5500 单根导管的冠状动脉造影术

00.4600 置入两根血管的支架

00.4000 单根血管操作

【分析点评】

主要诊断填写不规范，应该填写为"冠状动脉粥样硬化性心脏病"，其余诊断填写为"其他诊断"。

吉威支架即药物涂层支架系统（雷帕霉素），虽名为药物涂层支架，但并非直接在支架表面进行药物涂层，而是将聚合物和雷帕霉素药物组成的涂层涂于支架表层，可控性释放药物到血管壁组织，实际为药物洗脱支架，所以吉威支架植入冠状动脉要编码为36.0700。

案例 12

【病例摘要】

患者心前区不适1月，当地医院行冠状动脉造影后建议上级医院治疗。

【出院诊断】

主要诊断：缺血性心肌病

其他诊断：略

【手术名称】

"冠状动脉造影＋支架植入术＋IVUS＋冠状动脉内膜旋磨术"

【介入治疗报告】

冠状动脉造影结果：

左主干：开口、体部未见明显狭窄；尾部狭窄最重30%，血流 TIMI3 级。

前降支：开口未见明显狭窄；近中段弥漫性长病变伴钙化，狭窄最重90%；远段未见明显狭窄，血流 TIMI3 级；第一对角支近段狭窄最重约80%，血流 TIMI3 级。

回旋支：开口未见明显狭窄；近段狭窄最重90%；远段狭窄最重99%，血流 TIMI2 级；高位钝缘支近段狭窄约80%，远段狭窄约90%，血流 TIMI3 级。

术前 IVUS 检查：前降支近中段钙化重，可见约270°钙化环。

术后 IVUS 检查：左主干—前降支支架贴壁良好，无夹层、血肿、血栓。

造影导管：多功能导管 5F×1

介入治疗部位：左主干—前降支

预扩球囊：＊2.0 mm×15 mm×1

旋磨导丝：×1

旋磨头：1.5 mm×1

推进器：×1

支架：Promus Premier 2.25 mm×20 mm×1，Promus Premier 2.75 mm×24 mm×1，Promus Premier 3.5 mm×24 mm×1

后扩球囊：＊2.75 mm×15 mm×1，＊2.5 mm×15 mm×1，＊3.5 mm×15 mm×1

超声导管：×1

第一对角支：

预扩球囊：＊1.5 mm×15 mm×1

高位钝缘支：

预扩球囊：＊2.0 mm×15 mm×1

【手术编码】

主要手术：36.0700 药物洗脱冠状动脉支架置入

其他手术：00.6600x004 经皮冠状动脉球囊扩张成形术

　　　　　17.5501 经皮冠状动脉旋磨术

　　　　　88.5500 单根导管的冠状动脉造影术

00.2400x001 冠状动脉血管内超声（IVUS）

00.4700 置入三根血管的支架

00.4301 四根血管操作

00.4400x001 血管分叉部位的操作

【分析点评】

案例中首页手术名称漏填冠状动脉内膜旋磨术。在编码工作中，不排除临床医生病案首页手术名称漏填的情况，所以编码员需要阅读手术记录进行编码。冠心病介入治疗报告中会详细记录所使用的耗材类型，每种类型都有其独特的作用，除导引导丝、导引导管等少数无需编码外，大部分耗材都有对应的手术编码。支架根据类型编码为36.06和36.07，球囊编码为00.66，超声导管编码为00.2400x001，旋磨头、旋磨导丝是冠状动脉内膜旋磨术必用材料，对应编码是17.5501，压力导丝对应编码为00.59。当首页手术名称漏填时，编码员可根据介入报告实际情况进行补充编码。

案例 13

【病例摘要】

患者反复胸闷、胸痛3年，加重2周。10月前行冠状动脉支架植入术，放置3个支架。2周前再次左侧胸前区压榨性疼痛，未诊治，为进一步治疗就诊于急诊，收入胸痛中心。

【出院诊断】

主要诊断：冠心病 急性ST段抬高型心肌梗死（左主干）

其他诊断：略

【手术名称】

无

【介入治疗步骤】

患者平卧，常规消毒，铺巾。2%利多卡因局麻，穿刺右桡动脉，放置动脉外鞘，全身肝素化，行左、右冠状动脉造影，然后在左冠状动脉内注射肝素、替罗非班、阿替普酶，拔出指引导管、指引钢丝，拔出动脉外鞘，加压包扎。

【手术编码】

主要手术：36.0400 冠状动脉内血栓溶解药输注

其他手术：88.5500 单根导管的冠状动脉造影术

【分析点评】

本案例中首页手术名称漏填，易导致编码员漏报，临床医生应引起重视。

阿替普酶是新型的第三代溶栓药，肝素和替罗非班是血小板抑制类药物，本案例中使用的是经导管直接在冠状动脉内注射溶栓药物，故编码36.0400 冠状动脉内血栓

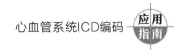

溶解药输注。需要注意36.04注释提示该细目包括血小板抑制药经导管冠状动脉输注，因此肝素和替罗非班无需另编码。经导管冠状动脉溶栓为介入治疗，而冠状动脉造影是诊断性操作，所以36.0400应作为主要手术。

案例 14

【病例摘要】

患者右侧胸痛6⁺天，心前区痛伴气紧4⁺天。就诊于外院，考虑"急性心肌梗死"，现为进一步诊治，从急诊收入心内科。

【出院诊断】

主要诊断：冠状动脉粥样硬化性心脏病 冠状动脉三支病变

其他诊断：急性心肌梗死

【手术名称】

"冠状动脉旁路移植＋心脏表面临时起搏导线安置术"

【手术发现】

心包无粘连，心包腔内有淡黄色液体约50 ml；心脏无明显增大，室壁收缩幅度正常，未见明显室壁瘤。前降支中段起闭塞，回旋支近段起次全闭塞，右冠状动脉近段起闭塞。食管超声示各瓣膜未见明显反流。

【手术步骤】

患者取仰卧位，全麻后常规消毒铺巾，游离左下肢大隐静脉及左侧乳内动脉备用；全身肝素化，探查心包如上述，常规行主动脉插管及右房引流管建立体外循环；体外循环转机、降温；升主动脉远段阻断主动脉，经主动脉根部灌入含血心脏停跳液，心包内局部置入冰屑，心脏停跳。

游离显露右冠状动脉及左前降支、左回旋支，体外循环下搭3根，分别为左乳内动脉→左前降支，升主动脉→大隐静脉→右冠状动脉，升主动脉→大隐静脉→左回旋支；7-0滑线连续吻合冠状动脉远端吻合口，大隐静脉近端用6-0滑线连续吻合支升主动脉根部。

复温，排气后开放升主动脉，心脏自动复跳，无房室传导阻滞，辅助循环直至停机拔管；严格止血，鱼精蛋白中和肝素；逐层关胸。

【手术编码】

36.1200 二根冠状动脉的（主动脉）冠状动脉旁路移植

36.1500 单乳房内动脉-冠状动脉旁路移植

39.6100 体外循环辅助开放性心脏手术

37.7401 心外膜电极置入术

39.6400 手术中心脏起搏器

【分析点评】

为了保证患者术后安全度过危险期，医生在冠状动脉旁路移植手术时会根据患者病情选择性做心脏表面临时起搏导线安置术，对应编码为 37.7401 心外膜电极置入术，若术后使用了临时起搏器，还需附加编码 39.6400 手术中心脏起搏器，编码员要根据手术实际情况避免遗漏编码。

本案例中，医生未在手术名称中未指明参与搭桥的血管，需要编码员阅读手术记录提取。手术记录中明确指出搭桥部位为"右乳内动脉→左前降支，升主动脉→大隐静脉→右冠状动脉，升主动脉→大隐静脉→左回旋支"，故分别编码 36.1200 和 36.1500。

案例 15

【病例摘要】

患者心悸 2^+ 年，为进一步治疗冠心病就诊。

【出院诊断】

主要诊断：冠状动脉粥样硬化性心脏病（三支病变）

其他诊断：略

【手术名称】

CABG（LIMA-LAD，SV-RA，PDA 序贯）

【手术发现】

术中见：心包无粘连，心包腔内有淡黄色液体约 50 ml；心脏无明显增大，左室下壁收缩幅度降低，未见明显室壁瘤。食管超声显示主动脉瓣、二尖瓣、三尖瓣无反流。

【手术步骤】

患者取仰卧位，全麻后常规消毒铺巾，游离左下肢大隐静脉及左侧乳内动脉备用。全身肝素化，探查心包如上述，常规行主动脉插管及上、下腔静脉引流管建立体外循环；体外循环转机、降温。升主动脉远段阻断主动脉，经主动脉根部灌入含血心脏停跳液，心包内局部置入冰屑，心脏停跳；

游离显露后降支、右冠状动脉及左前降支，体外循环下搭桥 3 根，分别为左乳内动脉→左前降支，升主动脉→大隐静脉→右冠状动脉、后降支动脉（序贯）。7－0 滑线连续吻合冠状动脉远端吻合口，大隐静脉近端用 6－0 滑线连续吻合支升主动脉根部。

复温，排气后开放升主动脉，心脏自动复跳，无房室传导阻滞，辅助循环直至停机拔管；严格止血，鱼精蛋白中和肝素；逐层关胸，送监护室监护。

【手术编码】

36.1200 二根冠状动脉的（主动脉）冠状动脉旁路移植

36.1500 单乳房内动脉－冠状动脉旁路移植

39.6100 体外循环辅助开放性心脏手术

【分析点评】

此案例中与升主动脉搭桥的冠状动脉为右冠状动脉及其分支后降支，要计算为两根血管，故手术编码为 36.1200 二根冠状动脉的（主动脉）冠状动脉旁路移植。

纯英文手术名称属于不规范填写，但编码员应具备识别临床中常见解剖部位英文缩写的能力。

案例 16

【病例摘要】

患者左侧胸壁，左肩背部疼痛不适 2$^+$月，急诊科以"纵隔肿瘤伴出血？"收入胸外科。CT 冠状动脉造影显示：左冠状动脉前降支中段显示不清，局部见囊袋状强化影，最大横截面约 2.6 cm×1.7 cm。中纵隔左侧见一巨大混合密度团块影，与上述病灶分界不清，肺动脉主干明显受压变窄。左冠状动脉前降支远段、左旋支及右冠状动脉显影，未见确切异常。心脏增大，心包积液。影像结论：左冠状动脉前降支上述征象，考虑中段动脉瘤破裂伴局部血肿形成可能性大。冠状动脉造影示：左主干未见明显狭窄；前降支近段未见明显狭窄，中段局限性病变，狭窄最重约 90%，可见巨大动脉瘤。心脏外科会诊意见：患者目前考虑冠状动脉瘤破裂伴假性动脉瘤形成，伴咯血。转入心外科行手术治疗。

【出院诊断】

主要诊断：左侧冠状动脉瘤破裂伴血肿形成

其他诊断：略

【手术名称】

"左侧冠状动脉瘤切除＋冠状动脉搭桥（SV-LAD）"

【手术发现】

心包内可见淡黄色积液，心包未见粘连，吸出淡黄色液体约 50 ml；心脏无明显增大，各房室大小正常；心脏未见明显畸形，升主动脉无增粗；左侧冠状动脉主干可见约 10 cm×8 cm 瘤体，向左压迫左侧纵隔胸膜，粘连严重，瘤体内可见大量暗红色陈旧性血栓。前降支近段重度狭窄，硬化严重，远段尚可。

【手术步骤】

患者取仰卧位，全麻后常规消毒铺巾，探查如上述。逐层开胸，探查心包如上述。游离左下肢大隐静脉共长约 20 cm 备用。升主动脉置入主动脉插管，插入上、下腔静脉引流管建立体外循环。体外循环转机、降温。升主动脉远段阻断主动脉，经主动脉根部灌入部分含血心脏停跳液，心包内局部置入冰屑，心脏停跳。

逐层分离冠状动脉瘤瘤壁，打开瘤腔取出大量暗红色血栓，带垫片连续缝合关闭冠状动脉瘤近端入口，在左前降支动脉瘤远段选择吻合血管处，远段能通过 1.5 mm 探条。用打孔器（5 mm）打 1 个孔，将桥血管连续吻合至升主动脉，最后一针排气。

复温，开放阻断钳，排气。心脏自动复跳，无房室传导阻滞。减流量，侧壁钳钳夹部分主动脉壁，拔出灌注管，辅助循环直至停机拔管。严格止血，鱼精蛋白中和肝素。逐层关胸，送监护室监护治疗。

【手术编码】

36.1100 一根冠状动脉的（主动脉）冠状动脉旁路移植

36.9100 冠状血管动脉瘤修补术

39.6100 体外循环辅助开放性心脏手术

【分析点评】

此案例中患者由于冠状动脉瘤产生大量血栓导致冠状动脉闭塞，入院行手术治疗。手术名称为冠状动脉瘤切除，但根据手术步骤，实际为冠状动脉搭桥同时切开动脉瘤壁取出血栓，并对冠状动脉瘤进行了修补。查索引：血栓切除术—冠状动脉 36.09。核对第一卷冠状动脉切开用于去除梗阻归类于 36.03，具体扩展码 36.0303 冠状动脉血栓切除术。但细目 36.03 下"不包括"提示同时伴有冠状动脉旁路移植编码于 36.10 ~ 36.19，故本案例中无需编码 36.03 和 36.09。

查索引：修补术-动脉瘤--冠状动脉 36.91。具体扩展码为 36.9100 冠状血管动脉瘤修补术。

案例 17

【病例摘要】

患者心累气短 3$^+$ 月，门诊以"冠心病"收治入院。

【出院诊断】

主要诊断：不稳定心绞痛

其他诊断：略

【手术名称】

不停跳冠状动脉搭桥术（LIMA-LAD）

【手术发现】

心包无粘连，心包腔内有淡黄色液体约 50 ml；心脏无明显增大，室壁收缩幅度正常，未见明显室壁瘤。

【手术步骤】

患者取仰卧位，全麻后常规消毒铺巾，胸骨正中切口，纵劈胸骨，游离左侧乳内动脉备用。全身肝素化（1 mg/kg），探查心包如上述，游离显露左前降支，用 Medtron-

ic Octopus 固定器固定左前降支，非体外循环下搭桥 1 根，左乳内动脉→左前降支，7 -
0 滑线连续吻合冠状动脉远端吻合口。严格止血，鱼精蛋白中和肝素；逐层关胸，送监
护室监护。

【手术编码】

36.1500 单乳房内动脉—冠状动脉旁路移植

【分析点评】

本案例实施不停跳冠状动脉搭桥，术中未使用体外循环，故无需附加编码 39.6100
体外循环辅助开放性心脏手术。

案例 18

【病例摘要】

患者胸痛 10 天，急诊科以"冠心病、急性心肌梗死"收住心内科。于心内科冠状
动脉造影后尝试右冠状动脉闭塞病变介入治疗，不能开通，转入心外科行冠状动脉搭
桥手术。

【出院诊断】

主要诊断：冠状动脉粥样硬化性心脏病（左主干＋三支病变）急性心肌梗死

其他诊断：略

【手术名称】

冠状动脉搭桥（LIMA-LAD，AO-SVG-DIA，AO-SVG-PDA）＋对角支内膜剥脱术

【手术发现】

心包无粘连，心包腔内有淡黄色液体约 50 ml；心脏明显增大，未见明显室壁瘤。

【手术步骤】

患者取仰卧位，全麻后常规消毒铺巾，游离左下肢大隐静脉及左侧乳内动脉备用。
全身肝素化，探查心包如上述，常规行主动脉及上、下腔静脉引流管建立体外循环；
体外循环转机、降温。升主动脉远段阻断主动脉，经主动脉根部灌入含血心脏停跳液，
心包内局部置入冰屑，心脏停跳；

行对角支内膜剥脱术，游离显露靶血管，体外循环下搭三根，分别为左乳内动
脉→左前降支，升主动脉→大隐静脉→对角支，升主动脉→大隐静脉→后降支。7 - 0
滑线连续吻合冠状动脉远端吻合口，大隐静脉近端用 6 - 0 滑线连续吻合支升主动脉
根部。

复温、排气、开放升主动脉，心脏自动复跳，无房室传导阻滞，辅助循环直至停
机拔管；严格止血，鱼精蛋白中和肝素；逐层关胸，送监护室监护。

【手术编码】

36.1200 二根冠状动脉的（主动脉）冠状动脉旁路移植

36.1500 单乳房内动脉 – 冠状动脉旁路移植

39.6100 体外循环辅助开放性心脏手术

88.5500 单根导管的冠状动脉造影术

【分析点评】

本案例中，患者先在心内科进行了冠状动脉造影，并尝试介入治疗。由于闭塞病变血管不能开通遂转入心外科行冠状动脉搭桥治疗。但首页中手术名称仅填写了外科手术，未填写心内科的介入操作。对于内科转外科并行手术治疗的病例，临床医生可能会遗漏内科操作，从而影响编码上报的准确性。建议编码员加强宣讲首页填写要求，提高临床医生首页填写质量。根据编码规则，同时行冠状动脉旁路移植和冠状动脉内膜剥脱术时，只需编码36.1。

案例 19

【病例摘要】

患者5年前当地行冠状动脉前降支支架植入术。胸闷心悸1月，检查发现左室壁瘤。

【出院诊断】

主要诊断：左心室室壁瘤

其他诊断：冠状动脉支架植入术后

【手术名称】

"室壁瘤切除术 + 临时起搏导线安置术"

【手术发现】

心包无粘连，心包腔内有淡黄色液体约50 ml；心脏明显增大，左室壁收缩幅度减弱；心尖部可见矛盾运动，室壁颜色发白，呈明显室壁瘤表现，大小约5 cm。

【手术步骤】

患者取仰卧位，全麻后常规消毒铺巾，全身肝素化，探查心包如上述，常规行主动脉和右房插管建立体外循环；体外循环转机、降温。升主动脉远段阻断主动脉，经主动脉根部灌入含血心脏停跳液，心包内局部置入冰屑，心脏停跳；切开心尖，显露室壁瘤，取涤纶补片进行左室重建；切除室壁瘤，2－0滑线"三明治"加固缝合左心室切口；复温、排气、开放升主动脉，心脏自动复跳，预防性缝置心外膜临时起搏导线，辅助循环直至停机拔管；严格止血，鱼精蛋白中和肝素；逐层关胸，送监护室监护。

【手术编码】

37.3200 心脏动脉瘤切除术

37.3202 心脏动脉瘤修补术

39.6100 体外循环辅助开放性心脏手术

37.7401 心外膜电极置入术

39.6400 手术中心脏起搏器

【分析点评】

根据手术步骤，本案例中对室壁瘤同时进行了切除和"三明治"成形，故应该分别进行编码。

案例 20

【病例摘要】

患者反复胸闷5$^+$年，再发4小时。1$^+$月前再次出现胸闷，在当地医院确诊为急性广泛前壁心肌梗死。行急诊PCI，于前降支植入2枚支架，术后心脏彩超示"左心室室壁瘤破裂瘘入右室"，未行手术治疗。因再次突发胸痛，送入急诊科收入CCU。行床旁超声心动图提示室间隔穿孔。

【出院诊断】

主要诊断：室间隔穿孔

其他诊断：冠状动脉粥样硬化性心脏病

　　　　　陈旧性前壁心肌梗死

　　　　　心功能不全 心功能Ⅲ级（NYHA分级）

　　　　　冠状动脉支架植入术后

【手术名称】

"全麻体外循环下行室间隔缺损修补术＋室壁瘤切除术"

【手术发现】

术中食管超声显示：左心室心尖明显变薄约为2 mm，整体变圆钝、外膨形成室壁瘤，基底部较宽，室间隔心尖段靠后探及回声中断约22 mm；左心室整体搏幅明显减弱。全心增大，左心室明显，右房室大小正常。升主动脉稍增宽，主动脉窦部及肺动脉内径正常。二尖瓣轻度反流，三尖瓣轻中度反流，余瓣膜结构未见明显异常。房间隔连续。左心房及左心耳内未探及明显血栓。术中心包内部分粘连，左心室前壁靠心尖侧可见室壁瘤形成，左心室心腔可见与右室通道，周围少量纤维组织形成，大小约22 mm×20 mm，形态欠规则。

【手术步骤】

手术取仰卧位，经正中开胸，常规建立体外循环，分离心包内粘连，顺行灌注停搏心脏，切开室壁瘤处心肌，取涤纶片连续缝合关闭室间隔缺损，"线间断褥式带毛毡条＋连续缝合关闭左心室室壁瘤切口"。排气，开放主动脉，心电自动恢复为窦性心律，无房室传导阻滞，辅助循环，IABP辅助下停机，食管超声示左室收缩较前稍改善，二、三尖瓣反流同前，室间隔水平少量分流。拔管止血，关闭部分心包，置心包纵隔引流管，清点纱布器械无误，逐层关胸，返 ICU 监护心律、血压，术中使用抗生素抗感染治疗。

【手术编码】

35.5300x001 室间隔缺损人造补片修补术

37.3202 心脏动脉瘤修补术

39.6100 体外循环辅助开放性心脏手术

37.6101 主动脉球囊反搏置入术

【分析点评】

从病例摘要和出院诊断不难判断，患者已不存在急性心肌梗死，室间隔穿孔不是急性心肌梗死的近期并发症，故不能编码为 I23.2 室间隔缺损作为急性心肌梗死后的近期并发症。根据类目 I23 "不包括" 提示要编码于 I51.0 心间隔缺损，后天性。患者还存在室壁瘤，但出院诊断漏填。

手术名称为室壁瘤切除术，但实际是通过 "间断褥式带毛毡条＋连续缝合" 进行成形，故需要编码 37.3202 心脏动脉瘤修补术。手术名称漏填 IABP，再次凸显阅读手术记录对准确编码的重要性。

三、小结

（1）冠状动脉支架植入要注意区分涂层支架（36.06）、药物洗脱支架和生物可吸收支架（36.07）。

（2）介入治疗中药物球囊扩张编码为 00.6600x008 经皮冠状动脉药物球囊扩张成形术，其他球囊扩张编码为 00.6600x004 经皮冠状动脉球囊扩张成形术。

（3）附加编码治疗血管的数量（00.40～00.43）需要将治疗的主支血管和分支血管分别纳入计算。

（4）对分叉部位治疗时附加 00.44 分支血管操作且同一次介入治疗中只能使用一次。

（5）主动脉—冠状动脉旁路移植术计算冠状动脉数量时，主支和分支分别纳入计算。

（6）同时行冠状动脉旁路移植和内膜剥脱术，只需编码 36.1 搭桥吻合术，为心脏血管再形成术，且无需附加血管操作数量 00.40－00.43。

（邓川燕）

参考文献

[1] 王辰，王建安. 内科学（上册）[M]. 第 3 版. 北京：人民卫生出版社，2015.

[2] 葛永波，徐永健，王辰. 内科学 [M]. 第9版. 北京：人民卫生出版社，2018.

[3] 林果为，王吉耀，葛均波. 实用内科学（上册） [M]. 第15版. 北京：人民卫生出版社，2017.

[4] 陈纪林. 冠状动脉分叉病变的介入治疗 [M]. 第2版. 北京：人民卫生出版社，2017.

[5] 顾承雄，于洋. 冠心病外科难点解析与处理 [M]. 北京：人民卫生出版社，2018.

[6] 吕智康，程兆云，孙俊杰，等. 冠状动脉旁路移植术的发展现状和未来前景 [J]. 中国动脉硬化杂志，2022，30（11）：1001－1005.

第五章

心律失常

第一节　临床知识

一、疾病概况

（一）定义

心律失常（cardiac arrhythmia）是指心脏冲动的频率、节律、起源部位、传导速度或激动次序异常。它的发生机制包括冲动形成异常和（或）冲动传导异常，主要表现为心动过速、心动过缓、心律不齐和停搏。其临床表现取决于节律和频率异常对血流动力学的影响，轻者出现心慌、心悸和运动耐量降低，重者可诱发或加重心功能不全，心脏骤停可引起心源性晕厥或心脏性猝死。

（二）治疗

心律失常的治疗原则是在重视消除病因或诱因的基础上恢复心脏节律或控制心室率。其主要治疗方法包括抗心律失常药物应用、心脏电复律及介入手术治疗，包括植入型心律转复除颤器（ICD）、心脏起搏治疗及射频消融术等。

二、解剖基础和临床分类

（一）心脏传导系统

心脏传导系统由负责正常心电冲动形成与传导的特殊心肌组成，包括窦房结、结间束、房室结、希氏束以及左、右束支和浦肯野纤维网。窦房结是心脏正常窦性心律的起搏点，正常的心电活动的顺序是冲动在窦房结形成后，由结间束和普通心房肌传递，抵达房室结及左心房；冲动在房室结内传导速度极为缓慢，抵达希氏束后传导再

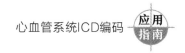

度加速；束支与浦肯野纤维的传导速度极快，使全部心室肌几乎同时被激动，最后，冲动抵达心外膜，完成一次心动周期。

（二）心律失常的临床分类

心律失常按发生部位分为室上性（包括窦性、房性、房室交界性）和室性心律失常两大类；按发生机制分为冲动形成异常和冲动传导异常两大类；按发生时心率的快慢，分为快速型和缓慢型心律失常两大类。缓慢型心律失常以窦房结自律性降低或心脏传导功能障碍为特征，表现为心动过缓、停搏，并可以出现逸搏及逸搏心律，也可表现为心脏的传导阻滞；快速型心律失常（一般心率达100次/分以上），包括心动过速、早搏、心房、心室颤动和扑动等临床表现。临床上主要依据心律失常发生部位与机制以及心率快慢进行综合分类。具体如图5-1所示：

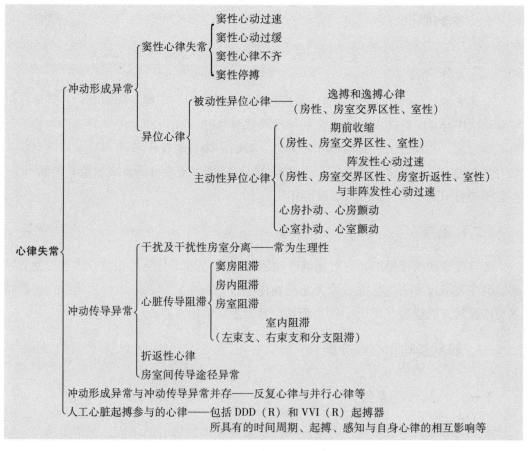

图5-1　心律失常的临床分类

第二节 疾病编码规则及案例分析

一、编码规则

（1）心律失常绝大部分在 ICD-10 中分类于第九章循环系统章节 I44~I49 类目下，新生儿心律失常分类于 P29.1，妊娠、分娩及产褥期并发心律失常分类于 O99.4，心因性心律失常 F45.3。

（2）心脏的搏动异常若是特指的心律失常的临床表现，分类于 I47~I49 类目下，若起源于围生期的异常分类于 P29.1，若未明确病因则分类于第十八章症状、体征和临床与实验室异常所见，不可归类在他处者 R00 类目下，窦性心动过速分类于 R00.0，窦性心动过缓分类于 R00.1，迷走神经性心动过缓分类于 R00.1。

（3）心律失常在循环系统章节中的类目分类轴心为疾病的发生机制和心律的快慢。心脏传导疾患分类于 I44~I45，心脏停搏分类于 I46，属缓慢型心律失常。快速性心律失常包括：①分类于 I47~I48 类目的阵发性心动过速和心房纤颤和扑动；②分类于 I49.1~I49.3 的期前收缩（早搏）；其他的心律失常分类于 I49 其他亚目分类。

（4）类目 I44~I45 包括心律失常的传导疾患，按照心电活动传导发生的部位进行分类。心脏传导阻滞是由解剖或机能失常造成的永久性或暂时性冲动传导障碍，可发生于心脏传导系统的任何水平。发生在窦房结与心房之间，称窦房阻滞；发生在心房与心室之间，称房室阻滞；位于心房内，为房内阻滞；位于心室内，为室内阻滞。

a. I44 包含房室传导阻滞和左束支传导阻滞。其中亚目 I44.0~I44.3 是房室传导阻滞，I44.0~I44.2 按照房室传导阻滞的严重程度进行亚目分类，I44.3 是其他和未特指的房室传导阻滞；而左束支传导阻滞的亚目分类轴心是解剖部位，分为 I44.4 左前分支传导阻滞和 I44.5 左后分支传导阻滞。注意区分 I44.6 和 I44.7 亚目各自的含义，I44.6 是指其他和未特指的分支传导阻滞，而 I44.7 指的是未特指的左束支传导阻滞。

b. I45 为其他传导阻滞。亚目 I45.0~I45.3 根据左、右束支传导阻滞的数量进行分类，其中左束支分左前、左后两个分支；I45.0 单指右分支传导阻滞，I45.2 指的是右分支和左前、左后分支三个分支中的两个分支发生传导阻滞，最常见的是右束支阻滞伴左前分支阻滞，I45.3 是三分支传导阻滞，非特异性室内传导阻滞分类于 I45.4。

c. 心脏传导疾患常见综合征分类概括如下：I45.6 预激综合征亚目下包含劳恩—加农—莱文综合征；I45.8 其他指的传导疾患包括长 QT 综合征、短 QT 综合征；I45.9 未特指的传导疾患包括阿—斯综合征 [Stokes-Adams 综合征]。

（5）类目 I46 是心脏停搏，亚目分类轴心是心脏停搏治疗的结局。I46.0 是心脏停搏复苏成功，I46.1是被描述为心脏性猝死，不包括不明原因的猝死（R96），明确病因的传导疾患分类于I44～I45，因心肌梗死致心脏性猝死的疾病诊断分类于I21～I22，在疾病分类工作中，应尽量避免使用I46.9未特指的心脏停搏。

（6）类目I47阵发性心动过速指的是窦房结以外的节律点引起的一种阵发性、规则而快速的心律，根据异位起搏点的部位分为房性、结性和室性阵发性心动过速，因房性和结性心动过速有时难以区别，常统称为室上性心动过速。室性心动过速分类于I47.1，室上性心动过速分类于I47.2。

（7）类目I48是心房颤动和扑动，WHO针对类目I48进行了修订，增加了亚目分类，用以区分房颤和房扑的具体类型，具体如下：I48.0阵发性心房颤动，持续性心房颤动；I48.2慢性心房颤动；I48.3典型心房扑动；I48.4非典型心房扑动；I48.9心房颤动和扑动，未特指；心室颤动和扑动分类于I49其他的心律失常类目下，心脏的过早除极（也叫作早搏，期前收缩）按发生的解剖部位分类于I49.1～I49.4。

（8）I49.5病态窦房结综合征（sick sinus syndrome，SSS）简称病窦综合征，是由窦房结病变导致功能减退，产生多种心律失常的综合表现。患者可在不同时间出现多种心律失常，其心电图的主要表现是：①非药物引起的持续而显著的窦性心动过缓（50分以下）；②窦性停搏或窦性静止与窦房阻滞；③窦房阻滞与房室阻滞并存；④心动过缓、动过速综合征（bradycardia tachycardia syndrome），简称慢—快综合征，是指心动过缓与房性快速型心律失常（心房扑动、心房颤动或房性心动过速）交替发作。

二、主要诊断选择规则

（1）主要诊断一般是患者住院的理由，选择本次住院最主要的目的作主要诊断。如治疗心律失常，选择具体的心律失常临床表现作主诊；如治疗心律失常术后并发症，选择具体术后并发症表现作主诊；如主要涉及置入装置的调整与管理，选择装置的调整与管理作主诊。

（2）本次住院，针对引起心律失常的具体病因诊断进行住院治疗，则选择具体的病因诊断为主要诊断；针对心律失常的具体临床表现进行住院治疗，则选择心律失常临床表现为主要诊断；

（3）以手术治疗为住院目的的，选择与手术治疗相一致的具体心律失常疾病作为主要诊断。

（4）若患者存在多种心律失常，选择本次住院期间治疗的最严重的、消耗医疗资源最多的疾病为主要诊断。

（5）心源性晕厥分类于R55晕厥与虚脱类目下，心律失常是其常见的原因；若病因明确，具体的心律失常疾病诊断作主要诊断，该编码只能作为附加编码。

三、案例分析

案例 1

【病历摘要】患者，女，30 岁，因"反复心悸 2$^+$ 年，加重 4 个月"入院。外院 24 小时动态心电图示：窦性心律，心搏总数 116 800 次，平均心率 81 次/分，最慢心率是 47 次/分，最快心率 174 次/分，心动过速 57 次，无停搏及长间歇。心肌标志物：肌红蛋白测定（化学发光）＜21.000 ng/ml。局麻下行心内电生理检查提示：窦性心律。患者未诉心悸不适，两日出院。

【出院诊断】

主要诊断：窦性心动过速

【疾病分类诊断及编码】

主要疾病及编码：R00.001 窦性心动过速

【分析点评】类目 R00～R09 累计循环和呼吸系统的症状以及体征当病因明确时，仅作为附加编码，其中 R00 心脏搏动异常是指无任何病因的心动异常。该病例无明确病因诊断，检查结果仅显示窦性心律，表现为窦性心动过速，分类于 R00.1 未特指的心动过速，包括窦性心动过快（过速）。

案例 2

【病历摘要】患者，男，39 岁，因"反复心悸 10 余年，加重 2 年，再发 5 天"入院，外院心电图检查提示：阵发性室上性心动过速，心室率 194 次/天，入院心电生理检查示：左侧游离壁隐匿性旁道伴房室折返性心动过速、房室结折返性心动过速、房室结双径路，予经导管心脏左侧旁道及慢径靶点射频消融术。术后恢复可，三日后出院。

【出院诊断】

主要诊断：房室折返性心动过速

其他诊断：房室结折返性心动过速

房室结双径路

【疾病分类诊断及编码】

主要疾病及编码：I47.100x005 房室折返性心动过速

其他诊断及编码：I47.100x004 房室结折返性心动过速

I45.802 房室结双径路

【分析点评】（1）房室交界区相关的折返性心动过速主要包括房室结折返性心动过速（atrioventricular nodalreentrant tachycardia，AVNRT）和房室折返性心动过速（atrioventricular reentrant tachycardia，AVRT）两大类，其共同的发生机制为折返；前者的折返环路位于房室结内，后者由房室交界区、旁道与心房、心室共同组成折返环路。

（2）房室结折返性心动过速的大多数患者能证实存在房室结双径路；房室折返性心动过速的解剖学基础是，在正常的房室传导组织以外，存在一些异常的心肌纤维组成的肌束，即旁道。旁道具有前向（房—室传导）或逆向（室—房传导）的电生理特性，前向传导的旁道在心电图上可显示心室预激则称为显性旁道，临床上诊断为预激综合征伴房室折返性心动过速；仅能逆向传导者称为隐匿性旁道，临床上仅可诊断为房室折返性心动过速。

（3）该患者同时患有阵发性室上性心动过速两种典型类型并行射频消融术治疗，疾病分类与代码国家临床版 2.0 已有扩展码明确其具体的临床类型，编码员在分类时分别给予了编码，并遵循主要诊断选择原则，与临床医师沟通后选择"房室折返性心动过速"为主要诊断。

案例 3

【病历摘要】患者，女，65 岁，因"心悸 2 年，再发 10 天"入院，1 年前因"阵发性心房颤动"全麻下行房颤射频消融术。10 天前完善"7 天动态心电图：窦性心律，阵发性房性心律伴 P－R 间期不等，总心搏术：676059 次，平均心率 68 次/分，最慢心率 43 bpm，大于 2.0 秒的 R－R 间期共 54 次，最长 R－R 间期 4.25 秒，房性早搏：14251 次，室性早搏：298 次"心脏彩超：左房增大 LA38 mm，左室收缩功能正常，舒张功能正常。入院诊断，住院期间阵发房颤发作，药物控制心率，患者"病态窦房结综合征"予双腔永久起搏器置入术，术后床旁程控提示起搏器工作良好，伤口愈合良好，2 日后出院。

【出院诊断】

主要诊断：病态窦房结综合征

其他诊断：阵发性心房颤动

频发房性早搏

室性早搏

左房增大

【疾病分类诊断及编码】

主要诊断及编码：I49.500 病态窦房结综合征

其他诊断及编码：I48.x02 阵发性心房颤动

I49.100x002 频发性房性期前收缩

I49.300x002 室性期前收缩

I51.703 左房扩大

【分析点评】患者因"病态窦房结综合征"行双腔永久起搏器置入术治疗，住院期间"阵发性心房颤动"发作，予药物治疗，同时存在"频发房性早搏、室性早搏"，本次住院多种心律失常疾病，根据主要诊断选择原则：选择对健康危害最严重，花费医疗精力最多，住院时间最长的诊断作为主要诊断，该病例应选择"病态窦房结综合征"作为主要诊断。

案例 4

【病历摘要】患者，女，26 岁，因"停经 38 $^{+4}$ 周，心累、胸闷 10 $^+$ 天"入院。超声心动图提示：室性心动过速；心脏彩超提示：左房轻度增大，先天性房间隔缺损（继发孔性）。因"妊娠合并心功能不全"全麻下行子宫下段剖宫产术。

【出院诊断】

主要诊断：妊娠合并心功能不全

其他诊断：心功能Ⅳ级

室性心动过速

先天性房间隔缺损

G2P1 孕 38 $^{+4}$ 周 ROT 剖宫产壹活婴

【疾病分类诊断及编码】

主要疾病及编码：O99.400x008 妊娠合并心力衰竭

其他疾病及编码：O99.411 妊娠合并室性心动过速

O99.800x414 妊娠合并先天性房间隔缺损

Z37.000x001 单胎活产

【分析点评】该病例"妊娠合并心功能不全"为剖宫产指征，心律失常发生在妊娠期，分类于 O99.4 循环系统疾病并发与妊娠、分娩和产褥期，不包括产褥期心肌病、高血压疾病、产科栓塞和静脉并发症和大脑静脉窦血栓形成于妊娠、产程、分娩和产褥期。可根据医院数据质量要求，心功能类型和级别作附加编码予以说明。

案例 5

【病历摘要】患儿，女，G2P2 孕 37 周产。产前检查发现胎心过快，因怀疑"胎儿宫内窘迫（心率192 次/分）"，行子宫下段剖宫娩出，出身体重 3 200 g，出生时无产伤及窒息。因心率 205 次/分，2 小时候入院治疗。父母非近亲结婚，母亲孕期健康，无心律失常、感染及发热病史。心电图提示：心房颤动。生后第二天出现双下肢浮肿。予以控制心率，纠正心力衰竭治疗。

【出院诊断】

主要诊断：心房颤动

其他诊断：充血性心力衰竭

【疾病分类诊断及编码】

主要疾病及编码：P29.100 新生儿心律失常

其他疾病及编码：P29.000 新生儿心力衰竭

【分析点评】心房颤动简称房颤，是最常见的心律失常之一，指的是规则有序的心房活动丧失，代之以快速无序的颤动波，是严重的心房活动紊乱。查主导词：起源于围生期的情况—心律不齐（心脏）（心室），新生儿 P29.1。核查类目表 P29.1 新生儿心律失常。

案例 6

【病历摘要】患者，男，58 岁，因"心累、气促 6⁺月，再发加重 1 月，晕厥 2 小时"入院。既往高血压、糖尿病病史，既往动态心电图提示间歇二度房室传导阻滞，入院心电图提示：窦性心律，高度房室传导阻滞，提示右心室肥大。因心力衰竭和家属沟通决定行起搏器植入，锁骨下行单腔永久起搏器植入及心内电生理检查术。术后表示心累、气促明显好转，五日后出院。

【出院诊断】

主要诊断：高度房室传导阻滞

其他诊断：右室肥大

【疾病分类诊断及编码】

主要疾病及编码：I44.201 高度房室传导阻滞

其他疾病及编码：I50.900x018 慢性心功能不全急性加重

　　　　　　　　　I51.702 右室肥大

【分析点评】《住院病案首页数据填写质量规范》（暂行）明确：其他诊断是指除主要诊断以外的疾病、症状、体征、病史及其他特殊情况，包括并发症和合并症。当出现：入院前及住院期间与主要疾病相关的并发症，现病史中涉及的疾病和临床表现，住院期间新发生或新发现的疾病和异常所见，对本次住院诊治及预后有影响的既往疾病均应填写在其他诊断中。临床医师偶有遗漏本次住院治疗的其他疾病诊断，如本案例的"慢性心功能不全急性加重，编码员有责任阅读病历后和临床医师沟通，协助临床医生将准确的疾病诊断填写完整。

案例 7

【病历摘要】患者，男，78 岁，因"间断心悸 15 余年，加重半年"入院，15 年前因心悸就诊，心电图示心房颤动，规律服药症状偶有出现，近半年心悸发作频繁，每月约 10～15 次，每次持续时间 15 分钟，我院诊断"持续性心房颤动"为求进一步诊治入院。计划予以房颤导管消融术，经食管超声心动图提示：左心耳内血栓形成。存在导管消融的禁忌，行左心耳封堵术，嘱出院后定期复查，进一步手术治疗。

【出院诊断】

主要诊断：长期持续性房颤

其他诊断：左心耳淤血

【疾病分类诊断及编码】

主要诊断及编码：I48x00x011 长期持续性心房颤动

其他诊断及编码：I51.303 心耳血栓

【分析点评】患者长期持续性心房颤动并发左心耳血栓，为预防血栓栓塞行左心耳封堵术，主要诊断选择"长期持续性心房颤动"。需注意 WHO 已将类目 I48 心房颤动和扑动进一步扩展亚目分类表明其具体类型，疾病分类与代码国家医保版字典库已按照同样的扩展方式进行扩展编码，如：I48.400 非典型心房扑动；而疾病分类与代码临床版 2.0 是在现有 I48.x00 基础上扩展细目编码，如：I48.x00x011 长期持续性心房颤动，编码员在分类时注意精细化分类。

案例 8

【病历摘要】患者，女，70 岁，因"间断胸闷、憋气 10⁺年，一周内晕厥 2 次"入院。既往支气管炎伴肺气肿病史 10 余年，高血压病史 20 年，入院血压监测 163/90 mmHg；动态心电图示：多源性室性早搏 13 次/24 小时，1 次连发。短阵房性心动过速 6 次/24 小时，房性早搏 444 次/24 小时，QT 间期延长。行无导线单腔起搏器植入术和心内电生理检查术，术后症状改善，三日后出院。

【出院诊断】

主要诊断：心源性晕厥：获得性长 QT 间期综合征

其他诊断：慢性支气管炎

肺气肿

高血压 2 级极高危

【疾病分类诊断及编码】

主要疾病及编码：I45.805 继续性 QT 间期延长

其他疾病及编码：R55.x00x002 心源性晕厥

J44.801 慢性支气管炎伴肺气肿

I10.X00x028 高血压病 2 级（极高危）

【分析点评】"R55 晕厥"，医师填写诊断明确病因"获得性长 QT 间期综合征"，当以病因为主要诊断，通常可省略编码，也可根据需要附加编码予以说明。

案例 9

【病历摘要】患者"女，78 岁，因"心累、气促 1⁺年，加重 1 周"入院。既往我院因扩张型心肌病、完全性左束支传导阻滞安置 CRT-D，此次因起搏器电池耗竭，置换起搏器入院进一步治疗。Holter：窦性心律/房性心律，平均心率72次/分，最慢60次/分，最快117次/分，>2.0秒长间期：0次，最长R－R间期1.251秒。室早354次，成对5次，短阵室速6阵次，ST段未见异常偏移。动态血压提示：全天最高血压153/85 mmHg，夜间血压偏高，血压负荷100%。局麻下行左侧锁骨下永久起搏器置换（CRT-D全系统）及心内电生理检查术，术后心电图提示起搏心律。胸片报告：心脏增大，起搏器植入术后。

【出院诊断】

主要诊断：扩张型心肌病

其他诊断：完全性左束支传导阻滞

心功能Ⅱ～Ⅲ级

具有心脏再同步治疗起搏器

短阵室性心动过速

高血压1级极高危

【疾病分类诊断及编码】

主要疾病及编码：Z45.002 更换心脏起搏器

其他疾病及编码：I42.000 扩张型心肌病

I44.602 完全性左束支传导阻滞

I50.904 心功能Ⅲ级

I47.201 阵发性室性心动过速

I10.x00x024 高血压1级（极高危）

【分析点评】 主要诊断通常是住院的理由，该患者为行心脏起搏器置换住院手术治疗，属于手术操作后的后续医疗，主要诊断不再是之前起搏器植入的手术指征，应分类于Z45.0 心脏起搏的调整和管理。

四、小结

心律失常发生的机制包括冲动形成异常和（或）冲动传导异常。在ICD－10分类系统中，根据疾病的发生机制及心律的快慢被分类于I44～I49类目下，其中慢性心律失常分类有I44～I45，包括心脏传导疾患，I46是心脏停搏；快速性心律失常，包括I47阵发性心动过速（室性、房性、交界性）和I48心房颤动与扑动和早搏（I49.1房性早搏，I49.3室性早搏和I49.2交界性早搏）；类目I49是其他的心律失常，包括心室纤颤和扑动、心房、心室的过早除极和病态窦性综合征。

当心律失常表现为心脏的异常搏动，分类于I47～I49，若心脏的异常搏动未明确病因，则应分类至第十八章R00心脏搏动异常，包括未特指的心动过速、心动过缓。

妊娠、分娩及产褥期并发心律失常分类于O99.4，新生儿心律失常分类于P29.1，心因性心律失常分类于F45.3。具体分类总结如图5－2。

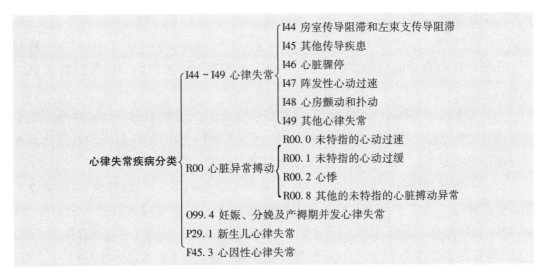

图 5 - 2　心律失常的疾病分类

第三节　手术操作编码规则及案例分析

一、编码规则

（1）37.8 亚目包括单、双腔起搏器装置的置入、置换、去除和修复术；37.70 ～ 37.77 包括导线的置入、修复术、互换和去除。具体如下：

a. 永久心脏起搏器置入分为：首次单腔装置置入分类于 37.81，伴有频率应答功能的单腔装置分类于 37.82；首次置入双腔装置，无论是否伴有频率应答功能，均分类于 37.83；若起搏装置包含导线的置入，应附加编码 37.71 ～ 37.72。

b. 37.80 意为首次或置换永久起搏器置入，装置类型未特指，不建议使用此编码。

c. 临时起搏器置入分为：37.78 置入暂时性经静脉心脏起搏器系统和 39.64 手术中或术后即刻使用临时心脏起搏器。

d. 永久起搏器置换术分为：单腔起搏器置换分类于 37.85；置换有频率应答功能的单腔起搏器分类于 37.86；置换双腔起搏器，无论是否伴有频率应答功能，分类于 37.87。若同时伴有永久起搏器导线的置换，应附加 37.76 经静脉心房和（或）心室导线［电极］的置换。实际工作中常见仅置换心脏起搏器（脉冲发生器），注意多编、漏编码。

（2）37.94 包括埋藏式心率转复除颤器（ICD）的全系统的置入和置换，其中：其仅导线的置入分类于 37.95，仅脉冲发生器的置入分类于 37.96；37.97 和 37.98 意为导线或脉冲发生器的置换。

（3）心脏再同步化治疗（CRT）通常指的是三腔起搏器（双心室起搏）植入术，包括00.50 CRT-P（心脏再同步化治疗不伴有自动除颤功能）和00.51 CRT-D（心脏再同步化治疗伴有自动除颤功能），因其包含全系统置入，无需另编码导线置入相关编码。

（4）心脏起搏器除颤导线的编码：当 CRT-D 或 ICD 导线原因导致起搏器功能障碍，或其他类型起搏器升级为 CRT-D 或 ICD 时，需编码至：37.97 仅自动心脏复律器或除颤器导线的置换，或37.95 仅自动心脏复律器或除颤器导线的置入术。

（5）心脏起搏器左心室导线的编码：当升级 CRT 起搏器，导线经冠状静脉窦置入至心脏靶静脉，编码至00.52 置入或置换经静脉进入左心室冠状静脉系统的导线；00.5201 细目是置入，00.5202 细目是置换；CRT-P 装置置入伴去除任何已存在的 CRT-P 或其他起搏器装置应分类于00.53 仅置入或置换心脏再同步起搏器脉冲发生器；CRT-D 装置置入伴去除任何已存在的 CRT-D、CRT-P、起搏器或除颤器装置，应分类于00.54 仅置入或置换心脏再同步除颤器脉冲发生器装置。

（6）暂时性经静脉心脏起搏器系统的置入编码于37.78，手术中或术后即刻使用心脏起搏器于39.64

（7）37.89 包括起搏器装置的校正或去除，心脏再同步起搏器装置去除不伴置换〔CRT-P〕和起搏器装置修复术。

二、案例分析

（一）检查

1. 植入式循环心电记录仪

1）概况

植入式循环心电记录仪（implantable loop records，ILRs）主要用于发作不频繁、原因不明且疑心律失常所致的晕厥患者，埋植于患者皮下，可自行启动、监测和记录心律失常。

2）编码解析

查主导词："插入"—循环记录器 37.79；核查卷前类目表37.79 心脏装置的囊袋修复术或再定位术，包括置入循环记录器，不包括去除循环记录器分类于86.05 皮肤和皮下组织切开术伴异物或装置去除。

3）案例分析

【案例摘要】患者，女，54 岁，因"半年内反复发作性意识丧失 4 次"入院，完善冠脉造影未见明显狭窄，动态心电图未见明显异常，有创电生理检查提示房室结功能不良（文氏点、房室结不应期提高，ATP 后房室传导阻滞超过 10 秒），患者院外反复发作性晕厥，目前检查结果均不能解释晕厥具体原因，考虑心源性晕厥可能性大。与家属沟通病情后植入循环心电记录仪。

【手术操作记录】患者平卧，于左锁骨中线内侧 2 cm，三、四肋间作 1 cm 切口，分离皮下组织，利用 ICM 注射植入工具，植入心电记录仪，测参数良好，缝合皮肤。

【主要疾病诊断及编码】

主要诊断：R55. x00x002 心源性晕厥

【手术（操作）名称】

主要手术操作：循环记录器植入

【手术（操作）分类编码及名称】

主要手术操作：37. 7900x004 循环记录器植入术（心电记录系统植入术）

2. 心腔内电生理检查

1）概况

心腔内电生理检查是通过穿刺的方式，将几根多电极导管经静脉和（或）动脉置入心腔内的不同部位（包括右心房、右心室、希氏束、冠状静脉窦），并同步记录各部位电活动。心腔内电生理检查主要有诊断、治疗和判断预后三个主要目的。常见的心电生理适应证包括窦房结功能测定、房室与室内阻滞、心动过速和不明原因晕厥等。

2）编码解析

查主导词："EPS（电生理测定）"—导管侵入性电生理测定 37.26；核对类目卷 37.26 侵入性电生理测定导管术，注意不包括：作为手术期间监测的一部分——省略编码。心脏电生理检查有助于确定缓慢性心律失常的症状性心动过缓的病因及判断房室传导异常的部位；针对快速性心律失常的诊断与治疗，主要是可以明确宽、窄 QRS 波心动过速的发生机制，诱发临床记录的宽、窄 QRS 波心动过速，并进行标测和导管消融治疗。常见的心律失常手术治疗伴有心腔内电生理检查，可保留编码。

3）案例分析

【病例摘要】患者，男，50 岁，因"心悸 3 天"入院。外院心电图提示：室上性心动过速，右位心；心电生理检查提示：阵发性心房扑动。患者一般情况可，安排出院。

【手术操作记录】患者仰卧位，以利多卡因作局部浸润麻醉，穿刺左锁骨下静脉放置冠状窦电极，穿刺右侧股静脉放置右心室标测导管，基础心律为：窦性心律，心房 BURST 刺激诱发房扑，可自行停止，遂结束手术。

【主要疾病诊断及编码】

主要诊断：I48. x04 阵发性心房扑动

【手术（操作）名称】

主要手术操作：心腔电生理检查

【手术（操作）分类编码及名称】

主要手术操作：37.2600 侵入性电生理测定导管术

【分析点评】 心腔内电生理检查是通过导管侵入性的手术操作，其常用的穿刺方法是股静脉穿刺，应分类至37.26 侵入性电生理测定导管术；手术操作分类及代码临床版 3.0 中 89.5901 心电生理检查归类于其他非手术性心脏和血管测量，编码员在分类时应注意两者的区别，通过阅读手术记录，明确心电生理检查术式，分类到正确的编码。

（二）治疗

1. 心脏电复律

1）概况

电除颤和电复律是指在严重快速型心律失常时，将一定强度的电流通过心脏，使全部或大部分心肌在瞬间除极，然后心脏自律性最高的起搏点重新主导心脏节律（通常是窦房结）的治疗过程。根据电复律时是否识别 R 波，分为同步电复律与非同步电除颤。

2）编码解析

查主导词：心复律术（外部）99.62—心房 99.61；核对卷前类目卷：99.6 心律复律术。99.60 心肺复苏 NOS 仅在心肺复苏方式不明时可用作操作编码，一般情况不用做分类编码；根据心律复律的部位分类在 99.61 心房复律术和 99.62 心脏其他电抗休克，包括心室内除颤 99.6202（电除颤 99.6200x001）和心律电复律 99.6201。

3）案例分析

【病例摘要】 患者，男，63 岁，因"反复心悸 1$^+$ 年，射频消融术后 2 月余"入院。当日门诊复查，行心电图提示：房性心律，心房扑动；入院行 100J 能量心脏电复律术，电复律后心电图示：窦性心律，心率 72 次/分。

【主要疾病诊断及编码】

主要诊断：I48.x03 心房扑动

【手术（操作）名称】

主要手术操作：心电复律

【手术（操作）分类编码及名称】

主要手术操作：99.6100 心房复律术

2. 心脏起搏治疗

1）概况

心脏起搏器是一种植入于体内的电子治疗仪器，通过发放一定形式的电脉冲刺激心脏，使之激动和收缩，即模拟正常心脏的冲动形成和传导，是不可逆的心脏起搏传导功能障碍的安全有效的治疗方法，尤其是治疗慢性重症心律失常。

人工心脏起搏器系统包括两部分：脉冲发生器（通常叫作起搏器）和电极导线。起搏器产生和输出电脉冲，电极导线将起搏器的电脉冲传递到心脏，并将心脏的腔内心电图传输至起搏器的感知线路。目前无导线起搏器（micra）新技术已用于实际临床使用。该起搏器无需植入心内膜导线，也无需在胸前皮下制作囊袋放置脉冲发生器，很大程度减少创伤、感染及导线断裂的风险。

1985 年，北美心脏起搏与点生理学会（NASPE）和英国心脏起搏与点生理学组（BPEG）专家委员会共同编制了起搏器代码，即 NBG 编码；2002 年进行修订。起搏器制造厂家用 S 代表单心腔（心房或心室）。具体的 NBG 编码见表 5 - 1：

表 5 - 1　起搏器代码

I 起搏心腔	II 感知心腔	III 感知后的反应	IV 程控功能/频率应答	V 抗快速型心律失常功能
V = 心室	V = 心室	T = 触发	P = 程控频率及（或）输出	P = 抗心动过速起搏
A = 心房	A = 心房	I = 抑制	M = 多项参数程控	S = 点击
D = 双腔	D = 双腔	D = T + I	C = 通讯	D = P + S
O = 无	O = 无	D = 无	R = 频率应答	O = 无
		O = 无		

明确起搏器代码的含义对编码工作具有十分重要的意义，例：VVI 起搏器代表该起搏器起搏的是心室，感知的是自身心室信号，自身心室信号被感知后抑制起搏器发放一次脉冲 DDD 起搏器起搏的是心房及心室，感知的是自身心房及心室信号，自身心房及心室信号被感知后抑制或触发起搏器在不应期内发放一次脉冲。AAIR 起搏器起搏的是心房，感知的是自身心房信号，自身心房信号被感知后抑制起搏器发放一次脉冲，并且起搏频率可根据病人的需要进行调整，即频率适应性起搏功能（第四位 R 表示）。

节律反应（Rate Responsive）频率适应式起搏器是一种生理性起搏器，起搏器通过代谢感受器，根据患者生理需要而自动调节起搏频率，使患者进一步改善生活质量和活动耐量，现已成为众多起搏器必不可少的基本功能。

根据电极导线植入的部位分为：

（1）单腔起搏器：VVI 起搏器（电极导线植入右室心尖部或间隔部）和 AAI 起搏器（电极导线植入心房右心耳）较为常见，根据心室率或心房率的需要进行心室或心房适时起搏；

（2）双腔起搏器：两根电极导线通常植入心房右心耳和右室心尖部或间隔部，进行房室顺序起搏；

（3）多腔起搏器：近年来开始使用的人工心脏起搏器，分为三腔（双房＋右室三腔

起搏器和右房 + 双室三腔心脏起搏器）和四腔起搏器（双房 + 双室），起搏器电极导线除常规植入右房和右室外，还需通过心脏静脉植入电极导线分别起搏左房和（或）左室。

2）编码解析

查主导词：插入-起搏器

　　　　--心的（装置）（初始的）（永久性）（置换）　37.80

　　　　--单室装置（初始的）　37.81

　　　　--节律反应　37.82

　　　　--置换　37.85

　　　　--节律反应　37.86

　　　　--双室装置（初始的）　37.83

　　　　--置换　37.87

　　　　--心脏手术中和心脏手术即时后　39.64

　　　　--暂时性经静脉起搏器系统　37.78

　　　　--心脏手术中和心脏手术即时后　39.64

核对卷前类目卷 37.8 起搏器装置的置入、置换、去除和修复术，另编码：任何导线置入、导线置换、导线去除和（或）导线修复术（37.70 ~ 37.77）可以看出，心脏起搏治疗的 ICD - 9 - CM - 3 分类因手术目的、装置类型的不同而编码不同。

3）案例分析

案例 1

【病例摘要】患者，男，73 岁，因"心累、气促 3 $^+$ 月，再发加重 10 天，晕厥 1 次"入院。动态心电图提示间歇性二度房室传导阻滞，考虑心动过缓导致晕厥，有起搏器置入指征。局麻下行左侧锁骨下永久起搏器（VVIR）置入及心内电生理检查术，手术过程顺利。

【手术记录】患者仰卧位，经导丝置入 9F 可撕裂静脉鞘，经鞘内放入心室螺旋起搏点击导管。心室起搏导管内导入预成型导丝，旋转导管，跨三尖瓣进入右心室，在导丝辅助下调整电极导管顶端到位于右心室中间间隔部，将脉冲发生器埋藏于胸部皮下组织囊袋中，将心室电极与脉冲发生器连接固定，起搏器功能良好。

【主要疾病诊断及编码】

主要诊断：I44.100 Ⅱ度房室传导阻滞

【手术（操作）名称】

主要手术操作：永久性单腔起搏器置入

【手术（操作）分类编码及名称】

主要手术操作：37.8201 频率应答单腔永久起搏器植入术

其他手术操作：37.7100 首次经静脉入心室置入导线［电极］

案例 2

【病例摘要】患者，男，64 岁，因"头晕、乏力 2 周"入院。半月前，患者开始出现头晕、乏力，休息后缓解，稍微活动后明显加重，伴胸闷、活动耐量下降，不伴有夜间阵发性呼吸困难。动态心电图示：窦性心律，窦性心动过缓，平均心率 64 次/分，最慢心率 29 次/分（为交界性逸搏心律）。窦性停搏伴全心停搏，大于 2 秒的 RR 间期共 35 次，最长 RR 间期 3.002 秒，房早 560 次，房速 1 阵，室早 4 次，部分伴非特异性室内传导阻滞，交界性逸搏伴窦性夺获，且患者体形消瘦、皮下脂肪少，行无导线起搏器（MICRAAV MCIAVR VDD/VVIR）植入术。

【手术记录】经右侧股静脉穿刺途径，沿 260 cm 加硬件导丝成功置入 23F 传送鞘至下腔静脉，沿传送鞘送入 MICRA 递送系统，远端跨三尖瓣后定位于右室中位间隔部，RAO 及 LAO 透视造影确认后，解锁拴绳，操作递送系统远端呈"鹅颈"弯状张力状态时释放 MICRA，连续采集影像并行牵拉试验确认 4 个固定翼均固定于肌小梁，剪断并释放拴绳，撤除递送系统传送鞘，缝合穿刺点皮下组织及皮肤。

【主要疾病诊断及编码】
主要诊断：I49.500 病态窦房结综合征
【手术（操作）名称】
主要手术操作：永久性单腔起搏器置入
【手术（操作）分类编码及名称】
主要手术操作：37.8201 频率应答单腔永久起搏器植入术

案例 3

【病例摘要】患者，女，79 岁，因"起搏器植入术后 17 [+] 年，发现起搏器电池电量耗竭 10 [+] 天"入院。患者有更换起搏器指征，选择更换无导线起搏器，局麻下安置无导线起搏器（MICRAMMC1VR01），两日后局麻下行去除原有起搏器。术后患者未述不适，伤口无渗血渗液。

【手术记录】

经右侧股静脉穿刺途径，沿 260 cm 加硬件导丝成功置入传送鞘至右房中部，沿传送鞘送入 MICRA 递送系统，远端跨三尖瓣后定位于右室中位间隔部，撤除递送系统传送鞘，缝合穿刺点皮下组织及皮肤。

患者平卧位，选择原右侧锁骨下方原起搏器手术瘢痕下方 1.0 cm 处，作平行于锁骨切口，长度 5 cm，逐层切开皮肤、皮下，充分止血。切开原皮囊，取出原起搏器并拆卸原起搏电极导管，将心房、心室电极包埋固定于局部皮下，缝合皮下及皮肤组织。

【主要疾病诊断及编码】

主要诊断：Z45.002 更换心脏起搏器

【手术（操作）名称】

主要手术操作：人工心脏无导线起搏器置入

【手术（操作）分类编码及名称】

主要手术操作：37.8201 频率应答单腔永久起搏器植入术

其他手术操作：37.8901 起搏器装置去除术

【分析点评】

（1）首次行永久性单腔永久起搏器置入注意另编码：37.71 首次经静脉入心室置入导线［电极］。心脏起搏器应用于临床已经60多年，是患慢性心律失常有效的治疗手段。传统心脏起搏器由导线和脉冲发生器组成，需要经静脉植入导线并制作皮下囊袋，因此导线及囊袋相关的并发症也一直困扰临床医师。无导线起搏器是集脉冲发生器与电极导线于一体的新型起搏器，无需静脉植入心内膜导线，而是以微缩胶囊的形式植入患者的心腔内，因此也无需皮下切口和囊袋。目前临床应用的是某公司的 Micra VR 无导线起搏器术中通过穿刺股静脉，经专门的递送系统将无导线起搏器送入心腔内，并于右心室释放，待确定装置头端的2个以上固定翼稳定固定于心室肌后，断开拴绳并撤出递送系统。手术操作分类与代码国家临床版暂无相应扩展码表示，因此暂将无导线起搏器手术编码归类于频率应答单腔起搏器的分类，同时注意无需另编码导线的置入。

（2）案例3 更换心脏起搏器不是常规的起搏器或ICD的置换或升级，不能用起搏器置换编码表示。该患者先置入无导线单腔起搏器，2日后再行原双腔起搏器去除，需单独分类起搏器的"置入"和"取出"。"去除双腔起搏器"分类于 37.8901 起搏器装置去除术，查主导词"去除"—心脏起搏器（装置）（初始的）（永久性）心律再同步除颤器（CRT-P）37.79；核对类目表分类无误，且本次住院目的主要是为置入新的起搏器，所以主要手术操作应选择"人工心脏无导线起搏器置入"。

案例 4

【病例摘要】患者，男，60岁，因"反复一过性意识丧失 9^+ 月，加重 1^+ 天"入院。1天前再发一过性医师丧失，伴黑矇，摔伤致头部疼痛，后坐位时再次出现意识丧失伴抽搐，双目凝视及鼾声，呼之不应。急诊以"心源性晕厥：高度房室传导阻滞、病态窦房结综合征？"收入院。急诊局麻下临时起搏器置入，2天后行永久起搏器（DDDR）。

【手术记录】

患者仰卧位，常规消毒铺巾，经右股静脉途径，置入6F动脉鞘，植入临时起搏电极至右心室心尖部，导管位置固定。

左锁骨下静脉穿刺，经鞘内分别置入心房、心室螺旋起搏电极导管，心房电极定位于右心房心室电极定位于右室流出道间隔部连接心脏起搏器，起搏器工作正常，起搏器埋藏于胸大肌前皮下组织，逐层缝合皮肤及皮下组织。透视下拔出临时起搏器电极，穿刺点纱布覆盖。

【主要疾病诊断及编码】

主要诊断：I44.200Ⅲ度房室传导阻滞

【手术（操作）名称】

主要手术操作：双腔永久起搏器置入术（DDDR）

【手术（操作）分类编码及名称】

主要手术操作：37.8301 双腔永久起搏器置入术

其他手术操作：37.7200 首次经静脉入心房和心室置入导线［电极］

37.7800 暂时性经静脉起搏器系统的置入

案例 5

【病例摘要】患者，男，56岁，因"心累、气促10天"外院转入我院。患者自述感冒后出现心累、气促，行走300米出现症状加重，伴有咳嗽、咳痰，胸闷、呼吸困难，夜间阵发性呼吸困难，伴咳粉红色泡沫痰。入院心脏彩超提示：主动脉瓣重度狭窄伴重度关闭不全，二尖瓣重度关闭不全，左房增大，左室肥厚，左室收缩功能降低。考虑风湿性主动脉瓣疾病伴有急性心力衰竭，在 ECMO 支持下行经导管主动脉瓣置换术。

【手术记录】患者卧位，穿刺右侧颈内静脉，植入血管鞘及中心静脉置管，穿刺左侧桡动脉，置入动脉鞘，穿刺左侧股动脉静脉，置入血管鞘，于左侧股动脉预埋血管缝合器系统，置入体外膜肺氧合导管，并连接体外膜肺氧合系统。放置临时起搏器电极球囊于右心室尖部，调整临时起搏器心律，行支架瓣膜内球囊扩张，扩张后停止起搏，再次主动脉根部造影，瓣周漏消失，心脏彩超提示心包腔内无明显积液，主动脉弓正常，无明显返流。心电图示：窦性心律，心室率96次/分。

【主要疾病诊断及编码】

主要诊断：I08.003 二尖瓣关闭不全伴主动脉瓣狭窄关闭不全

【手术（操作）名称】

主要手术操作：经导管主动脉瓣置入术

【手术（操作）分类编码及名称】

主要手术操作：35.0502 经导管主动脉瓣置换术

其他手术操作：39.6400 手术中心脏起搏器

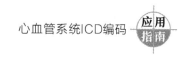

39.6500 体外膜氧合［ECMO］

案例 6

【病例摘要】患者，男，73岁，因"晕厥1次"入院。患者1周前散步时出现头晕，后意识丧失，持续数秒钟，不伴抽搐、胸闷、心悸等不适。8年前因Ⅲ度房室传导阻滞行DDD永久起搏器植入术。此次住院期间起搏器程控，电池预估寿命2~4个月，患者及家属要求更换。局麻下行起搏器更换术。

【手术记录】患者仰卧位，选择左侧锁骨下方原起搏器手术瘢痕下方1.0 cm处，于平行于锁骨切口长度4 cm处切开原皮囊，去除原起搏器并拆卸原起搏电极导管，做原心房、心室电极导管测试，心房电极起搏阈值0.6 V，心肌阻抗970 Ω，P波振幅3.4 mV，心室电极起搏阈值1.1 V，心肌阻抗1 155 Ω，R波振幅11.5 mV，将心室电极连接于新起搏器心室接口，心房电极导管连接于新起搏器心房接口，包埋起搏器于原囊袋中，缝合皮下及皮肤组织。

【主要疾病诊断及编码】

主要诊断：Z45.005 更换心脏起搏器脉冲发生器

【手术（操作）名称】

主要手术操作：起搏器置换术

【手术（操作）分类编码及名称】

主要手术操作：37.8701 双腔永久起搏器置换术

【分析点评】永久性起搏器的置入与置换包含：脉冲发生器（起搏器）和电极导线的置入和置换，因此在手术分类时，应仔细阅读手术记录，明确起搏器置换的类型和装置的具体结构，准确编码。

3. 植入型心律转复除颤器（ICD）治疗

1）概况

心脏性猝死（SCD）是指由于各种心脏原因引起的突然发生、进展迅速的自然死亡，死亡发生在症状出现后1小时内。多项大型临床试验证据证实植入型心律转复除颤器（ICD）是目前预防SCD最有效的治疗措施。ICD具有支持性起搏和抗心动过速起搏、低能量心脏转复和高能除颤等作用。用于临床的ICD主要分为两大类：经静脉植入型心律转复除颤器（transvenous ICD，TV-ICD）和全皮下植入型心律转复除颤器（subcatenous ICD，S-ICD）。TV-ICD的除颤导线须通过静脉系统置入右心室，S-ICD的导线与脉冲发生器均埋于皮下。

2）编码解析

查主导词：植入-复律器/除颤器（自动的）37.94 --仅导联（电极片）（感知）（起搏）37.95 --仅脉搏发生器37.96 --全系统37.94；核对卷前类目卷37，94包括自动心脏复律器或除颤器的置入或置换。注意另编码：体外循环（39.61），任何伴随的操作［例，冠状动脉旁路移植］（36.00~36.99）或置入可充电的全系统心脏收缩力调节装置（17.51）］。目前置入的 ICD 分为单腔、双腔、三腔及 S‑ICD，根据不同的类型选择不同的细目和扩展码。

3）案例分析

案例 1

【病例摘要】患者，男，52 岁，因"活动后胸闷 5 年，再发头晕 7 天，意识丧失 30 分钟"急诊入院。心电图示心室颤动，随即 200J 电除颤 3 次，转复成窦性心律。7 天前 Holter 示：室性早搏、阵发性室性心动过速、完全性左束支传导阻滞，异常 Q 波。行自动心脏复律除颤器植入术及心内电生理检查术。

【手术记录】患者仰卧位，选择左侧锁骨下方 1 cm，逐层切开皮肤、皮下，钝性分离皮下组织，做大小皮囊，导入引导钢丝经鞘内，放入心室起搏除颤电极导管。旋转导管，跨三尖瓣进入右心室，在导丝辅助下导管顶端到位于右室低位靠间隔部，做心腔内点图见 ST 段显著抬高。心房电极导管位于右心房，缝扎固定导管于胸大肌前筋膜，导管连接起搏器，确保固定良好，包埋起搏器于皮囊，缝合皮下组织及皮肤。

【主要疾病诊断及编码】
主要诊断：短阵性室性心动过速
【手术（操作）名称】
主要手术操作：植入型心脏转复除颤器置入
【手术（操作）分类编码及名称】
主要手术操作：37.9400x002 双腔植入型心律转复除颤器植入术
其他手术操作：99.6200x001 电除颤

【分析点评】ICD 系统由两部分组成：脉冲发生器和电极导线。心脏起搏器除颤导线不仅同时具有感知起搏功能，同时具有除颤功能，首次置入 ICD，37.94 意为全系统置入，无需另编码导线；该案例手术记录提示：患者心房、心室各植入一条电极，应分类至扩展码：37.9400x002 双腔植入型心律转复除颤器置入术。注意：手术操作分类代码国家临床版 3.0 已在 37.9400 细目下扩展单腔和双腔的代码，单腔 ICD 仅在心房或心室植入一条电极，多在右心尖，分类于 37.9400x001。

案例 2

【病例摘要】患者，女，26 岁，因"确诊长 QT 综合征，一过性意识丧失 2 小时"急诊入院，全麻下行"全皮下植入式心律转复除颤器（S—ICD，兼容 MRI）术"。

【手术记录】取左腋中线平第 5‑6 肋为预定点，切开 5 厘米切口，逐层分离至皮下，成功分离囊袋至背阔肌与前锯肌之间。随后于剑突左上缘 1 厘米处横向切开 2 厘米切口，逐层分离至深筋膜层，预埋两根缝合线，用导引针于切口间建立横向隧道并留置可撕开鞘，引导除颤电极于皮下，固定除颤电极。测量电极另一端远端位置，并在电极远端以远（胸骨上窝）切一长约1厘米纵行切口，分离至筋膜层，沿深筋膜层再次用导引针于切口间建立纵向隧道，并沿该隧道置入电极另一端并固定。连接脉冲发生器，置入囊袋并固定，排出空气，术后除颤测试，诱颤过程中患者自行转复。

【主要疾病诊断及编码】

主要诊断：I45.803 长 QT 综合征

【手术（操作）名称】

主要手术操作：皮下置入心律转复除颤器术

【手术（操作）分类编码及名称】

主要手术操作：37.9401 心脏除颤器植入术

【分析点评】查主导词：插入-复律器/除颤器（自动的）--全系统 37.94。自动心脏复律除颤器目前可经静脉和全皮下置入，手术操作分类不因手术方式而发生改变，建议手术操作分类和代码国家临床版进一步拓展码更新，表明手术方式的不同。

4. 心脏再同步化治疗

1）概况

心脏再同步化治疗（cardiac resynchronization therapy，CRT）又称双心室起搏，是在传统起搏基础上增加左心室起搏、双心室起搏的治疗方式，成为心衰治疗中不可或缺的技术和手段。其包括心脏再同步治疗起搏器（CRT-P）和心脏再同步治疗除颤器（CRT-D）。CRT-P 是单纯三腔起搏器，CRT-D 同时具有心脏再同步起搏功能及除颤功能，两者导线电极常固定于左心室冠状静脉窦、右心耳及右心室心尖处，偶有左心室导线固定于室间隔希氏束区域。

2）编码解析

查主导词：插入

-CRT-D（心律再同步化除颤器）（双心室除颤器）（BiVICD）（BiV 起搏除颤顺）（BiV 起搏除颤器）（心脏再同步除颤器）（装置和一个或多个导联）00.51

--仅脉搏发生器 00.54

--仅左心室冠状静脉导联 00.52

-CRT-P（心律再同步化起搏器）（双心室起搏器）（BiV 起搏器）（心脏再同步起搏器）（装置和一个或多个导联）00.50

--仅脉搏发生器 00.53

--仅左心室冠状静脉导联 00.52

核对卷前类目卷 00.50～00.51 是 CRT 全系统置入和置换，其中 00.50 CRT-P 置入包括：置入心脏再同步（双心室）脉搏发生器起搏装置，囊袋形成，经静脉导线包括将导线放入左心室冠状静脉系统和评估导线信号的手术期间的操作；00.51 CRT-D 置入包括：心脏再同步（双心室）脉冲发生器伴除颤［AICD］置入，囊袋形成，经静脉导线，包括置换进入左心室冠状静脉系统，手术时用于导线信息评估和获得除颤器阈值测量的装置。系统均伴有 CRT 发生器和一个或多个导线，注意：操作时的装置测试一省略编码。00.52～00.54 主要是指置换单一脉冲发生器或导线。心脏再同步化治疗编目因手术目的、装置类型和装置结构不同而编码不同。

3）案例分析

案例 1 ....

【病例摘要】患者男，63 岁，因"劳力性气促 1⁺年"入院。9 月前因"主动脉瓣重度反流"行"临时起搏器植入术 + 冠脉造影 + 经导管主动脉瓣植入术"。近期患者仍有劳力性气促，自觉爬楼梯后出现心累、气促，伴间断双下肢凹陷性水肿。患者入院确诊"阵发性心房颤动"，反复心悸，房颤发作时症状明显。行左锁骨下 CRT-P 置入及心内电生理检查术。

【手术记录】穿刺左侧锁骨下静脉，用冠状静脉窦电极进入冠状静脉窦口并沿冠状静脉窦电极输送至冠状静脉中段；行冠状静脉逆行造影，显示左室静脉走行，经鞘内分别放入心房及心室起搏电极导管，辅助下导管顶端到位于右室心尖部，心房电极导管到位三尖瓣上沿后回撤导丝，使导管钩入右心房间隔，移动导管使之固位良好。缝扎固定导管于胸大肌前筋膜，心房、左室、右室电极导管连接起搏器，包埋起搏器于皮囊，测试起搏电极参数满意。

【主要疾病诊断及编码】

主要诊断：I97.101 瓣膜置换术后心脏功能衰竭

【手术（操作）名称】

主要手术操作：双心室同步治疗（CRT-P）置入

【手术（操作）分类编码及名称】

主要手术操作：00.5000x001 双心室永久起搏器置入术

案例 2 ....

【病例摘要】患者，女，78 岁，因"起搏术后 6⁺年，发现电池耗竭 1⁺月"入院，入院前 6⁺年。患者因"乏力、气促"于笔者所在医院住院期间考虑诊断"急性左心衰竭、扩张型心肌病"。行 CRT-P 植入术，术后患者自觉症状明显好转。我院门诊长期随访，为更换起搏器入院治疗。局麻下行左侧锁骨下永久起搏器置换术，术后心电图提示起搏心律。

【手术记录】患者仰卧位，选择左侧锁骨下方原起搏器手术瘢痕下方 2.0 cm 处，作平行于锁骨切口，长度 5 cm。切开原皮囊，扩展皮囊，去除原起搏器，并拆卸原起搏器电极导管。测试起搏导线：左心室阈输出 0.9 V/0.4 ms，右心室阈输出 1.5 V/0.4 ms，左心室内电位 8.7 mV，右心室内电位 7.6 mV，左心室电极阻抗 960 Ω，右室电极阻抗 353 Ω，心房阈输出 0.4 V/0.4 ms，心房内电位 2.4 mV，心房电极阻抗 460 Ω。将心房、左室、右室电极分别连接新起搏器至心房、左室、右室接口，包埋新起搏器于皮囊，缝合皮下组织及皮肤。

【主要疾病诊断及编码】

主要诊断：Z45.005 更换心脏起搏器脉冲发生器

【手术（操作）名称】

主要手术操作：（CRT-P）永久起搏器置换术

【手术（操作）分类编码及名称】

主要手术操作：00.5302 心脏再同步起搏器脉冲发生器置换术

案例 3

【病例摘要】 患者，男，58 岁，因"反复心悸 7⁺ 年，心累、气促加重半月"入院。5 年前行双腔永久起搏器（DDDR）植入术，因电池耗竭行起搏器升级手术治疗。

【手术记录】 患者仰卧位，在 X 线透视下送左室传递起搏器系统至冠状静脉斗内，造影剂显影示靶血管，在导丝引导下送左室导线至左后侧支，取出原有起搏器，把 CRT-P 与左房、右室原导线和左室导线连接送入囊袋固定。

【主要疾病诊断及编码】

主要诊断：Z45.002 更换心脏起搏器

【手术（操作）名称】

主要手术操作：CRT 升级术

【手术（操作）分类编码及名称】

主要手术操作：00.5301 心脏再同步起搏器脉冲发生器植入术

其他手术操作：00.5201 左心室冠状静脉导线［电极］植入术

【分析点评】 00.50 和 00.51 均表示心脏再同步化治疗全系统的置入，无需单独编码导线的置入；起搏器的升级分类为起搏器的置换，注意区分置换的装置结构是脉冲发生器还是电极导线，同时注意置换和新置入的部分分类是不一致的。仅根据病案首页医师填写的手术名称易导致分类错误，正确分类起搏器植入手术编码，需理解心脏起搏器结构和心脏解剖结构，理解各类型起搏器主要用途。实际工作中，编码员应注意病程记录、手术记录、介入检查报告及一次性耗材使用登记表和粘贴的标签等细节，提取起搏器类型及导线的使用情况。

5. 心脏导管射频消融术

1）概况

导管射频消融（radiofrequency catheter ablation，RFCA）是通过导管头端电极释放射频电流，在导管头端与局部心肌心内膜间转化为热能，使特定的局部心肌组织变性、坏死，以达到改变该部位心肌自律性和传导性，从而达到治疗心律失常的目的。

肺静脉的心肌组织与心脏传导系统在胚胎的发育时期具有共同性。成人的肺静脉仍有相当数量的心肌组织存在。研究证实，近80%~90%房颤患者的左心房肌肉组织可深入肺静脉形成肌袖，从而成为肺静脉产生异位兴奋病传导冲动的解剖和电生理基础。经皮环肺静脉电隔离术是目前广泛应用的通过消除肺静脉异位兴奋灶来治疗心房颤动的消融术式，临床研究的结果显示，在肺静脉电隔离后，绝大多数肺静脉自行发放电活动的能力随即消失。

心房颤动（atrial fibrillation，AF）患者最大的风险在于易导致栓塞事件。经导管左心耳封堵术（transcatheter left atrial appendage occlusion，LAAO）是一种在心房颤动患者左心耳内置入封堵器，以达到预防AF相关的栓塞性事件的治疗方法。通常导管消融联合经导管左心耳封堵术作为治疗心房颤动并预防脑卒中和体循环栓塞事件的重要策略。

立体定向放射治疗（SBRT）是在三维成像定位病灶的引导下，向靶病灶区域精确进行无创、高剂量辐射的放射治疗，将高能射线聚焦到靶区，以非侵入性地消融靶病灶区组织，并尽量降低对邻近正常组织的放射暴露。目前SBRT主要用于室性心律失常和心房颤动。

2）编码解析

查主导词：破坏-病损（局部的）--心脏---经导管消融，切除37.34-经切开入路37.33--经胸腔镜入路37.37---经血管内入路37.34----左心耳37.36；核对卷前类目卷37.33、37.34、37.37。根据手术入路的不同而分类不同，临床上常用37.34经血管内入路的心脏病损破坏术，包括心脏组织消融（冷冻切除、电流、激光、微波、射频、超声），经周围循环植入的导管。

查主导词：植入-装置--左心耳37.36；核对卷前类目卷37.36。左心耳破坏或切除术（LAA）包括：血管内、胸小切口，经皮、剑突下或胸腔镜入路的左心耳切除术，缝合术，钉合术。不同手术入路的左心耳破坏和切除术均分类于此。

查主导词：疗法-放射92.29--光子92.24；核对卷前类目卷92.24。光子远距离放射疗法包括用电子感应加速器和线性加速器。立体定向放射治疗心律失常的ICD-9-CM-3分类于此符合临床实际。

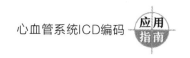

3）案例分析

案例 1

【病例摘要】患者，女，82岁，因"反复胸闷心悸 5⁺月"入院。5月前患者无明显诱因出现心悸，伴胸闷不适，为心前区压迫感持续时间不详，休息后可缓解。完善心电图提示：心房颤动，窦性心律、完全性右束支传导阻滞，最长 RR 间期 2.358 秒，大于 20 秒的 RR 间期共 9 次，房性早搏总数 727 次，其中单发房早 688 次，成对房早 26 对，房速 5 阵，室性早搏 2 次，其中单发室早 2 次。行"经导管心脏射频消融术＋心内电生理检查术"。

【手术记录】患者仰卧位，经左侧股静脉放置右室测标电极放入冠状窦电极，电生理检查提示：左心房瘢痕依赖性颤动在 CATRO3 导航系统指导下行左房内解剖机构建模并采集左房内各处的接触式双极腔内点图信号，行激动顺序测标，相应靶点消融完成。

【主要疾病诊断及编码】

主要诊断：I48. x02 阵发性心房颤动

【手术（操作）名称】

主要手术操作：经导管心脏射频消融术

【手术（操作）分类编码及名称】

主要手术操作：37. 3401 经导管心脏射频消融术

案例 2

【病例摘要】患者，男，76岁，因"活动心悸、发力半年"入院。患者 1⁺年前因房颤于我科行射频消融术，术后感心悸、气促症状好转后出院。半年前再次出现活动后（爬 4 楼）出现心悸、乏力。患者入院后复查动态心电图，提示阵发性心房扑动，未见窦性停搏、RR 间歇 >3 秒，患者仍感心悸不适。行"心内电生理检查＋射频消融术＋左心耳封堵术"。

【手术记录】

患者仰卧位，全麻下行经左侧锁骨下静脉放入冠状窦十级标测导管，电生理检查提示：阵发性房颤在 CATRO3 三维导航系统指导下射频消融术，消融中房颤转为窦性心律。经右侧股静脉穿刺途径穿刺房间隔，交换左心耳封堵器输送鞘通过房间隔，行左心耳造影明确左心耳位置，置入 WACHMAN 左心耳封堵器（24 号），经食道心脏彩超确认左心耳封堵器位置正常，无明显残余分流后释放左心耳封堵器。

【主要疾病诊断及编码】

主要诊断：I48. x02 阵发性心房颤动

【手术（操作）名称】

主要手术操作：经导管心脏射频消融术

【手术（操作）分类编码及名称】

主要手术操作：37.3401 经导管心脏射频消融术

37.9000x001 经皮左心耳封堵术

案例 3

【案例摘要】患者，女，57岁，因"间断气促10余年，再发心悸2天"入院，既往10余年，患者无明显诱因出现气促，持续半小时至1小时，休息后症状可缓解，伴间断心悸。入院心电图示房阵发性心房颤动，完善CTA示：左心耳未见明确充盈缺损影，左侧两支肺静脉，右侧两支肺静脉，入口无狭窄。动态心电图示：完全性右束支阻滞，予比索洛尔片控制心室率，全麻下行房颤射频消融＋经皮环肺静脉电隔离＋电生理检查＋肺静脉造影术。

【手术操作记录】患者仰卧位…穿刺左侧股静脉放置冠状静脉窦电极及右心室电极，电生理检查示：阵发性房颤；经右侧股静脉行房间隔穿刺途径，置换可调弯鞘，放入标测电极进左房，在三维导航系统指导下行左房内解剖结构建模，建模后以冷盐水灌注压力感知消融导管…行双侧肺静脉隔离，后双肺肺静脉呈电学隔离，结束手术。

【主要疾病诊断及编码】

主要诊断：I48.X02 阵发性心房颤动

其他诊断：I45.102 完全性右束支传导阻滞

【手术（操作）名称】

主要手术操作：经导管心脏射频消融术

其他手术操作：经皮环肺静脉电隔离术

肺静脉造影

【手术（操作）分类编码及名称】

主要手术操作：37.3401 经导管心脏射频消融术

其他手术操作：37.3400x001 经皮环肺静脉电隔离术

88.6200x001 肺静脉造影

【分析点评】房颤手术分类时，编码员应充分理解手术内涵，目前导管消融最常用的能量方式是射频及冷冻，核心术式是环肺静脉电隔离。经皮环肺静脉电隔离术在手术操作分类及代码国家临床版3.0中扩码于37.34亚目下，注意不要遗漏编码。

案例 4

【病例摘要】患者，女，75岁，因"心累、气促、心悸9[+]年，再发心悸4月"入院。患者病情进行性加重，出现活动耐力下降，走平路感心累、气促，夜间不能平卧，有阵发性呼吸困难，伴心悸不适。2年前因扩张型心肌病予以CRT-D植入术，术后症状好转。4月前患者无明显诱因再次出现心悸不适，伴乏力，行走时明显。多次外院急诊就诊，予以"电复律"及时对症处理并调整药物，症状好转。20[+]天前，患者心悸症状反复发作，伴乏力、发冷，发作时血压70~80/40~50 mmHg，诊断为：扩张型心肌病、持续性室性心动过速、慢性心力衰竭急性加重、心源性休克。为求进一步诊治，急诊转入我科。

【诊疗经过】入院后完善检查，排除禁忌，在瓦里安 Eclipse 治疗计划系统使用6MVX 射线采用 VMAT 精确放疗技术进行放疗，放疗过程顺利。术后一般情况可，无心累、乏力、心慌、气促等不适，出院。

【主要疾病诊断及编码】

主要诊断：I47.201 阵发性室性心动过速

【手术（操作）名称】

主要手术操作：单次 25Gy 的立体定向放疗（SBRT）

【手术（操作）分类编码及名称】

主要手术操作：92.2400x004 体部立体定向放射治疗［SBRT］

【分析点评】心房颤动的手术操作分类因手术方式不同而分类不同，注意主要手术操作选择的原则。在本次医疗过程中，医疗消耗资源最多的手术或操作，它的医疗风险、难度一般也高于本次医疗事件中的其他手术或操作，通常与主要疾病诊断相关。

三、小结

（1）心律失常的手术包括电除颤和电复律、射频消融（常用经导管射频消融）、起搏器植入及自动复律除颤器置入等治疗方式，其手术编码因手术式、治疗装置类型的不同而分类不同。电除颤和电复律根据操作方式分类于 99.61 或 99.62；射频消融的分类轴心是手术入路：经血管心脏射频消融术分类于 37.34，经胸腔镜心脏射频消融术分类于 37.37，开胸心脏射频消融术分类于 37.33；起搏器的置入因起搏器的治疗目的分为临时性起搏器和永久性起搏器两类，又根据其置入的永久起搏器类型不同而分类不同；置入自动复律除颤器（ICD）分类于 37.94。具体分类总结如图 5-3：

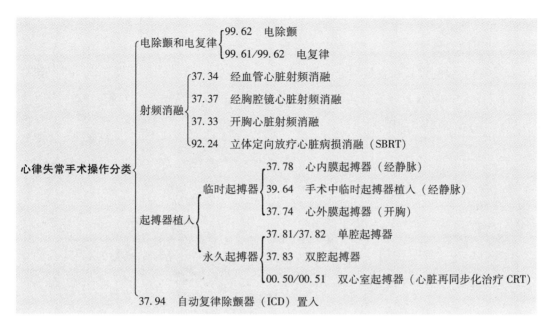

图 5 - 3　心律失常手术操作分类

（2）起搏器的手术分类因手术目的和起搏器装置类型的不同而分类不同：置入起搏器分类于 37.81 ~ 37.83，根据起搏器的治疗目的不同分为单腔起搏器植入（37.81 ~ 37.8）和双腔起搏器植入（37.83），其中单腔起搏器根据其是否提及节律反应，分别分类于 37.81（NOS）和 37.82（有）；相对应的起搏器的置换也与置入的起搏器类型分类轴心一致：置换单腔节律性起搏器分类在 37.86，未提及节律反应的起搏器置换分类于 37.86；去除、修复和调整起搏器装置分类于 37.89。具体分类总结如图 5 - 4：

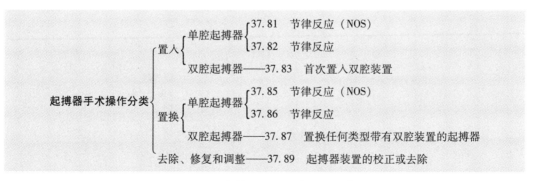

图 5 - 4　起搏器相关手术操作分类

（3）心脏起搏器装置的手术分类除起搏器的编码外，还需注意导线的手术操作编码。根据导线接触的解剖部位分为心内膜导线和心外膜导线，手术操作编码因手术目的的不同而不同。

心内膜导线的置入包括：37.71 首次经静脉入心室置入导线［电极］，37.72 首次经静脉入心房和心室置入导线［电极］和 37.73 首次经静脉入心房置入导线［电极］；

心内膜导线的置换分类于37.76 经静脉心房和（或）心室导线［电极］的置换；心内膜导线的去除分类于37.77 去除导线［电极］，不伴置换。

心外膜导线的置入和置换均分类于37.74；心外膜导线的修复分类于37.75，包括电极［去除伴再置入］的修补术；去除心外膜导线和心内膜导线的分类一致，编码于37.77。具体分类总结如图5－5：

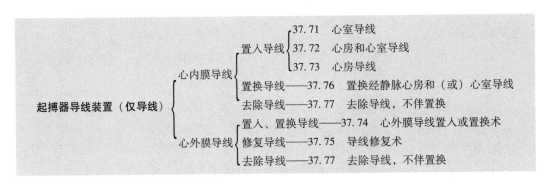

图5－5 起搏器装置导线相关手术操作分类

（4）心脏再同步化治疗（CRT）的手术操作编码因其装置的类型、结构和手术目的的不同而分类不同。CRT 分为 CRT-P 和 CRT-D，置入、置换全系统分别分类于00.50 和00.51；仅置入、置换起搏器装置分别分类于00.53 和00.54；去除起搏器装置分别分类于37.89 和37.79；其导线的置入、置换和去除的分类一致，分别分类于00.52（置入／置换）和37.77（去除）。具体分类总结如图5－6：

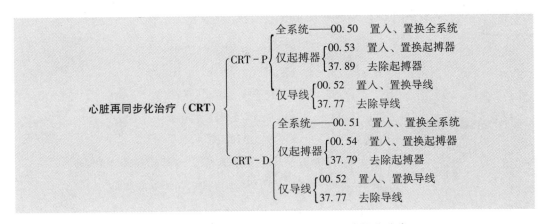

图5－6 心脏再同步化治疗（CRT）手术操作分类

（5）心律转复除颤器（ICD）的手术操作分类因手术目的和装置结构的不同而编码不同。全系统的 ICD 置入和置换均分类于37.94；仅起搏器的置入分类于37.96，置换起搏器分类于37.98，去除起搏器分类于37.79；仅导线的置入分类于37.95，置换导线分类于37.97，去除导线分类于37.77。具体分类总结如果5－7：

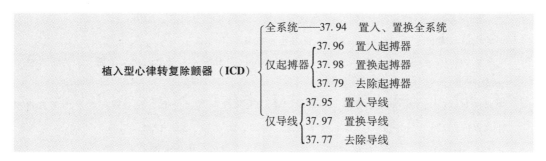

图5-7 植入型心律转复除颤器手术操作分类

第四节 应用场景

2019年，国家卫生健康委员会颁布的心血管心律失常相关临床路径规定了病态窦房结综合征、持续性室性心动过速、房性心动过速及心房颤动介入治疗四种疾病及其治疗方式。病态窦房结综合征的适用对象是：第一诊断为病态窦房结综合征（ICD-10：I49.5），行永久心脏起搏器置入术（ICD-9-CM-3：37.81/37.82/37.83）；持续性室性心动过速的适用对象包括：第一诊断为持续性室性心动过速（ICD-10：I47.203），行经导管消融或植入型心律转复除颤器治疗[ICD-9-CM-3：37.26+（37.34/37.94）]；房性心动过速的适用对象是：第一诊断为房性心动过速（ICD-10：I47.101），经导管心内电生理检查及消融治疗（ICD-9-CM-3：37.34/37.26）；心房颤动介入治疗的适用对象包括：第一诊断为心房颤动（ICD-10：I48），行经导管心内电生理检查及导管消融治疗（ICD-9-CM-3：37.34/37.26）。

临床路径的统计口径与实际手术操作编目规则有冲突，37.26侵入性电生理测定导管术的细目解释明确说明，当其作为手术期间监测的一部分，应省略编码。在国家监测指标说明没有修改之前，建议编码员按照分类规则编码。

医院等级评审指标涉及51个单病种（术中）质量控制指标，其中包含：房颤（主要诊断ICD-10编码），I48的出院患者；涉及115种低分险病种中包含：I47阵发性心动过速。两类快速型心律失常均纳入医院等级评审指标，要求临床医师按照临床指南规范治疗的同时注意医疗质量的管理。同时，编码员在分类工作中应积累临床知识，注意对主要诊断编码的正确填报与编目。

（杨佳雯）

参考文献

[1] 葛均波，徐永健，王辰，内科学［M］．第九版．北京：人民卫生出版社，2018.

［2］万学红，卢雪峰，诊断学［M］．第九版．北京：人民卫生出版社，2018.

［3］刘爱民．病案信息学［M］，北京：人民卫生出版社，2014.

［4］刘爱民．DRGs疾病与手术操作编码和报告指南［M］，山西：山西出版传媒集团．山西科学技术出版社，2020.

［5］中国医师协会心律学专业委员会，中国医学会心电生理和起搏分会．无导线起搏器临床应用中国共识（2022）［J］．中华心律失常学杂志，2022，26（3），263－271.

［6］张澍．精彩2021：心律失常领域10大研究回顾［J］中华心律失常学杂志，2022，26（1）：1－4.

［7］中国医学会心电生理和起搏分会，中国医师协会心律学专业委员会．室性心律失常中国专家共识基层版［J］．实用心电学杂志，2022，31（2）：77－98.

［8］中国医学会心电生理和起搏分会，中国医师协会心律学专业委员会．植入型心律转复除颤器临床应用中国专家共识（2021）［J］．中华心律失常学杂志，2021，25（4）：280－299.

［9］中国医学会心电生理和起搏分会，中国医师协会心律学专业委员会．心脏再同步治疗慢性心力衰竭的中国共识（2021年修订版）［J］．中华心律失常学杂志，2021，465－478.

［10］马靖，武霞霞，等．心脏起搏器置入术编码分析［J］．中国病案，2022，22（11），49－51.

［11］吴妙婷，陈淡芬，等．心律失常的疾病与手术编码探讨［J］．中国病案，2019，20（2），22－24.

［12］董振宇，商鲁翔，汤宝鹏，等．立体定向放射治疗在心律失常中的应用进展［J］．心血管病学进展，2022，43（2），97－99.

第六章

心脏瓣膜病

第一节　心脏瓣膜病概述

一、解剖概况

（一）心脏瓣膜解剖

人体的心脏分为左心房、左心室和右心房、右心室四个心腔，两个心房分别和两个心室相连，两个心室和两个大动脉相连。心脏瓣膜生长在心房和心室之间、心室和大动脉之间起到单向阀门的作用，保证血流单方向运动。

心脏瓣膜位于房室孔和动脉口处，是心内膜突向心腔而成的薄片状结构。心脏瓣膜表面覆以内皮，内部为致密结缔组织，并与纤维环相连。心瓣膜的功能是阻止血液逆流。

血液循环过程见第八章先天性心脏病第一节正常心脏解剖。

1. 主动脉瓣

位于左心室和升主动脉之间，在心脏收缩期主动脉瓣的开放使左心室的射血通过主动脉瓣口进入升主动脉，而后进入体循环的动脉系统。

主动脉瓣由三个半月瓣组成，为左瓣、右瓣和后瓣。主动脉瓣瓣叶附着缘以弧线形越过心室—动脉连接处。因此，每个瓣叶都在左心室内附着于主动脉。

在每个瓣叶后面，主动脉壁向外膨出，形成主动脉窦。瓣叶在闭合时沿接合缘向中心互相对合，邻近交界的外周结合线较薄，可有小穿孔。心室收缩时，血流向上猛冲，将主动脉瓣叶推离主动脉腔中心；心室舒张时，瓣叶被动降入主动脉腔中心。

瓣膜形态正常时，三个瓣叶沿接合缘对合，并支持主动脉内的血柱防止反流入左心室。三个主动脉窦中的两个发出冠状动脉，并因此命名为左冠窦、右冠窦和无冠窦。左冠瓣：瓣窦上有左冠状动脉开口；右冠瓣：瓣窦上有右冠状动脉开口；无冠瓣：瓣窦上无冠状动脉开口。

2. 二尖瓣

位于左心房与左心室的交通口上，在心室舒张期开放，允许心房内的血液流入相应的心室，在心室收缩期则关闭，以阻止心室内的血液反流。其是附于左房室口周缘的二片瓣膜，借腱索连于乳头肌，有阻止左心室的血液流回左心房的作用。

左心室有出入二口。入口即左房室口，周缘附有左房室瓣（二尖瓣），按位置称前瓣、后瓣，它们亦有腱索分别与前、后乳头肌相连；出口为主动脉口，位于左房室口的右前上方，周缘附有半月形的主动脉瓣。瓣叶由二尖瓣前瓣（或称大瓣）和二尖瓣后瓣（或小瓣）组成。

3. 肺动脉瓣

其与主动脉瓣结构相似，但肺动脉瓣下有动脉圆锥结构，将肺动脉瓣与三尖瓣瓣环隔开。肺动脉瓣为三个半月瓣，瓣叶和瓣环都比较薄弱，瓣环和右室漏斗部肌肉相连，与三尖瓣没有直接纤维性连续。三个瓣叶可分为左瓣、右瓣和前瓣。左瓣和漏斗部的隔束相延续，右瓣与漏斗部壁束相延续。左、右瓣的内1/2与主动脉壁相贴，左、右肺动脉瓣之间的交界与主动脉的左、右瓣交界相对应，但这两个交界并非完全连于同一点上，肺动脉瓣之交界稍高。肺动脉瓣前瓣连于右心室游离壁。

4. 三尖瓣

三尖瓣使血液循环由右心房向右心室方向流动。当右心室收缩时，挤压室内血液，血液冲击瓣膜。三尖瓣关闭，血液不倒入右心房。右心室的前上方有肺动脉口，右心室的血液由此送入肺动脉。肺动脉口缘上有三块半月形的瓣膜，称肺动脉瓣（半月瓣），根据位置分为前瓣、内侧瓣和后瓣。当心室舒张时，肺动脉瓣关闭，血液不倒流入右心室。

（二）心脏瓣膜病邻近结构

心脏瓣膜病邻近结构包括：乳头肌、腱索、瓣环、动脉圆锥和肉柱。

乳头肌：乳头肌是终止于附着于房室瓣尖端的腱索的心肌束组，可以控制瓣膜的开闭。乳头肌功能不全的时候，说明其调控瓣膜的开闭功能下降，会表现出二尖瓣关闭不全的症状，如心悸，咳嗽，气急，乏力等。

腱索：其是连接乳头肌和房室瓣的结缔组织细索。由于其对瓣膜的牵制作用，使心室收缩时瓣膜不至于翻入心房内。腱索过长、缩短或断裂可导致心脏杂音，重者造成瓣膜关闭不全。

瓣环：瓣环在心脏瓣膜的正常关闭中起很好的协调作用。如患者出现心脏瓣膜关闭不全或其他心脏疾病造成瓣环结构异常的情况需要及时进行必要的治疗，避免造成其他器质性的心脏损伤等情况出现。

动脉圆锥：心脏的一部分，具有肌性壁，有收缩性，是心脏活动的辅助器官，在其内面具有一列乃至数列环形排列的半月形小瓣膜，以防血液逆流。

肉柱：在右心室流入道（固有心腔）的心壁有许多纵横交错的肌性隆起，有防止心室过度扩张的功能。

二、心脏瓣膜疾病概况

心脏瓣膜病（valvu ar heart disease）是由多种原因引起的心脏瓣膜狭窄或（和）关闭不全所致的心脏疾病。正常情况下，心脏瓣膜开放使血液向前流动，心脏瓣膜关闭则可防止血液反流，从而保证心脏内血流的单向流动。当瓣膜狭窄时，心腔压力负荷增加；瓣膜关闭不全时，腔容量负荷增加。这些血流动力学改变可导致心房或心室结构改变及功能失常，最终出现心力衰竭、心律失常等临床表现。心脏瓣膜病临床分类如图6-1：

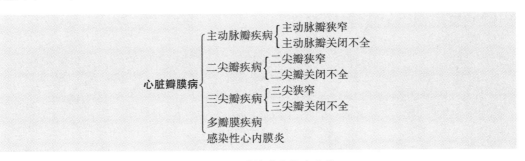

图6-1 心脏瓣膜病临床分类

我国心脏瓣膜病常见起因如图6-2所示。近年来，随着生活及医疗条件的改善，风湿性心脏病的人群患病率正在降低，尽管黏液样变性及老年瓣膜钙化退行性改变所致的心脏瓣膜病日益增多，但在我国，瓣膜性心脏病仍以风湿性心脏病最为常见，风湿性心脏病患者中二尖瓣受累者约占70%，二尖瓣合并主动脉瓣病变者占30%，单纯主动脉瓣病变2%~5%，三尖瓣和肺动脉瓣病变者少见。随着生活方式的改变和人老龄进程的加速，老年退行性瓣膜病在我国逐年增加，以主动脉瓣膜病变最为常见，其次是二尖瓣病变，病变可累及一个瓣膜，也可累及两个以上瓣膜。累及两个以上瓣膜的称为联合瓣膜病。

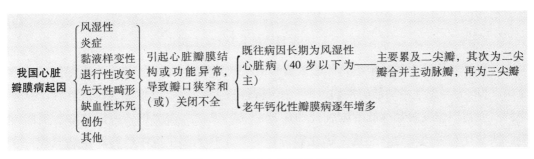

图6-2 我国心脏瓣膜病起因

第二节 疾病编码规则

一、心脏瓣膜病 ICD - 10 分类

整体而言，心脏瓣膜疾病的 ICD - 10 整体分类轴心为病因，主要为风湿性、非风湿性和先天性。在心脏瓣膜疾病的 ICD - 10 分类中明确具体病因尤为重要。I05 ~ I08 明确指出病因为慢性风湿性心脏病，以及病因不明以及假定分类的情况，I34 ~ I37 病因为非风湿性心脏瓣膜疾病，Q22 ~ Q23 中，心脏瓣膜疾病的病因为先天性。需注意的是心内膜炎常引起心脏瓣膜疾病，急性风湿性病因分类于 I00 ~ I02，急性和亚急性非风湿性心内膜炎分类于 I33。见图6 - 3：

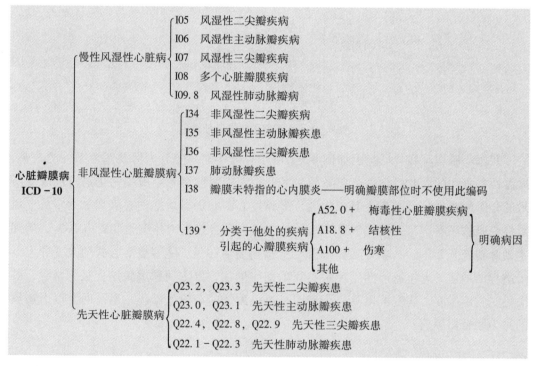

图6 - 3 心脏瓣膜病 ICD - 10 分类

风湿性病因各个类目根据具体心脏瓣膜的解剖部位进行分类，I05 为风湿性二尖瓣疾病，I06 为风湿性主动脉瓣疾病，I07 为风湿性三尖瓣疾病，I09.2 为风湿性肺动脉瓣疾病。亚目根据瓣膜具体的临床表现和病理分类，以二尖瓣为例，根据狭窄、关闭不全、狭窄伴有关闭不全、衰竭、钙化等进行分类，其他部位风湿性瓣膜疾病同理，非风湿性病因和先天性病因同理。I08 为多瓣膜疾病，主要用于分类累及 2 个或 2 个以上

心脏瓣膜疾病的情况，其亚目根据合并的不同瓣膜作为分类轴心，在扩展码中根据具体的临床表现和病理进行扩展。但需注意 I08 特指为风湿性或未特指起源的情况。

综上，编码员在进行心脏瓣膜编码时应充分尊重各级分类轴心，首先区分具体病因，明确具体病变瓣膜，再根据病变的病理和临床表现进行准确分类。

二、二尖瓣疾病

二尖瓣疾病主要表现为二尖瓣狭窄和关闭不全。按照 ICD-10 的分类轴心，要准确分类需明确具体临床表现的病因和病理等情况，才能分类在具体病因的 ICD 编码下。二尖瓣疾病的诊疗需结合并发症等情况制定诊疗方案，故编码员也应对二尖瓣疾病的并发症进行了解。

（一）二尖瓣关闭不全

1. 病因和病理

二尖瓣关闭依赖二尖瓣瓣叶、瓣环、腱索、乳头肌和左心室结构和功能的完整性，其中任何部分的异常均可致二尖瓣关闭不全（mitralregurgitation，MR）。二尖瓣关闭不全病因和病理如图 6-4。既往认为二尖瓣关闭不全的原因主要为风湿热，随着心脏瓣膜病手术治疗的开展及尸检资料的累积，发现风湿性病因逐渐在减少。非风湿性单纯性二尖瓣关闭不全的病因以腱索断裂最常见。

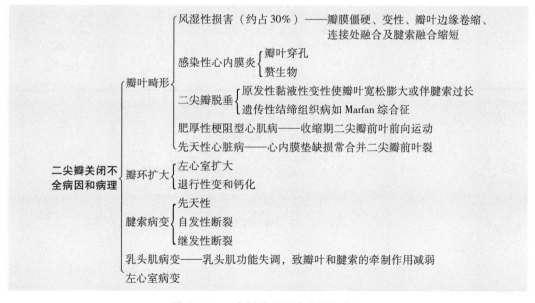

图 6-4 二尖瓣关闭不全病因和病理

2. 并发症

见图 6-5：

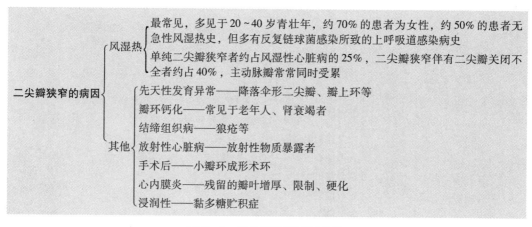

图 6-5 二尖瓣狭窄并发症

（二）二尖瓣狭窄

1. 病因和病理

二尖瓣由左右房室瓣瓣膜（或称为瓣叶）、乳头肌、腱索及瓣环构成，房室瓣附着部分则被称为瓣环，瓣膜由腱索支持，而腱索本身则插入在乳头肌中，或直接附着于心室肌内。其中任何一个部位出现问题都会导致瓣膜的功能障碍，即狭窄或关闭不全，或二者同时存在。如图 6-6，我国二尖瓣狭窄的病因仍以风湿性心脏病最为常见，黏液样变性及老年瓣膜钙化退行性改变病因日益增多，其他病因少见，主要有先天性发育异常、结缔组织病等。

图 6-6 二尖瓣狭窄病因分类

2. 并发症

并发症：常有房颤；感染性心内膜炎较二尖瓣狭窄常见；体循环栓塞较二尖瓣狭窄少见；心衰在急性者早期出现，慢性者晚期发生；急性患者可出现急性左心衰甚至急性肺水肿。

此外，应注意左心房黏液瘤与风湿性二尖瓣病变的鉴别。左心房黏液瘤常造成二尖瓣瓣口梗阻，影响瓣膜的开合。黏液瘤病例明确诊断后应尽早施行肿瘤摘除手术，恢复心脏功能，避免肿瘤恶变及突然堵塞房室瓣瓣口引致猝死，或肿瘤碎屑脱落并发栓塞。

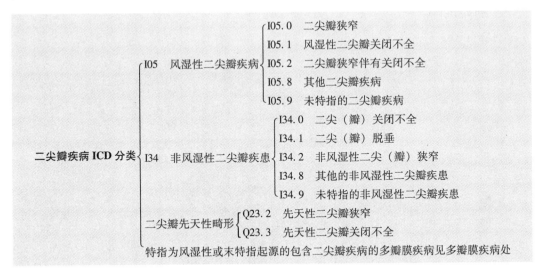

图6-7 二尖瓣疾病ICD-10分类

二尖瓣疾病病因在 ICD-10 分类（图6-7）中主要分为四大类，即风湿性、非风湿性、先天性、病因不明性。二尖瓣疾病整体分类轴心为病因，各个亚目又主要以临床表现狭窄或（和）关闭不全作为分类轴心，其他临床表现还有反流、脱垂等。ICD分类与临床诊断较为一致，临床医师诊断时常仅书写"瓣膜疾病＋临床表现"，如：二尖瓣狭窄，编码时应明确具体二尖瓣疾病的病因内涵，如：I34.202 老年钙化性二尖瓣狭窄，不可忽略病因直接在编码库选择中文名称相同的诊断。非风湿性二尖瓣疾患分类较为复杂，也是编码中的常错易错点，如 I34.1 具体阐述了二尖瓣疾病中反流、脱垂的情况，编码员便不能把所有的临床表现均归类于 I34.0 二尖瓣关闭不全；此外还需注意心脏瓣膜疾病中的术后并发症情况，如：I34.200x003 二尖瓣闭式扩张术后再狭窄，I34.800x011 手术后二尖瓣狭窄闭锁不全，也扩展分类于非风湿性二尖瓣疾病中。编码员应在掌握二尖瓣疾病的临床知识前提下查阅病历进行编码，必要时沟通临床医师。涉及二尖瓣疾病的多瓣膜疾病见后文多瓣膜疾病处。

三、主动脉瓣疾病

主动脉瓣关闭不全和狭窄在 ICD 分类轴第一轴心为病因，第二轴心为解剖部位。按照 ICD-10 的分类轴心，要准确分类需明确具体临床表现的病因和病理等情况才能准确分类。编码员对主动脉瓣疾病的并发症进行了解也有利于掌握不同治疗方式。

（一）主动脉瓣关闭不全

1. 病因和病理

见图 6 - 8：

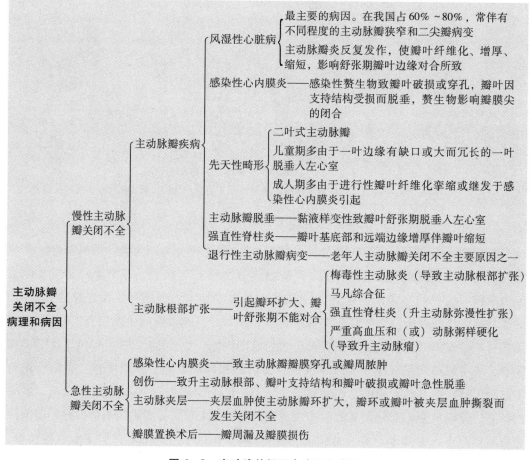

图 6 - 8　主动脉关闭不全病理和病因

主动脉瓣关闭不全分为急性和慢性，我国主动脉瓣关闭不全的病因也以风湿性心脏病最为常见。老年人一般以退行性主动脉瓣病变为主要原因。

2. 并发症

感染性心内膜炎、室性心律失常及心衰较常见；心脏性猝死和栓塞事件少见。

（二）主动脉瓣狭窄

1. 病因和病理

见图 6 - 9：

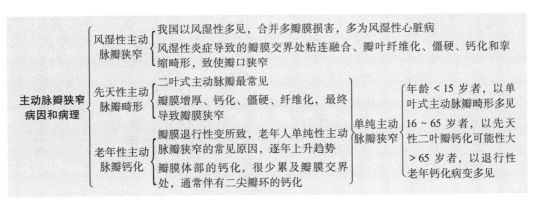

图6-9 主动脉瓣狭病因和病理

主动脉瓣狭窄病因主要为风湿性、先天性主动脉瓣畸形、老年性钙化，其中，我国以风湿性多见。

2. 并发症

见图6-10：

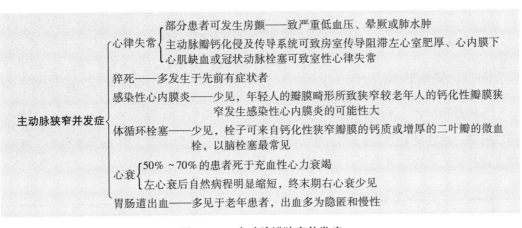

图6-10 主动脉瓣狭窄并发症

主动脉瓣疾病病因在ICD-10分类（图6-11）中主要分为四大类，即风湿性、非风湿性、先天性、病因不明性。此外，肥厚型主动脉瓣下狭窄分类于I42.1，直接与病因分类于同一亚目下，主动脉瓣疾病分类轴心也是病因，同一类目下分类轴心为临床表现。主动脉瓣疾病非风湿性较为复杂，I35.0为主动脉瓣狭窄，I35.1为主动脉瓣关闭不全，反流也分类于此，故分类时应优先考虑狭窄和关闭不全作为临床表现时具体的非风湿性详细病因和病理情况，才能在具体的亚目后选择更加准确的扩展码，如：I35.000x002经导管主动脉瓣植入术后再狭窄，此外还应考虑是否合并心内膜炎情况，如：I35.101心内膜炎伴主动脉瓣关闭不全。同时伴有狭窄和关闭不全的情况分类于I35.2，I35类目下不仅包含了关闭不全和狭窄，还包含其他临床表现，如钙化、瓣周脓肿、穿孔等。国家临床版2.0版本中也有相应扩展码。ICD分类与临床诊断较为一致，临床医师诊断时常仅书写"瓣膜疾病＋临床表现"。编码员编码时应注意鉴别病因、临床表现等。涉及主动脉瓣疾病的多瓣膜疾病见后文多瓣膜疾病处。

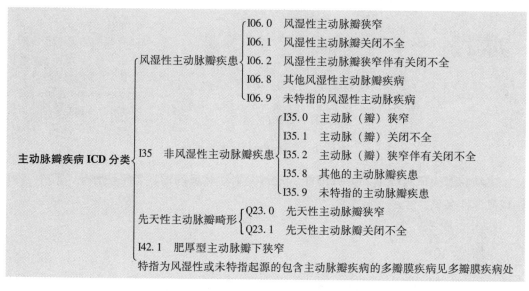

图 6-11　主动脉瓣疾患 ICD-10 分类

四、三尖瓣疾病

三尖瓣狭窄和关闭不全相较于二尖瓣主动脉瓣疾病较少见，其 ICD-10 分类情况与二尖瓣、主动脉瓣类似，此处便不再赘述。编码员按照 ICD-10 的分类轴心中的临床表现的病因和病理等情况具体分类即可。

（一）三尖瓣关闭不全

三尖瓣关闭不全（tricuspid regurgitation，TR）多见，通常继发于右心室收缩压增高或肺动脉高压所致的右心室和三尖瓣环的扩张，如风湿性二尖瓣疾病、先天性心血管病（肺动脉瓣狭窄艾森门格综合征）和肺源性心脏病等。器质性三尖瓣关闭不全少见。其包括三尖瓣下移畸形（Ebstein 畸形）风湿性心脏病、三尖瓣脱垂、感染性心内膜炎、冠心病、类癌综合征、心内膜心肌纤维化等。

（二）三尖瓣狭窄

三尖瓣狭窄（tricuspid stenosis，TS）最常见病因为风湿性心脏病，通常合并二尖瓣疾病和（或）主动脉瓣疾病。其他一些少见原因有类癌综合征、先天性瓣膜畸形、瓣叶的肿瘤或赘生物等。三尖瓣狭窄血流动力学表现为舒张期跨三尖瓣压差于运动和吸气时升高，呼气时降低。右心室心排出量减少，不随运动而增加，右心室容量正常

或减少。见图 6-12:

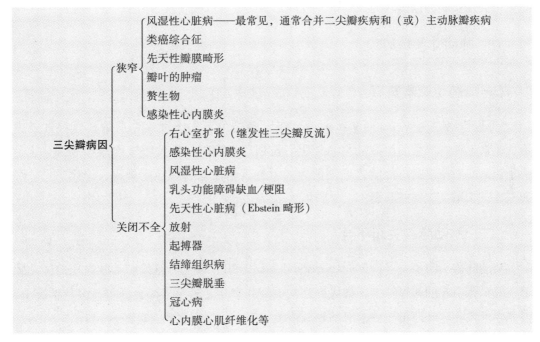

图 6-12 三尖瓣疾病病因

三尖瓣疾病在 ICD-10 分类中(图 6-13)主要分为风湿性、非风湿性、先天性。ICD 分类与临床诊断较为一致。此外应注意狭窄和关闭不全未特指起源的情况均假定分类于 I07,编码时应明确具体三尖瓣疾病的病因和假定分类规则。在风湿性心脏瓣膜疾病的扩展码选择时,应注意对风湿性病因的体现,如:I07.100 三尖瓣关闭不全和I07.100x001 风湿性三尖瓣关闭不全,虽然编码在同一亚目下,均表示三尖瓣关闭不全,

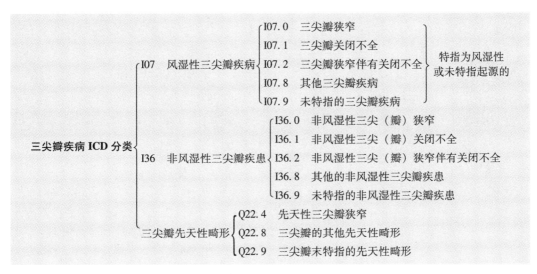

图 6-13 三尖瓣疾病 ICD-10 分类

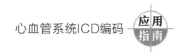

但没有明确风湿性病因的扩展码 I07.100 更倾向于假定分类规则，即病因不明性。非风湿性三尖瓣疾病的编码较为简单，原理同二尖瓣主动脉瓣情况，此处不再阐述。

五、肺动脉瓣疾病

（一）肺动脉瓣狭窄

肺动脉瓣狭窄（pulmonary stenosis，PS）多是由于先天性疾病所致，风湿性极少见，通常不伴有严重的血流动力学梗阻。长期严重梗阻会导致呼吸困难和疲劳，这是由于活动时心排出量不能随之增加所致，可有运动性晕厥和轻度头昏，猝死少见。晚期出现三尖瓣反流和右心衰。

（二）肺动脉瓣关闭不全

肺动脉瓣关闭不全（pulmonary regurgitation，PR）常见于继发肺动脉高压的肺动脉干根部扩张引起的瓣环扩大，如风湿性二尖瓣狭窄、艾森门格综合征等。多数情况下，因原发性疾病症状严重而掩盖了肺动脉瓣关闭不全的临床表现。见图6-14：

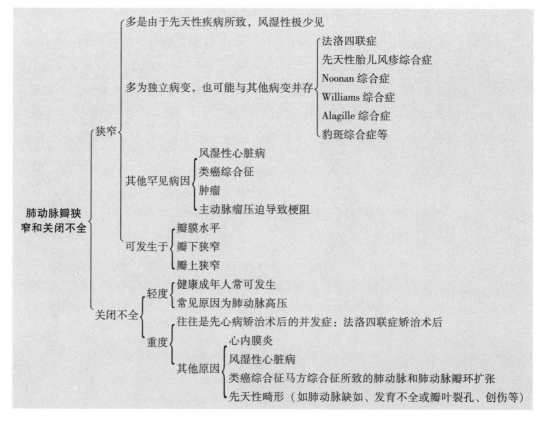

图6-14　肺动脉瓣狭窄和关闭不全病因

肺动脉瓣疾病 ICD 分类较为单纯，仅分类为 I09.8 风湿性肺动脉瓣疾病、I37 肺动脉瓣疾病，ICD 分类原理同其他瓣膜情况。肺动脉瓣先天性畸形有时合并特定的疾病或继发于特定疾病，编码时应注意对其病因诊断进行编码。单纯的先天性病因中对应瓣膜的具体临床表现进行详细分类，如：Q22.102 右室流出道狭窄、Q22.302 先天性肺动脉瓣缺如。见图 6 - 15：

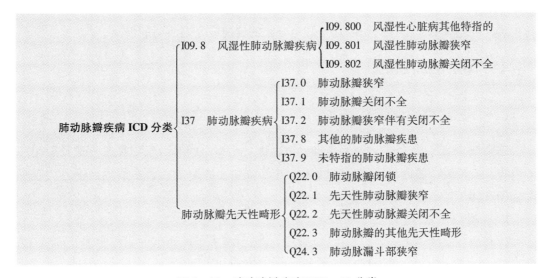

图 6 - 15　肺动脉瓣疾病 ICD - 10 分类

六、多瓣膜病

多瓣膜病（multiple valve diseases）很常见，一种疾病可导致多个瓣膜损害，特别是在风湿性心脏病中。一个瓣膜损害可导致多个瓣膜受损，三尖瓣关闭不全和肺动脉关闭不全多是其他瓣膜损害的结果。最常见的多瓣膜病类型为二尖瓣狭窄伴主动脉瓣关闭不全，为风湿性心脏病的常见组合，其他还包括二尖瓣狭窄伴主动脉瓣狭窄、主动脉瓣狭窄伴二尖瓣关闭不全、主动脉瓣关闭不全伴二尖瓣关闭不全，三个瓣膜均有病变少见。见图 6 - 16：

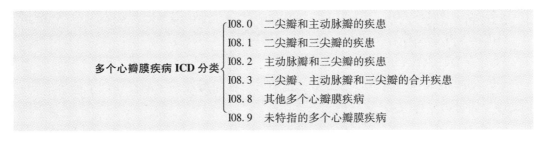

图 6 - 16　多瓣膜疾病 ICD - 10 分类

多瓣膜疾病主要为涉及 2 个或 2 个以上心脏瓣膜的分类，常用为 I08.0 二尖瓣和主动脉瓣的疾患，I08.1 二尖瓣和三尖瓣的疾患，I08.2 主动脉瓣和三尖瓣的疾患，I08.3 二尖瓣、主动脉瓣和三尖瓣的合并疾患。因为风湿性多个瓣膜疾病和病因未特指的多瓣膜疾病均分类于 I08，为有效区分假定情况和确定的风湿性情况，若病因为风湿性，可附加扩展码中的情况，如：二尖瓣狭窄关闭不全伴主动脉瓣及三尖瓣关闭不全 I08.301，可附加风湿性二尖瓣主动脉瓣三尖瓣联合瓣膜病 I08.300x001 表明具体病因，无附加则表示为病因不明的假定分类情况，或在具体的亚目下根据具体的病因情况进行扩展，使具体的风湿性病因区别于假定分类的情况或原因不明的情况。

七、感染性心内膜炎

（一）感染性心内膜炎概述

感染性心内膜炎（infective endocarditis，IE）是指由病原微生物经血行途径引起的心内膜、心瓣膜、邻近大动脉内膜的感染并伴赘生物的形成。大多数感染性心内膜炎发生于有器质性心脏病的患者。

1. 分类

传统的分类依据病情和病程将感染性心内膜炎分为急性感染性心内膜炎（acute infective endocarditis，AIE）和亚急性感染性心内膜炎（subacute infective endocarditis，SIE）。前者由毒力强的病原体所致，病情重，有全身中毒症状，未经治疗往往数天至数周内死亡；后者病原体毒力低，病情较轻，病程较长，中毒症状少。

传统分类依据瓣膜类型分为自体瓣膜心内膜炎（NVE）和人工瓣膜心内膜炎（PVE）。也有依据感染的病原体和受累部位分为金黄色葡萄球菌性心内膜炎、真菌性心内膜炎以及右心瓣膜感染性心内膜炎。

目前临床中已经摒弃了沿用多年的急性、亚急性和慢性心内膜炎分类方法，提出按照感染部位及是否存在心内异物将感染性心内膜炎分为四类。

感染性心内膜炎的分类：

（1）左心自体瓣膜感染性心内膜炎。

（2）左心人工瓣膜心内膜炎（瓣膜置换术后〈1 年发生称为早期人工瓣膜心内膜炎，术后〉1 年发生称为晚期人工瓣膜心内膜炎）。

（3）右心感染性心内膜炎。

（4）器械相关性感染性心内膜炎（包括发生在起搏器或除颤器导线上的感染性心内膜炎，可伴或不伴有瓣膜受累）。

2. 病因病理

感染性心内膜炎的病因主要包括基础心血管病变以及病原微生物两方面。此外，血流动力学因素、切应力及其他机械因素造成的损伤、非细菌性血栓性心内膜炎、暂时性菌血症以及血液中致病微生物的数量、毒力、侵袭力和黏附能力均与感染性心内膜炎的发生有关。

心内膜上形成赘生物是感染性心内膜炎的基本病理过程。赘生物形成受累的瓣膜往往不止一个，以主动脉瓣和二尖瓣多见，可造成瓣叶破坏、穿孔、腱索断裂及心肌脓肿；赘生物碎片脱落导致周围血管栓塞；病原体血行播种在远隔部位形成转移性脓肿；激活免疫系统，导致肾小球肾炎、肝脾肿大、关节炎、腱鞘炎、心包、心肌炎。

3. 并发症

（1）心脏，心力衰竭（首位死亡原因）、心肌脓肿、急性心肌梗死、化脓性心包炎、心肌炎。

（2）细菌性动脉瘤，较少见，为3%～5%。

（3）转移性感染（迁移性脓肿）可在任何部位形成（金葡菌及念珠菌常见）。

（4）神经系统，约30%；其他包括脑栓塞、脑膜炎、脑出血、细菌性动脉瘤、脑脓肿、癫痫样发作。

（5）肾脏，如肾动脉栓塞、肾炎、肾脓肿。

4. 感染性心内膜炎 ICD 分类情况

见图 6 – 17：

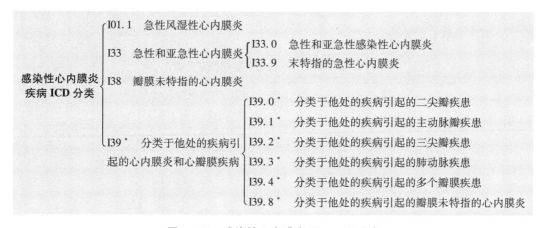

图 6 – 17 感染性心内膜炎 ICD – 10 分类

感染性心内膜炎在 ICD – 10 类目中分类中仍是以病因为主要分类轴心。I01.1 为急性风湿性病因；I33 为非风湿性急性和亚急性心内膜炎，分类情况较为复杂，I33 的扩展码中既有根据急性亚急性的情况，如：I33.001 急性感染性心内膜炎、I33.002 亚急性感染性心内膜炎等；也有根据具体病原所致的情况，如：I33.000x008 假单胞菌性心内膜炎、I33.003 链球菌性心内膜炎等，还有依据瓣膜类型进行扩展的情况，如：I33.000x022 左心自体瓣膜性心内膜炎、I33.000x023 左心人工瓣膜性心内膜炎，还有根据心内膜炎累及具体心脏瓣膜的表现进行分类的扩展码，如：I33.000x020 二尖瓣瓣周脓肿、I33.009 主动脉瓣赘生物、I33.009 主动脉瓣赘生物、I33.010 三尖瓣赘生物、I33.011 肺动脉瓣赘生物。该类情况虽在扩展码中未指出瓣膜的病因，但 ICD 的内涵已明确为感染性心内膜炎病因；I38 为心内膜炎，但累及的具体心脏瓣膜未特指；I39* 主要分类于其他分类以外的疾病引起的心内膜炎或瓣膜疾病，如：A52.009 + I39.3* 梅毒性肺动脉反流。综上，心内膜炎分类针对不同情况分类轴心有所不同，但病因和临床表现始终贯穿其分类及扩展码情况，应注意沟通临床，了解临床在该类诊断常用的分类方式，以便日后数据查询利用时更符合临床需求。

八、疾病编码规则

（1）若慢性风湿性心脏病有风湿的活动表现，住院治疗风湿热，则风湿热的编码为主，慢性风湿性心脏病的编码为附加编码。例如：风湿性二尖瓣狭窄，活动期编码 I01.1（主）I05.0（附）

（2）凡未提及病因的二尖瓣、主动脉瓣和肺动脉瓣的闭锁不全按假定为非风湿性编码，三尖瓣的闭锁不全按假定为风湿性编码。

（3）凡未提及病因的心脏瓣膜的主动脉瓣和肺动脉瓣的狭窄，按假定为非风湿性编码，而二尖瓣、三尖瓣的狭窄则按假定为风湿性编码。

（4）凡未提及病因的心脏多瓣膜疾病，按假定的风湿性病因处理编码。如：I08 多个心脏瓣膜疾病。

表 6-1 ICD-10 心脏瓣膜病假定分类

假定为非风湿性病因的编码	假定为风湿性病因的编码
二尖瓣关闭不全 I34.0	三尖瓣关闭不全 I07.1
肺动脉瓣关闭不全 I37.1	二尖瓣狭窄 I05.0
主动脉瓣关闭不全 I35.1	三尖瓣狭窄 I07.0
肺动脉瓣狭窄 I37.0	多瓣膜疾病 I08
主动脉瓣狭窄 I35.0	

对心脏瓣膜疾病的假定分类，当医师没有指出疾病的特性（或称分类性质）时，疾病被按照最常见的发病情况进行分类（表 6-1）。ICD-10 中心脏瓣膜病的假定分类编码原则与临床上的发病情况一致。二尖瓣狭窄风湿性病因为多见，少数见于先天性、左房黏液瘤；三尖瓣疾患以风湿性病因为主，其他病因如类癌瘤、黏液瘤等；主动脉瓣疾患的病因可有风湿性、梅毒性、高血压和动脉粥样硬化性；心内膜炎时会有瓣膜穿孔。

在心脏瓣膜疾病的假定分类和风湿性病因均分类于同一类目或亚目时，如三尖瓣狭窄应注意选择扩展码中的风湿性病因编码，多瓣膜疾病可附加风湿性瓣膜合并情况作为病因以区分病因未特指的情况。

从编码规则来看，若慢性风湿性心脏病有风湿的活动表现，住院治疗风湿热，主要诊断选择中，急性风湿热优于慢性风湿性心脏病。我国风湿性心脏瓣膜疾病仍占重要比例，但退行性心脏瓣膜疾病呈上升趋势。按照我国情况，结合临床，多瓣膜疾病多为风湿性心脏瓣膜疾病。编码员在疾病分类时应当严格结合临床情况和病历内容，按照病例实际进行分类，切勿全部假定分类或过度假定分类，导致编码错误。本章ICD－10分类的常见主导词一般根据心脏瓣膜的临床表现，如"关闭不全""狭窄"等可直接查找。

第三节 手术及操作编码规则

一、心脏瓣膜病 ICD－9－CM－3 分类

心脏瓣膜病 ICD－9－CM－3 分类（图 6－18）轴心整体而言主要有部位、术式、入路。部位主要有二尖瓣、三尖瓣、主动脉瓣、肺动脉瓣以及其他邻近结构，如瓣环、腱索、乳头肌等。心脏瓣膜的术式主要分为两类，一是瓣膜修复，二是置换。在临床实际中常见入路有开胸、胸腔镜辅助、经导管、经血管等情况。心脏瓣膜病的 ICD－9－CM－3 的整体分类情况如下：35.0 闭合性心脏瓣膜切开术或心脏瓣膜经导管置换，主要为经血管或导管的切开或者置换；35.1 无置换的开放性心脏瓣膜成形术；35.2 心脏瓣膜切开和其他置换术；35.3 心脏瓣膜邻近结构的手术；35.9 心脏瓣膜和间隔的其他手术。

心脏瓣膜的修补术、切开术（临床通常称为分离术）分类时首先要区分其入路是闭合性（35.0）还是开放性（直视）（35.1）。经皮的球囊瓣膜成形术不分类于闭合性心脏瓣膜手术，有独立的编码（35.96）。例如：二尖瓣闭式扩张术 35.02，这种手术是不打开心包，在使用特殊器械的操作下进行二尖瓣的扩张术，因此称为闭式手术。其主导词选择"瓣膜切开术"。又如，二尖瓣缝合术 35.12，主导词为"瓣膜成形术"或"修补术"。二尖瓣缝合术并不是简单意义上的缝合，而是一项比较复杂的手术，只有对本病和手术操作方式充分了解，才能准确选择主导词，正确编码。

心脏瓣膜的辅助检查常有 X 线、超声心动图、心电图、心导管检查等，伴有冠心病的情况还可能会做相应的冠状动脉造影。诊断性检查的 ICD－9－CM－3 较为简单，后文就不再详细介绍，后文主要以心脏瓣膜疾病的手术治疗以及 ICD－9－CM－3 介绍为主。

- **心脏瓣膜病 ICD－9－CM－3**
  - 35.0 闭合性心脏瓣膜切开术或心脏瓣膜经导管置换
    - 35.00 闭合性心脏瓣膜切开术，心脏瓣膜未特指
    - 35.01 闭合性心脏瓣膜切开术，主动脉瓣
    - 35.02 闭合性心脏瓣膜切开术，二尖瓣
    - 35.03 闭合性心脏瓣膜切开术，肺动脉瓣
    - 35.04 闭合性心脏瓣膜切开术，三尖瓣
    - 35.05 血管内主动脉瓣置换
    - 35.06 经心尖主动脉瓣置换
    - 35.07 血管内肺动脉瓣置换
    - 35.08 经心尖肺动脉瓣置操
    - 35.09 心脏瓣膜的血管内置换
  - 35.1 无置换的开放性心脏瓣膜成形术
    - 35.10 无置换的开放性心脏瓣膜成形术
    - 35.11 无置换的开放性主动脉瓣成形术
    - 35.12 无置换的开放性二尖瓣成形术
    - 35.13 无置换的开放性肺动脉瓣成形术
    - 35.14 无置换的开放性三尖瓣成形术
  - 35.2 心脏瓣膜切开和其他置换术
    - 35.20 心脏瓣膜切开和其他置换术
    - 35.21 主动脉瓣切开和其他置换伴有组织移植物
    - 35.22 主动脉瓣切开和其他置换术
    - 35.23 二尖瓣切开和其他置换术伴有组织移植物
    - 35.24 二尖瓣切开和其他置换术
    - 35.25 肺动脉瓣切开和其他置换术伴有组织移植物
    - 35.26 肺动脉瓣切开和其他置换术
    - 35.27 三尖瓣切开和其他置换术伴有组织移植物
    - 35.28 三尖瓣切开和其他置换术
  - 35.3 心脏瓣膜邻近结构的手术
    - 35.31 乳头肌手术
    - 35.32 腱索手术
    - 35.33 瓣环成形术
    - 35.34 动脉圆锥切除术
    - 35.35 心肉柱手术
    - 35.39 心脏瓣膜其他邻近结构的手术
  - 35.9 心脏瓣膜和间隔的其他手术
    - 35.91 心房内静脉回流转位术
    - 35.92 建立右心室和肺动脉通道
    - 35.93 建立左心室和主动脉间通道
    - 35.94 建立心房和肺动脉间通道
    - 35.95 心脏矫正性操作的修复术
    - 35.96 经皮球囊瓣膜成形术
    - 35.97 经皮二尖瓣修补伴植入
    - 35.99 心脏瓣膜的其他手术

图 6－18 心脏瓣膜 ICD－9－CM－3 分类

二、二尖瓣手术治疗方式及ICD-9-CM-3分类

二尖瓣治疗方式的ICD分类总体而言分类轴心有两大类：一是手术入路（随着医疗技术的飞速发展，二尖瓣手术也呈现微创化发展，有经皮、直视、胸腔镜等入路）；二是手术方式，常见术式有修补术、成形术、置换术、分离术等，其中的瓣膜置换术也要考虑置换瓣膜的材料，根据材料类型生物瓣膜和机械瓣膜的具体情况进行分类。需注意在开胸瓣膜置换中是否保留瓣下结构，二尖瓣置换术（保留瓣下结构）的术式是在常规二尖瓣置换术的基础上，保留其二尖瓣的瓣下结构，未保留瓣下结构手术方式切除了病变二尖瓣及瓣下结构，包括前后瓣叶及腱索，可有效解除左心室流入道的梗阻。

二尖瓣手术治疗的方式在ICD-9-CM-3中分类情况如下：分离术分类于闭合性心脏瓣膜切开术，二尖瓣35.02；成形术主要分类于无置换的开放性二尖瓣成形术35.12和经导管二尖瓣球囊扩张成形术35.9604；置换术主要为二尖瓣切开和其他置换术伴有组织移植物35.23和二尖瓣切开和其他置换术35.24（在ICD-9-CM-3扩展码中前者为生物瓣膜，后者为机械瓣膜）；此外还有经皮二尖瓣修补伴植入35.97，此处主要与35.23和35.24的入路有区别，35.97为经皮入路，35.23和35.24为直视手术，包括开胸和胸腔镜入路，需注意的是经心尖二尖瓣生物瓣膜植入术35.2300x003也分类于此；二尖瓣瓣周漏修补术分类于39.95。当然解剖部位也是应该在分类时注意的情况，应详细查阅手术记录临床医师开展的是单瓣膜手术还是多瓣膜手术，避免手术的漏填漏编。另外，在分类时应注意另编码：任何心肺搭桥［体外循环］［心肺机］（39.61）的情况。

（一）二尖瓣关闭不全手术治疗方式

手术治疗是治疗二尖瓣关闭不全的根本性措施，应在左心室功能发生不可逆损害之前进行。见图6-19：

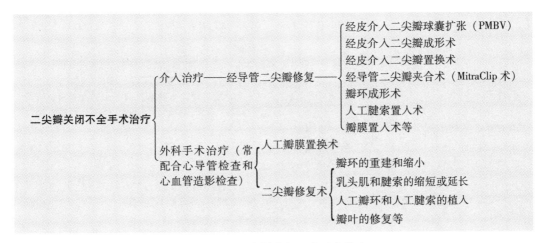

图6-19 二尖瓣关闭不全手术治疗

（1）急性。急性二尖瓣关闭不全应在药物控制症状的基础上采取紧急或择期手术治疗。

（2）慢性。慢性二尖瓣关闭不全的手术适应证：①重度二尖瓣关闭不全伴 NYHA 心功能分级亚或 V 级；②NYHA 心功能分级级伴心脏大左心室收缩末期容量指数（LVESVI）30 m/m；③重度二尖瓣关闭不全，LVEF 减低，左心室收缩及舒张末期内增大，LVESVI 高达 60 ml/m，虽无症状也应考虑手术治疗。

常用的手术方法有：

（1）二尖瓣修补术。适用于瓣膜损坏较轻，瓣叶无钙化，瓣环有扩大，但瓣下腱索无严重增厚者，手术死亡率低，术后射血分数的改善较好，不需终生抗凝治疗，占所有适合手术患者的70%。

（2）二尖瓣置换术。适用于瓣膜损坏严重者，其手术死亡率约为5%。

（二）二尖瓣狭窄手术治疗方式

1. 经皮球囊二尖瓣成形术

经皮球囊二尖瓣成形术（percutaneous balloon mitral valvuloplasty，PBMV）仅适于单纯的二尖瓣狭窄患者。有症状或有肺动脉高压（静息时 > 50 mmHg，运动时 > 60 mmHg）的中重度二尖瓣狭窄患者，如其二尖瓣无钙化且活动度较好，且无左心房内血栓形成，则可用该法进行干预。将球囊导管从股静脉经房间隔穿刺跨越二尖瓣，用生理盐水和造影剂各半的混合液体充盈球囊，分离瓣膜交界处的粘连融合而扩大瓣口。术后症状和血流动力学立即改善，严重并发症少见。其禁忌证包括近期（3 个月内）有血栓栓塞史，伴中重度二尖瓣关闭不全、右心房明显扩大及脊柱畸形等。

2. 二尖瓣分离术

其有闭式和直视式两种。闭式的适应证同经皮球囊二尖瓣分离术，开胸后将扩张器由左心室心尖部插入二尖瓣口分离瓣膜交界处的粘连融合。其适应证和效果与经皮球囊二尖瓣成形术相似，目前临床已很少使用。直视式适于瓣叶严重钙化、病变累及腱索和乳头肌、左心房内有血栓者。直视式分离术较闭式分离术解除瓣口狭窄的程度大，因而血流动力学改善更好，手术死亡率 <2%。见图 6-20：

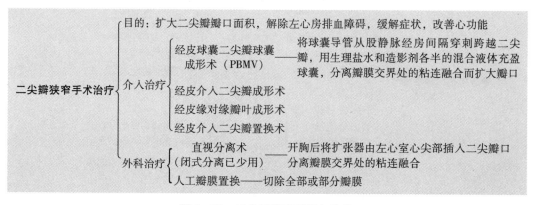

图 6-20 二尖瓣狭窄诊断与治疗

3. 人工瓣膜置换术

其适应证为：①严重瓣叶和瓣下结构钙化、畸形，不宜做经皮球囊二尖瓣成形术或分离术者；②二尖瓣狭窄合并明显二尖关闭不全者。手术应在有症状而无严重肺动脉高压时考虑。严重肺动脉高压增加手术风险，但非手术禁忌，术后多有肺动脉高压减轻。人工瓣膜置换术手术死亡率（3% ~ 8%）和术后并发症均高于分离术。术后存活者，心功能恢复较好。

（三）二尖瓣治疗方式 ICD - 9 - CM - 3

见图 6 - 21：

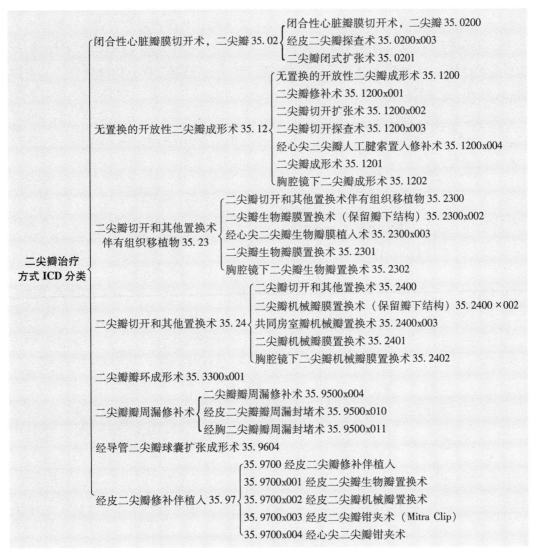

图 6 - 21 二尖瓣治疗方式 ICD - 9 - CM - 3

三、主动脉瓣手术治疗方式及 ICD – 9 – CM – 3 分类

主动脉瓣狭窄主要采用人工瓣膜置换术、主动脉瓣分离术、经皮主动脉瓣球囊成形术、TAVI、TAVR 等。人工瓣膜置换术或主动脉瓣修复术是治疗急性主动脉瓣关闭不全的根本措施。

主动脉瓣手术治疗的方式在 ICD – 9 – CM – 3 中分类情况如下：切开术主要分类于闭合性心脏瓣膜切开术，主动脉瓣 35.01；置换术分类于血管内主动脉瓣置换 35.05，常见的 TAVI 和 TAVR 分类于此；经心尖主动脉瓣置换 35.06，需注意经胸主动脉瓣支架植入术 35.0600x001 也分类于此；主动脉瓣切开和其他置换伴有移植物 35.21 和主动脉瓣切开和其他置换 35.22，二者均为直视下手术（含胸腔镜下），区别为 35.21 生物瓣膜，35.22 机械瓣膜，另外 Wheat's 手术也分类于此；其他主要为主动脉瓣瓣环成形术 35.3300x004、经皮主动脉瓣瓣周漏封堵术 35.9500x009、经导管主动脉瓣球囊扩张成形术 35.9602。另外，在分类时应注意另编码：任何心肺搭桥［体外循环］［心肺机］（39.61）的情况。

（一）主动脉瓣狭窄和关闭不全手术治疗方式

见图 6 – 22：

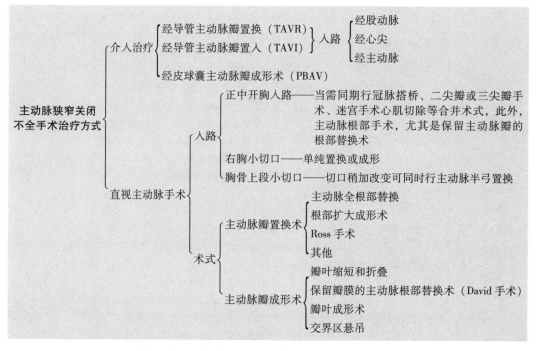

图 6 – 22　主动脉瓣狭窄关闭不全手术治疗方式

主动脉瓣治疗方式 ICD－9－CM－3 主要以入路和术式作为分类轴心，且主动脉瓣置换的入路较多，常见入路有：经心尖、经主动脉、经股动脉。应注意核对手术记录和病案首页手术操作填写准确性，还应注意分类于 35.22 的主动脉瓣切开或置换是否同时具有主动脉的扩大、根部置换等情况。见图 6－23：

```
                              ┌ 闭合性心脏瓣膜切开术，主动脉瓣 35.0100
         闭合性心脏瓣膜切开术，主动脉瓣 35.01 ┤ 经皮主动脉瓣探查术 35.0100x002
                              └ 主动脉瓣闭式扩张术 35.0101

                              ┌ 血管内主动脉瓣置换 35.0500
         血管内主动脉瓣置换 35.05 ┤ 经导管主动脉瓣植入术 35.0501
                              └ 经导管主动脉瓣置换术 35.0502

                              ┌ 经心尖主动脉瓣置换 35.0600
         经心尖主动脉瓣置换 35.06 ┤ 经胸主动脉瓣支架置入术 35.0600x001
                              └ 经心尖主动脉瓣生物瓣膜置换术 35.0600x002

                              ┌ 无置换的开放性主动脉瓣成形术 35.1100
                              │ 主动脉瓣修补术 35.1100x003
主动脉瓣治疗    无置换的开放性主动脉瓣成形术 35.11 ┤ 主动脉瓣切开探查术 35.1100×004
方式 ICD 分类                   │ 胸腔镜下主动脉瓣成形术 35.1100×005
                              └ 主动脉瓣成形术 35.1101

                              ┌ 主动脉瓣切开和其他置换伴有组织移植物 35.2100
                              │ 主动脉瓣生物瓣膜置换伴升主动脉置换术〔Wheat's 手术〕
                              │ 35.2100×003
         主动脉瓣切开和其他       ┤ 主动脉根部扩大伴主动脉瓣生物瓣膜置换术 35.2100×004
         置换伴有移植物 35.21     │ 胸腔镜下主动脉瓣生物瓣膜置换术 35.2100x005
                              └ 主动脉瓣生物瓣膜置换术 35.2101

                              ┌ 主动脉瓣切开和其他置换术 35.2200
                              │ 主动脉根部扩大伴主动脉瓣机械瓣膜置换术 35.2200×002
         主动脉瓣切开和其他置换 35.22 ┤ 主动脉瓣机械瓣膜置换伴升主动脉置换术〔Wheat's 手术〕
                              │ 35.2200×003
                              │ 胸腔镜下主动脉瓣机械瓣膜置换术 35.2200x004
                              └ 主动脉瓣机械瓣膜置换术 35.2201

         主动脉瓣瓣环成形术 35.3300x004
         经皮主动脉瓣瓣周漏封堵术 35.9500x009
         经导管主动脉瓣球囊扩张成形术 35.9602
```

图 6－23 主动脉瓣治疗方式 ICD－9－CM－3 分类

（二）主动脉瓣关闭不全手术治疗方式

中度以上的主动脉瓣反流易导致左心室扩大，心律失常，即使心功能正常，也应该尽早手术。手术应在不可逆的左心室功能不全发生之前进行，若出现下列情况的严重主动脉瓣关闭不全应手术治疗：①有症状和左心室功能不全者；②无症状伴左心室功能不全者，经系列无创检查显示持续或进行性左心室收缩末容量增加或静息射血分数降低者应手术；③若症状明显，即使左心室功能正常者。手术的禁忌证为 LVEF < 15% ~20%，LVEDD80 mm 或 LVEDVI≥300 m/m。

原发性主动脉瓣关闭不全，主要采用主动脉瓣置换术；继发性主动脉瓣关闭不全，可采用主动脉瓣成形术；部分病例（如创伤、感染性心内膜炎所致瓣叶穿孔）可行瓣膜修复术。

（三）主动脉瓣狭窄手术治疗方式

凡出现临床症状者，均应考虑手术治疗。若不做主动脉瓣置换，3 年死亡率可达75%。主动脉瓣置换后，存活率接近正常。

1. 人工瓣膜置换术

其为治疗成人主动脉瓣狭窄的主要方法，手术主要指征为重度狭窄伴心绞痛、晕厥或心力衰竭症状的患者。无症状患者，若伴有进行性心脏增大和（或）左心室功能进行性减退，活动时血压下降，也应考虑手术。手术死亡率≤5%，远期预后优于二尖瓣疾病和主动脉瓣关闭不全的换瓣患者。

2. 直视下主动脉瓣分离术

其适用于儿童和青少年的非钙化性先天性主动脉瓣严重狭窄者，甚至包括无症状者。

3. 经皮主动脉瓣球囊成形术

经股动脉逆行将球囊导管推送至主动脉瓣，用生理盐水与造影剂各半的混合液体充盈球囊，裂解钙化结节，伸展主动脉瓣环和瓣叶，解除瓣叶和分离融合交界处，减轻狭窄和症状。其优点是无需开胸，创伤小、耗资低，近期疗效与直视下主动脉瓣分离术相仿，但不能降低远期死亡率，且操作死亡率为3%，1 年死亡率为45%。

经皮球囊主动脉瓣成形术的临床应用范围局限，它主要的治疗对象为高龄、有心力衰竭等手术高危患者，用于改善左心室功能和症状。其适应证包括：①由于严重主动脉瓣狭窄的心源性休克者；②严重主动脉瓣狭窄需急诊非心脏手术治疗，因有心力衰竭而具极高手术危险者，作为以后人工瓣膜置换的过渡；③严重主动脉瓣狭窄的妊娠妇女、严重主动脉瓣狭窄、拒绝手术治疗的患者。

4. 经皮主动脉瓣置换术（TAVI）

自 2002 年首位患者接受经皮主动脉瓣置换术以来，目前全球已超过 1 万名患者获益。此手术可以通过两种途径进行：一是经股动脉穿刺途径把人工瓣膜输送到原来瓣膜位置后，扩张以后取代原来的瓣膜行使正常功能；二是经胸部切开一个小的切口，通过心尖直接把人工心脏瓣膜植入。该手术风险较高且成功率低。

四、三尖瓣手术治疗方式及 ICD-9-CM-3 分类

三尖瓣治疗方式 ICD-9-CM-3 分类原理与二尖瓣主动脉瓣同理，此处不再赘述。需注意具体分类中的术式、入路等情况即可。

三尖瓣狭窄和关闭不全手术治疗方式见图 6-24：

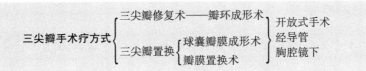

图 6-24 三尖瓣检查和治疗方式

三尖瓣治疗方式 ICD-9-CM-3 分类见图 6-25：

三尖瓣治疗方式 ICD 分类

- 闭合性心脏瓣膜切开术，三尖瓣 35.04
  - 闭合性心脏瓣膜切开术，三尖瓣 35.0400
  - 经皮三尖瓣探查术 35.0400x001
  - 三尖瓣闭式扩张术 35.0401
- 无置换的开放性三尖瓣成形术 35.14
  - 无置换的开放性三尖瓣成形术 35.1400
  - 三尖瓣修补术 35.1400x001
  - 三尖瓣下移矫治术 [Ebstein 畸形] 35.1400×002
  - 三尖瓣切开扩张术 35.1400x003
  - 三尖瓣环缩术 35.1400x006
  - 三尖瓣成形术 35.1401
  - 胸腔镜下三尖瓣成形术 35.1402
- 三尖瓣切开和其他置换术伴有组织移植物 35.27
  - 三尖瓣切开和其他置换术伴有组织移植物 35.2700
  - 三尖瓣生物瓣膜置换术 35.2701
  - 胸腔镜下三尖瓣生物瓣膜置换术 35.2702
- 三尖瓣切开和其他置换术 35.28
  - 三尖瓣切开和其他置换术 35.2800
  - 三尖瓣机械瓣膜置换术 35.2801
  - 胸腔镜下三尖瓣机械瓣膜置换术 35.2802
- 瓣环成形术 35.33
  - 三尖瓣瓣环成形术 35.3300x002
  - 三尖瓣瓣环折叠术 35.3300x003
- 三尖瓣瓣周漏修补术 35.9500x005
- 经导管三尖瓣球囊扩张成形术 35.9603
- 其他手术
  - 三尖瓣瓣膜切除术（非瓣膜置换）35.9900x001
  - 三尖瓣闭合术（单心室）35.9900×002

图 6-25 三尖瓣治疗方式 ICD-9-CM-3 分类

五、肺动脉瓣手术治疗方式及 ICD-9-CM-3 分类

肺动脉手术的常规手术原理和其他瓣膜类似，均需要考虑手术的入路、术式等情况，此处不再阐述。肺动脉瓣常为先天性疾病，除了常规瓣膜手术，其他手术如35.9手术多用于先天性心脏病手术治疗，详情可见第八章内容。

（一）肺动脉狭窄

成人的单纯性先天性肺动脉瓣狭窄治疗主要是经皮球囊肺动脉瓣成形术或直视下瓣膜切开术；合并漏斗部狭窄的患者可行跨瓣右室流出道补片；合并肺动脉瓣环及肺动脉主干发育不良的患者可行同种异体肺动脉移植术。

（二）肺动脉关闭不全

治疗多针对引起肺动脉高压的潜在原因。原发性的重度肺动脉瓣关闭不全或右心衰难以纠正时，可考虑人工瓣膜置换术。

肺动脉瓣狭窄和关闭不全手术治疗 ICD-9-CM-3 分类见图 6-26。

六、感染性心内膜炎手术治疗方式及 ICD-9-CM-3 分类

1. 感染性心内膜炎手术治疗方式

对于抗生素治疗预期疗效不佳的高危患者，应考虑早期手术干预。早期手术旨在通过切除感染物、引流脓肿和修复受损组织，避免心衰进行性恶化和不可逆性结构破坏，预防栓塞事件。

2. 其他注意事项

（1）辅助心血管手术的体外循环。直视心脏瓣膜手术部分需要体外循环，这时需要另编码体外循环（39.61），体外循环的主导词为"体外"。

（2）主要手术选择。心脏瓣膜手术应选择风险最大、花费医疗资源最多、住院时间最长治疗的情况作为主要手术，应注意主要手术与主要诊断的一致性，诊断性操作作为附加编码。

闭合性心脏瓣膜切开术，肺动脉瓣 35.03 ┤ 闭合性心脏瓣膜切开术，肺动脉瓣 35.0300
经皮肺动脉瓣探查术 35.0300x002
肺动脉瓣闭式扩张术 35.0301

血管内肺动脉瓣置换 35.07 ┤ 血管内肺动脉瓣置换 35.0700
经导管肺动脉瓣植入术 35.0701

经心尖肺动脉瓣置换 35.08 ┤ 经心尖肺动脉瓣置换 35.0800
经胸肺动脉瓣支架置入术 35.0800x001
经心尖肺动脉瓣生物瓣膜植入术 35.0800x002
胸腔镜下肺动脉瓣生物瓣膜置换术 35.0801
胸腔镜下肺动脉瓣机械瓣膜置换术 35.0802

无置换的开放性肺动脉瓣成形术 35.13 ┤ 无置换的开放性肺动脉瓣成形术 35.1300
肺动脉瓣切开扩张术 35.1300x002
肺动脉瓣修补术 35.1300x004
胸腔镜下肺动脉瓣成形术 35.1300x005
肺动脉瓣成形术 35.1301

肺动脉能切开和其他置换术伴有组织移植物 35.25 ┤ 肺动脉瓣切开和其他置换术伴有组织移植物 35.2500
肺动脉瓣生物瓣膜置换术 35.2501
肺动脉瓣切开和其他置换术 35.2600
肺动脉瓣机械瓣膜置换术 35.2601

肺动脉瓣治疗方式 ICD 分类

建立右心室和肺动脉通道 35.92 ┤ 35.9200x001 右心室—肺动脉分流术［Rastelli 手］
35.9200x004 单源化手术
35.9200x005 右室双出口矫治术
35.9201 拉斯特里氏手术 35.9202 REV 手术

建立心房和肺动脉间通道 35.94 ┤ 35.9400x003 右心耳—肺动脉不带瓣管道吻合术
35.9400x004 右心耳—肺动脉带脂管道吻合术
35.9400x005 右心耳—肺动脉直接吻合术
35.9400×006 半方坦手术［半 Fontan 手术］
35.9401 方坦手术
35.9402 改良方坦手术

经皮肺动脉瓣周漏修补术 35.9500×006

经导管肺动脉瓣球囊扩张成形术 35.9601

图 6-26 肺动脉瓣手术治疗方式 ICD-9-CM-3

第四节 案例分析

案例 1

【病例摘要】

患者，女性，72 岁，入院前 10⁺天出现行走乏力、双下肢无力，自主行走困难，风湿系列＋抗 CCP 抗体未见异常。考虑感染性心内膜炎（真菌感染不除外）、真菌血症，入科后继续予以抗感染等对症治疗。超声报告显示：二尖瓣前叶异常回声团块，左房增大，主动脉硬化，升主动脉增宽，主动脉瓣钙化、粘连，主动脉瓣狭窄（轻度），主动脉瓣反流（轻—中度），左室收缩功能正常。

手术经过：

（1）全麻气插，常规消毒铺巾，胸骨正中开胸，显露心脏，3 mg/kg 肝素化；升主动脉，上下腔静脉插管建立 CPB，降温，阻断升主动脉，斜行切开主动脉显露主动脉瓣，直灌停跳。

（2）剪除病变主动脉瓣膜；阻断上、下腔静脉，右房、房间隔切口显露二尖瓣，剪除病变二尖瓣，清除赘生物，反复冲洗。

（3）经测量二尖瓣位间断缝合植入 27[#]Master 机械瓣，主动脉瓣位间断褥式外翻缝合植入 23[#]Master 机械瓣。

（4）复温，关闭心脏各切口，开放升主动脉，自动复跳。逐步撤除 CPB，鱼精蛋白中和肝素，彻底止血关胸，安置心包，纵隔引流，钢丝＋钢板 1 枚固定胸骨。

术中探查发现：心包内淡黄色积液约 80 ml，二尖瓣前交界区 1.2 cm 左右赘生物，二尖瓣中度关闭不全；主动脉瓣增厚钙化，瓣叶僵硬，轻度狭窄伴中度关闭不全。

【出院诊断】

①二尖瓣赘生物；②真菌性心内膜炎；③急性感染性心内膜炎；④主动脉瓣关闭不全（轻—中度）；⑤主动脉瓣狭窄轻度；⑥真菌感染；⑦真菌血症；⑧心脏扩大；⑨主动脉硬化；⑩主动脉瓣钙化；⑪略。

【疾病分类诊断及编码】

主要疾病及编码：I33.008 二尖瓣赘生物

其他疾病及编码：I35.200x001 老年钙化性主动脉瓣狭窄伴关闭不全

I33.004 真菌性心内膜炎

略

【手术名称】

体外循环下：①二尖瓣置换术；②主动脉瓣置换术。

主要手术及编码：35.2401 二尖瓣机械瓣膜置换术

其他手术及编码：35.2201 主动脉瓣机械瓣膜置换术

　　　　　　　　39.6100 体外循环辅助开放性心脏手术

【分析点评】

患者明确急性真菌性心内膜炎，按照 ICD-10 分类规则，分类于 I33.0 急性和亚急性感染性心内膜炎，临床表现为二尖瓣赘生物，故编码 I33.008 二尖瓣赘生物。

真菌性心内膜炎不作为主要诊断，可作为附加编码表明感染的病原学情况。此处为易错点，编码员容易将心内膜炎作为主要诊断，而规则仅适用于慢性风湿性心脏病有风湿的活动表现，住院治疗风湿热，则风湿热的编码为主，慢性风湿性心脏病的编码为附加编码，故本例主要诊断临床医师选择正确。手术名称临床医师填写欠规范，应按照手术记录明确具体的心脏瓣膜材料；另外编码员应注意另编码体外循环 39.61。

案例 2

【病例摘要】

患者，女性，74 岁，冠状动脉搭桥术后 3⁺年，胸闷、气紧 2⁺年，加重 4⁺月。入院后完善血常规、肝肾功能、凝血、乙丙肝、心超、胸部 CT 相关检查。超声报告见：CABG 术后、左房轻度增大、主动脉硬化、主动脉瓣钙化、主动脉瓣反流（轻度）、心包积液（少量）、左室收缩功能正常、舒张功能降低。

【出院诊断】①主动脉瓣关闭不全；②主动脉狭窄（轻度）；③心包积液；④高血压；⑤冠状动脉粥样硬化性心脏病术后；⑥心功能不全；⑦略。

【疾病分类诊断及编码】

主要疾病及编码：I35.100x002 非风湿性主动脉瓣关闭不全

其他疾病及编码：I31.300 心包积液（非炎性）

　　　　　　　　略

【分析点评】

本例老年患者主动脉瓣反流、钙化，诊断明确，确定为非风湿性主动脉瓣疾患中的老年性退行性主动脉钙化。明确病因后进行编码，应注意勿将主动脉狭窄与主动脉瓣关闭不全合并为老年钙化性主动脉瓣狭窄伴关闭不全 I35.200x001，此案例及后文的部分诊断和手术操作省略编码以节省篇幅，实际工作中应完整编码。

案例 3

【病例摘要】

患者，女性，71 岁，1⁺周前无明显诱因出现心累气紧，偶有心悸。行心脏彩超检查示："二尖瓣脱垂伴重度反流，三尖瓣中—重度反流，肺动脉高压，左室收缩功能正常，舒张功能降低"，BNP 1350 pg/ml。

手术经过：

（1）胸骨正中切口切开皮肤，胸骨正中锯开胸骨，切开心包悬吊，肝素化，主动脉根部，上、下腔静脉分别插管建立体外循环，阻断上、下腔静脉，安置左心引流，降温，主动脉根部阻断，经主动脉根部灌入冷血停跳液，心脏停跳满意。

（2）切开右心房，经房间隔切开左房，探查未见左房血栓。

（3）经测量二尖瓣环后用带垫片二尖瓣缝线间断缝合置入 27#hancock Ⅱ人工生物二尖瓣瓣膜，探查人工瓣膜开闭良好。3－0prolene 缝线缝合房间隔切口。

（4）经右房探查三尖瓣瓣环扩大伴重度反流，经测量后用三尖瓣成形线间断缝合置入 25#成形环，注水试验见三尖瓣成形效果满意，无明显返流。4－0prolene 缝线连续缝合关闭右房切口。

（5）升温，头低位，鼓肺，主动脉根部排气，开放主动脉，心脏复跳满意。逐步调整体外循环流量并停机，探查未见明显出血后拔除上、下静脉插管，鱼精蛋白中和肝素，拔除主动脉插管，撤除体外循环。清点器械纱布无误，再次彻底止血，安置心包、纵隔引流管，用胸骨环抱式接骨器两个（4爪2个）和钢丝三根固定胸骨。逐层关胸。手术结束。

【出院诊断】

①二尖瓣反流重度；②二尖瓣脱垂；③三尖瓣中—重度反流；④双侧胸腔积液；⑤肺水肿；⑥心功能不全；⑦肺功能不全；⑧心脏手术后低心排综合征；⑨手术后胃肠功能紊乱；⑩阵发性心房颤动；⑪略。

【疾病分类诊断及编码】

主要疾病及编码：I34.100x004 二尖瓣脱垂伴关闭不全

其他疾病及编码：I36.100 非风湿性三尖瓣关闭不全

略

【手术名称】

①二尖瓣生物瓣膜置换术；②三尖瓣成形术；③心房折叠术；④体外循环辅助开放性心脏手术；⑤胸骨内固定术。

主要手术及编码：35.2300x002 二尖瓣生物瓣膜置换术（保留瓣下结构）

其他手术及编码：35.3300x002 三尖瓣瓣环成形术

39.6100 体外循环辅助开放性心脏手术

【分析点评】

该例患者为二尖瓣脱垂所致严重二尖瓣关闭不全和三尖瓣关闭不全，确定为非风湿性，故主要诊断编码合并为二尖瓣脱垂伴关闭不全 I34.100x004；手术明确，二尖瓣生物瓣膜置换，未切除瓣下结构，故编码二尖瓣生物瓣膜置换术（保留瓣下结构）35.2300x002，三尖瓣植入人工瓣环进行成形术，未涉及腱索和乳头肌。

案例 4

【病例摘要】

患者，女性，74 岁，入院前 20⁺ 天。患者诉感冒后出现胸前区疼痛不适，阵发性发作，约 10 次/天，后逐渐放射至双侧肩部、后背部，持续数秒钟不等，伴心累、气紧、头晕、咳嗽、咯痰，休息后自行缓解。心脏彩超提示感染性心内膜炎、二尖瓣前叶赘生物、二尖瓣前叶瓣膜瘤，二尖瓣重度反流，主动脉瓣多发赘生物，主动脉瓣脱垂并重度反流，主动脉瓣穿孔，双房左室增大，左室收缩功能正常；心电图示：房性心律，心房颤动，肢导联低电压；冠脉造影：冠状动脉未见钙化灶，冠状动脉呈右优势型，各支冠状动脉未见粥样硬化斑块及狭窄性改变，前降支中段贴壁走行。

术中探查发现：二尖瓣赘生物生成，二尖瓣前叶穿孔，二尖瓣脓肿累及二尖瓣瓣环，主动脉瓣赘生物生成，主动脉瓣无冠瓣穿孔，主动脉瓣赘生物累及主动脉瓣环，三尖瓣瓣环扩大，中度关闭不全

手术经过：

（1）胸骨正中切口切开皮肤，胸骨正中锯开胸骨，切开心包悬吊心包，肝素化，主动脉根部，上、下腔静脉分别插管建立体外循环，安置左心引流，降温，剪开主动脉根部，左、右冠状动脉分别灌入冷血停跳液。

（2）阻断上、下腔静脉，切开右心房，经房间隔切开左房，探查未见左房血栓，探查见上，剪除二尖瓣前叶，清除赘生物，剪除主动脉瓣，清除左室流出道赘生物。

（3）碘伏、生理盐水反复冲洗左室，用硬脑脊膜补片行二尖瓣、主动脉瓣瓣环成形，经测量 2-0 带垫片二尖瓣缝线间断褥式外翻缝合置入 27# sj-master 机械瓣膜。经测量主动脉瓣瓣环大小后，间断褥式外翻缝合置入 23# sj-master 机械瓣膜。4-0prolene 线缝合主动脉切口，3-0prolene 缝线缝合房间隔切口。

（4）经右房探查三尖瓣瓣环扩大伴中度返流，间断缝合置入 25# C 型成形环，注水试验见是三尖瓣成形效果满意，无明显返流。

（5）升温，头低位，鼓肺，主动脉根部排气，开放主动脉，心脏复跳满意。4-0prolene 缝线连续缝合关闭右房切口。逐步调整体外循环流量，停机。探查未见明显出血后拔除上、下腔静脉插管，鱼精蛋白中和肝素，拔除主动脉插管，撤除体外循环。清点器械纱布无误，再次彻底止血。安置心包、纵隔引流管及右侧胸腔引流管，胸骨环抱式接骨器两个和钢丝固定胸骨。逐层关胸。

【出院诊断】

①感染性心内膜炎性赘生物；②主动脉瓣赘生物；③主动脉瓣关闭不全（重度）；

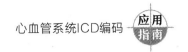

④二尖瓣赘生物；⑤二尖瓣关闭不全（中一重度）；⑥三尖瓣关闭不全（中度）；⑦手术后胃肠功能紊乱；⑧心脏手术后低心排综合征；⑨心房颤动；⑩略。

【疾病分类诊断及编码】

主要疾病及编码：I35.101 心内膜炎伴主动脉瓣关闭不全

其他疾病及编码：I33.009 主动脉瓣赘生物

　　　　　　　略

【手术名称】

①主动脉瓣置换；②二尖瓣置换；③三尖瓣成形；④主动脉瓣瓣环重建；⑤二尖瓣瓣环重建；⑥体外循环。

主要手术及编码：35.2201 主动脉瓣机械瓣膜置换术

其他手术及编码：35.2401 二尖瓣机械瓣膜置换术

　　　　　　　　35.3300x002 三尖瓣瓣环成形术

　　　　　　　　35.3300x001 二尖瓣瓣环成形术

　　　　　　　　35.3300x004 主动脉瓣瓣环成形术

　　　　　　　　39.6100 体外循环辅助开放性心脏手术

【分析点评】

该例患者主动脉瓣关闭不全，主动脉瓣赘生物，明确病因为感染性心内膜炎所致，同时伴有二尖瓣畸形，排除风湿性多瓣膜疾病情况，故不应合并编码到I08风湿性或病因不明的心脏多个瓣膜疾病。二尖瓣脓肿累及二尖瓣环，主动脉瓣赘生物累及主动脉瓣环，三尖瓣瓣环扩大，中度关闭不全，手术操作二尖瓣主动脉瓣行机械瓣膜置换，未保留瓣下结构，还行二尖瓣、主动脉瓣瓣环成形术。临床医师填写瓣膜置换的材料不够具体，编码员应查阅手术记录进行正确编码。

案例 5 ⊳ ···

【病例摘要】

患者，男性，54岁，半年前，患者无明显诱因出现头昏、心悸，伴心累、双下肢及双上肢水肿。心脏彩超示：二尖瓣置换术后，人工机械瓣未见异常，三尖瓣重度反流，肺动脉压增高，主动脉硬化，主动脉瓣反流（轻度），心律不齐；心电图示：房性心律，心房颤动，ST－T改变。

手术经过：

（1）左半侧卧位，消毒铺巾，乳下第四肋间作操作孔，腋前线第五肋间作观察孔。3 mg/kg 肝素化，右侧颈内静脉、右侧股动静脉插管建立 CPB。

（2）打开心包、右房，阻断腔静脉，三尖瓣探查见上，预计成形效果差。

（3）保留全瓣，测量后间断缝合植入普惠29#牛心包瓣，4－0prolene 线关闭右房切口。探查未见明显出血，逐步撤除 CPB，鱼精蛋白中和肝素，充分止血，安置右胸引流。术毕安返 ICU。

【出院诊断】

①三尖瓣关闭不全（重度）；②心功能不全；③主动脉硬化；④冠状动脉狭窄（轻度）；⑤心律失常；⑥心房颤动；⑦二尖瓣机械瓣置换状态；⑧略。

【疾病分类诊断及编码】

主要疾病及编码：I07.100 三尖瓣关闭不全

其他疾病及编码：I50.900x002 心功能不全

略

【手术名称】

胸腔镜体外循环下三尖瓣生物瓣置换术

主要手术及编码：35.2702 胸腔镜下三尖瓣生物瓣膜置换术

其他手术及编码：39.6600 经皮心肺搭桥

【分析点评】

此例患者既往行二尖瓣置换术，本次来院治疗三尖瓣关闭不全（重度）。此例无法明确病因，按照三尖瓣关闭不全的编码规则，三尖瓣的闭锁不全按假定为风湿性编码，且风湿性和未特指起源的三尖瓣关闭不全均分类于 I07，故编码三尖瓣关闭不全 I07.100。一般情况下行手术治疗的瓣膜疾病均能明确病因，故应沟通临床医师是否书写病历时未具体说明，此处作为反面案例以做警示，此例沟通临床医师后为风湿性三尖瓣关闭不全，应编码 I07.100x001。对三尖瓣进行胸腔镜下三尖瓣生物瓣膜置换术，微创手术应注意瓣膜置换的材料类型，注意是否在体外循环辅助下进行手术。

案例 6

【病例摘要】

患者为老年男性，半年前无明显诱因出现心累、气紧，无心悸胸闷，无畏寒发热，无咳嗽咳痰，无胸痛不适，无端坐呼吸，无黑矇，无晕厥；期间患者未行药物治疗，后逐渐加重。门诊以"心脏瓣膜病"收入。主动脉 CTA 示：主动脉粥样硬化，升主动脉扩张。左心脏超声：瓣膜性心脏病，二尖瓣反流（中度），三尖瓣反流（轻度），肺动脉压增高，主动脉瓣反流（重度）左房、左心耳自发显影，左心增大，左室肥厚，主动脉硬化，主动脉窦及升主动脉增宽，心包积液（少量），心律偶不齐，左室收缩功能降低舒张功能降低。心电图：室上性心动过速，顺向型房室折返性心动过速可能性大，T 波改变，全导联倒置或双向。肺功能提示：中重度通气功能障碍；动态心电未见明显异常。排除手术禁忌后在全麻下行手术治疗。

手术经过：

（1）全麻满意后，仰卧位，常规消毒，铺巾。肝素化后穿刺双侧股动脉。左侧股动脉置入 6F 血管鞘。右侧股动脉预埋血管缝合器 2 枚。右侧股动脉先置入 8F 血管鞘。随后交换为超硬导丝。然后拔除 8F 鞘管，换为 20F 大鞘。经左侧股动脉鞘置入猪尾导管至主动脉无冠窦底。造影示主动脉窦及瓣叶情况，主动脉瓣关闭不全，左右冠状动脉显影良好。经右侧主入路置入 AL1 配合直头导丝送入左心室，交换入超硬导丝经主动脉瓣口入左室。决定选用 32 mm 启明人工主动脉瓣膜，球囊 25 mm 预扩主动脉瓣，造影显示冠脉显影良好。

（2）经导管送入已装载启明人工主动脉瓣膜的输送系统。DSA 下经输送系统定位人工瓣膜。边造影确认位置后，缓慢精准释放支架瓣膜后，患者心律能逐渐恢复正常，再次造影及提示瓣膜位置下降，但主动脉瓣反流较少，再次送入 32 mm 人工介入瓣膜，边造影边缓慢释放。

（3）再次造影瓣膜位置满意，冠脉显影良好，撤出输送系统及支架瓣膜锚定关系，经胸超声示主动脉瓣过瓣血流速度满意。回撤输送系统。撤出导丝和鞘管，血管缝合器缝合血管。加压包扎。患者心率血压平稳。手术完毕。

【出院诊断】①主动脉瓣关闭不全（重度）；②二尖瓣关闭不全中度；③心功能Ⅲ级；④三尖瓣关闭不全轻度；⑤略。

【疾病分类诊断及编码】

主要疾病及编码：I08.303 二尖瓣主动脉瓣及三尖瓣关闭不全

其他疾病及编码：I50.904 心功能Ⅲ级

略

【手术名称】

主动脉造影、经导管主动脉瓣植入术、主动脉瓣球囊成形术

主要手术及编码：35.0501 经导管主动脉瓣植入术

其他手术及编码：88.4200 主动脉造影术

【分析点评】

患者主动脉瓣关闭不全（重度）、二尖瓣关闭不全中度、三尖瓣关闭不全轻度，按照多瓣膜疾病的假定分类规则，凡未提及病因的心脏多瓣膜疾病，按假定的风湿性病因处理编码，故分类于 I08.3。此例患者行主动脉造影，经导管主动脉瓣植入术、主动脉瓣球囊成形术，临床医师主要手术选择错误，应将经导管主动脉瓣植入术作为主要手术，主动脉造影术作为附加手术。这也是临床医师常见的错误类型，尤其是在介入类手术中，临床医师往往按照手术时间先后顺序，将造影写在第一手术位置，这显然不符合主要手术的选择原则。此外，注意 35.05 包括任何伴有球囊瓣膜成形术，不需要分别编码。一般情况下行手术治疗的瓣膜疾病均能明确病因，故应沟通临床医师是否是书写病历时未具体说明，此处作为反面案例以做警示。

案例 7

【病例摘要】

5 年前，患者出现活动后心累、气紧。主动脉 CTA：主动脉粥样硬化伴多发附壁血栓（壁内血肿待排）、多个小溃疡形成可能。超声报告：风湿性心瓣膜病，主动脉瓣反流（重度），主动脉瓣钙化，二尖瓣反流（轻—中度），三尖瓣反流（轻—中度），肺动脉压增高，双房增大，左室轻度增大，左室肥厚，主动脉硬化，主动脉窦及升主动脉增宽，心包积液（少量），左室收缩功能正常，舒张功能降低。无手术禁忌证，在全麻下行经导管主动脉瓣置换术，手术成功顺利，目前患者恢复良好。

手术经过：

（1）全麻满意后，仰卧位、常规消毒，铺巾。肝素化后穿刺双侧股动脉。左侧股动脉置入 6F 血管鞘。右侧股动脉预埋血管缝合器 2 枚。右侧股动脉先置入 12F 血管鞘。随后交换为超硬导丝。然后拔除 12F 鞘管。经左侧股动脉鞘置入猪尾导管至主动脉无冠窦底。造影示主动脉窦及瓣叶情况，返流严重，左右冠状动脉显影良好。

（2）经右侧主入路置入 AL2 配合直头导丝送入左心室，交换入超硬导丝经主动脉瓣口入左室。决定选用 29 mm 启明人工主动脉瓣膜。DSA 下经输送系统定位人工瓣膜。边造影确认位置后，缓慢精准释放支架瓣膜后，瓣膜位置满意，

（3）后造影示冠脉显影良好，未见瓣周漏，撤出输送系统及支架瓣膜锚定关系，经胸超声示主动脉瓣过瓣血流速度满意。回撤输送系统。撤出导丝和鞘管，血管缝合器缝合血管。加压包扎。患者心率血压平稳。手术完毕。

【出院诊断】

①主动脉瓣关闭不全（重度）；②心功能不全；③二尖瓣反流；④三尖瓣关闭不全；⑤肺动脉高压；⑥略。

【疾病分类诊断及编码】

主要疾病及编码：I08.303 二尖瓣主动脉瓣及三尖瓣关闭不全

其他疾病及编码：I50.900x002 心功能不全

略

【手术名称】

经导管主动脉瓣植入术（TAVI）＋主动脉造影术

主要手术及编码：35.0501 经导管主动脉瓣植入术

其他手术及编码：88.4200 主动脉造影术

【分析点评】

患者主动脉瓣关闭不全重度、二尖瓣反流、三尖瓣关闭不全，明确病因为风湿性，故分类于 I08.3，可附加风湿性多瓣膜疾病编码区别于假定分类。

案例 8

【病例摘要】

患者，老年男性，70 岁，检查发现心脏瓣膜疾病 1$^+$年，门诊以"二尖瓣反流"收入我科。行心脏彩超检查提示：左心增大，室壁运动欠协调。二尖瓣中—重度偏心性反流，三尖瓣重度反流，心功能测值正常，轻度肺动脉高压形成。现患者偶有心悸，评估后于全麻下行手术治疗。

手术经过：

（1）右胸垫高，常规消毒铺巾，右侧颈内插管备用，右侧第 4 肋间胸骨旁 3cm 至腋前线切开皮肤，右侧锁骨中线第 3 肋间开孔，单肺通气后，逐层进入右侧胸腔并放入胸腔镜，全量肝素后，右侧股动脉、股静脉及右侧颈内静脉插管、左上肺静脉插管引流，体外循环开始，

（2）切开心包悬吊。切开左心房、右心房，探查见上述。经测量二尖瓣环后用二尖瓣成形线间断缝合置入 32$^\#$5200 成形环，使用 CV－4 缝合于前瓣 A2 区作为人工腱索调整高度后打结，注水试验见二尖瓣关闭满意，无明显返流。3－0 prolene 缝线缝合房间沟切口。

（3）经右心房探查三尖瓣瓣环扩大，三尖瓣中度关闭不全，测量三尖瓣环后间断缝合置入 28$^\#$4900T 成形环。注水见三尖瓣关闭满意。升温，头低位，鼓肺，主动脉根部排气，开放主动脉，心脏复跳满意。

（4）逐步调整体外循环流量并停机，经食管超声评估二尖瓣微量反流，三尖瓣微量反流。探查未见明显出血后拔除各插管，鱼精蛋白中和肝素，拔除股动脉插管，撤除体外循环。清点器械纱布无误，再次彻底止血，安置右侧胸腔引流管，逐层关胸。手术结束。

【出院诊断】

①二尖瓣反流（中重度）；②三尖瓣关闭不全（中度）；③心脏扩大；④重度贫血；⑤风湿性心脏瓣膜病；⑥略。

【疾病分类诊断及编码】

主要疾病及编码：I08.103 二尖瓣及三尖瓣关闭不全

其他疾病及编码：I51.700x009 心脏扩大

略

【手术名称】

①胸腔镜辅助下二尖瓣成形术；②三尖瓣成形术；③体外循环辅助下开放性心脏手术。

主要手术及编码：35.1202 胸腔镜下二尖瓣成形术

其他手术及编码：35.1402 胸腔镜下三尖瓣成形术

35.3201 腱索修补术

39.6600 经皮心 肺搭桥

【分析点评】

此例患者风湿性心脏瓣膜病诊断明确，合并二尖瓣反流中重度、三尖瓣关闭不全（中度），故应合并编码至风湿性多瓣膜疾病，二尖瓣及三尖瓣关闭不全 I08.103。此外，因为瓣环成形有单独的分类，但是没有胸腔镜下的扩展码，建议新增扩展编码。

案例 9

【病例摘要】

患者右乳术后 2 天，感心累、气紧 1 天。超声报告：二尖瓣反流（轻度）。左室收缩功能正常。心电图：窦性心律。ST－T 改变。CT 报告：双肺多发浅淡磨玻璃斑片影，感染性病变？右肺下叶磨玻璃小结节，炎性结节可能，心包少量积液。入院后患者循环不稳定，予以间羟胺持续泵入维持循环，予以呋塞米、螺内酯联合利尿减轻心脏负荷，予以倍他乐克控制心率。后患者复查心脏超声、血常规、电解质等未见明显异常。现患者病情平稳，生命体征稳定，嘱相关出院注意事项后办理出院。

【出院诊断】

①二尖瓣反流（轻度）；②慢性乳腺炎；③乳腺脓肿；④甲状腺功能亢进症；⑤脂肪肝；⑥高尿酸血症。

【疾病分类诊断及编码】

主要疾病及编码：I34.001 二尖瓣反流

其他疾病及编码：N61.x00x014 慢性乳腺炎

略

【分析点评】

此例患者二尖瓣反流（轻度），未明确具体病因，在实际编码工作中，大多数情况均能明确心脏瓣膜的病因，若病历中未明确具体病因，应及时沟通临床医师明确相关病因情况，不可将假定分类的规则脱离病历实际直接大量使用于心脏瓣膜疾病的编码之中，此例沟通临床医师后确定为非风湿性二尖瓣反流。故编码名为二尖瓣反流 I34.001。

案例 10

【病例摘要】

患者半月前因"胸闷、气紧"于我院门诊就诊。行心脏彩超检查提示：风湿性心脏瓣膜病［①二尖瓣狭窄（重度），②三尖瓣反流（重度）肺动脉高压，③主动脉瓣反流（轻度）］；双房增大；双房淤血；主动脉硬化；升主动脉增宽；心包积液（少量）。建议手术治疗，患者及家属决定暂行药物治疗。患者双下肢明显水肿，药物治疗无明显效果。患者胸闷气紧加重，日常活动困难，无畏寒发热，无咳嗽、咳痰，无胸痛不适，无端坐呼吸，无黑矇，无晕厥。1天前患者心累气紧明显加重，以"心脏瓣膜病"收入我科。入院后按心脏外科护理常规，吸氧，心电监测，监测血压、血糖等；完善血常规、大小便常规、肝肾功、电解质、VTE防治外科住院患者出血风险评估（完善凝血功能、输血前相关检查等）；完善心电图、胸部CT、腹部彩超，心脏彩超、冠脉造影、肺功能等相关检查。在全麻下行手术治疗。

术中探查发现：胸骨骨质疏松，心包内淡黄色积液约80 ml，左房，右房明显扩大；二尖瓣瓣叶增厚钙化、交界融合，二尖瓣重度狭窄；三尖瓣瓣环扩大，三尖瓣重度关闭不全。

手术经过：

（1）全麻气管插管，常规消毒铺巾，胸骨正中开胸，显露心脏，肝素化；升主动脉、上下腔静脉插管建立CPB，降温，阻断升主动脉，顺灌停跳；阻断上下腔静脉。

（2）右房、房间隔切口显露二尖瓣，剪除病变二尖瓣前叶，保留部分后瓣。

（3）经测量二尖瓣瓣环后，间断缝合植入27国产二尖瓣牛心包生物瓣。3-0prolene线缝闭左心耳开口，行左心房折叠术。缝闭房间隔切口。

（4）三尖瓣瓣环间断缝合植入28#爱德华4900三尖瓣成形环。

（5）复温，关闭心脏各切口，开放升主动脉，自动复跳。逐步撤除CPB，鱼精蛋白中和肝素，彻底止血关胸，安置心包、纵隔引流，环抱式接骨器两个和钢丝固定胸骨。

【出院诊断】

①二尖瓣狭窄伴三尖瓣关闭不全（重度）；②心动过缓；③心功能不全；④肺功能不全；⑤心房扑动；⑥肺动脉高压；⑦主动脉瓣关闭不全（轻度）；⑧不完全性右束支传导阻滞；⑨略。

【疾病分类诊断及编码】

主要疾病及编码：I08.302二尖瓣狭窄及主动脉瓣三尖瓣关闭不全

其他疾病及编码：略

【手术名称】

体外循环下二尖瓣生物瓣置换术，三尖瓣瓣环成形术，左心耳缝闭、左房折叠术

主要手术及编码：35.2300x002二尖瓣生物瓣膜置换术（保留瓣下结构）

其他手术及编码：35.3300x002三尖瓣瓣环成形术

35.4903心房折叠术

39.6100体外循环辅助开放性心脏手术

【分析点评】

本例患者明确多个瓣膜疾病的病因为风湿性多个瓣膜疾病，分类于二尖瓣狭窄及主动脉瓣三尖瓣关闭不全 I08.302，可附加 I08.300x001 风湿性二尖瓣主动脉瓣三尖瓣联合瓣膜病明确病因。

案例 11

【病例摘要】

患者 1 月前无明显诱因出现活动后心悸、气紧，休息后缓解，无咳嗽、咳痰等不适，遂于当地医院就诊，诊断为风湿性心脏病，二尖瓣狭窄并关闭不全，心房颤动。予以对症支持治疗后好转出院。为行进一步手术治疗入笔者所在医院。现患者偶有心悸，无畏寒发热，无咳嗽、咳痰，无胸痛不适，无端坐呼吸，无黑矇，无晕厥。入院后予以患者呋塞米、螺内酯利尿改善心功能等对症治疗。完善相关检查：心脏彩超示风湿性心脏病［二尖瓣狭窄（轻度）、二尖瓣反流（中—重度）、三尖瓣反流（中—重度）、主动脉瓣反流（轻度）］；双房增大，升主动脉增宽，心包积液（少量），心律不齐，左室收缩功能测值正常。患者有手术指征，排除手术禁忌后予以患者全麻下行手术治疗。

术中探查发现：房颤心律，左房增大，左室增大，二尖瓣瓣膜增厚，后叶活动度受限，二尖瓣轻度狭窄伴重度关闭不全，三尖瓣瓣环扩大，三尖瓣重度关闭不全。

手术经过：

（1）胸骨正中切口切开皮肤，胸骨正中锯开胸骨，切开心包悬吊，肝素化，主动脉根部及上、下腔静脉分别插管建立体外循环，阻断上、下腔静脉，安置左心引流，降温，主动脉根部阻断，经主动脉根部灌入冷血停跳液，心脏停跳满意，

（2）切开右心房，经房间隔/沟切开左房，探查未见左房血栓，取 Atricure 双极射频消融钳行房颤消融（消融路径：左、右肺静脉前庭，右下肺静脉至左下肺静脉连线，左心耳，左心耳至左上肺静脉连线，左房顶，左下肺静脉至二尖瓣后瓣瓣环，右房切口至房间沟，右房切口至下腔静脉，冠状静脉窦至三尖瓣隔瓣环，冠状静脉窦至下腔静脉，左心耳）。用 3 - 0 带垫片 Prolene 线缝闭左心耳，行左心房成形术。

（3）切开二尖瓣交界，切断二尖瓣后瓣部分次级腱索，经测量二尖瓣环后植入 30# 5200M 二尖瓣成形环。3 - 0prolene 缝线缝合房间沟切口。

（4）经右房探查三尖瓣瓣环扩大伴重度反流，经测量后用三尖瓣成形线间断缝合置入 25# 佰仁思成形环。注水试验见三尖瓣成形效果满意，无明显返流。4 - 0prolene 缝线连续缝合关闭右房切口。

（5）升温，头低位，鼓肺，主动脉根部排气，开放主动脉，心脏复跳满意。逐步调整体外循环流量并停机，探查未见明显出血后拔除上、下静脉插管，鱼精蛋白中和

肝素，拔除主动脉插管，撤除体外循环。术中 TEE：二尖瓣未见狭窄与返流，开口面积 2.5 cm²，主动脉瓣轻度反流，三尖瓣微量反流。清点器械纱布无误，再次彻底止血，安置心包，纵隔引流管，用钢丝固定胸骨，逐层关胸，手术结束。

【出院诊断】

①二尖瓣关闭不全（中—重度）；②三尖瓣关闭不全中—重度；③二尖瓣狭窄轻度；④主动脉瓣关闭不全轻度；⑤心房颤动；⑥心包积液少量；⑦心功能Ⅲ级；⑧重症肺炎；⑨略。

【疾病分类诊断及编码】

主要疾病及编码：I08.301 二尖瓣狭窄关闭不全伴主动脉及三尖瓣关闭不全

其他疾病及编码：I48.x01 心房颤动

I08.300x001 风湿性二尖瓣主动脉瓣三尖瓣联合瓣膜病

略

【手术名称】

体外循环下：①二尖瓣成形术；②改良迷宫手术；③三尖瓣成形术；④左房折叠术。

主要手术及编码：35.3300x001 二尖瓣瓣环成形术

其他手术及编码：35.3300x002 三尖瓣瓣环成形术

37.3306 心脏射频消融改良迷宫术

37.4903 心房折叠术

35.3202 腱索切断术

39.6100 体外循环辅助开放性心脏手术

【分析点评】

此例患者明确风湿性心脏病，即编码于二尖瓣狭窄关闭不全伴主动脉及三尖瓣关闭不全 I08.301。由于 I08 还包含病因不明确的心脏多个瓣膜疾病，在扩展码不全的情况下，可附加风湿性二尖瓣主动脉瓣三尖瓣联合瓣膜病 I08.300x001 表明具体疾病病因情况。此例对二尖瓣三尖瓣行瓣环成形术，但临床医师在手术名称书写时错填为二尖瓣成形术、三尖瓣成形术，与手术记录内涵不符。瓣环成形可分为加用成形环的成形术和用缝线缩环术两类。主要原理是缩小扩张的后叶瓣环使后叶向前叶方向靠拢，增加前、后叶的对合，矫正关闭不全。使用人造成形环有两种情况：单用人造成形环矫正因瓣环扩大所致的关闭不全，或结合对瓣叶、腱索等成形时使用人造成形环做缩环术。此例还对心脏瓣膜疾病常见并发症房颤做了相应射频消融手术治疗。心脏瓣膜疾病合并的并发症同时行手术治疗的情况比较多见，编码时应注意查阅诊断、手术操作有无漏填错填，编码员编码和临床交流时应注意避免类似错误。

案例 12

【病例摘要】

患者确诊风湿性瓣膜病变 2$^+$ 年，心累、气促半年，加重 4 天，于我院急诊科就诊。行心电图示：窦性心动过速，完全性左束支传导阻滞室性期前收缩。入院后予以完善心脏彩超：主动脉瓣反流（重度），主动脉瓣狭窄（轻度），二尖瓣反流（中度），三尖瓣反流（中度），肺动脉压增高全心增大，左室壁搏幅弥漫性降低，左室收缩功能降低（EF = 35%）。有手术指征，建议手术治疗。告知患者及家属疾病本身及手术相关风险，行手术治疗。现患者术后病情恢复尚可，今日办理出院。

手术经过：

（1）全麻气插，常规消毒铺巾，胸骨正中开胸，显露心脏，3 mg/kg 肝素化；升主动脉及上下腔静脉插管建立 CPB，降温，阻断升主动脉，斜行切开主动脉显露主动脉瓣，直灌停跳，

（2）剪除病变瓣膜，阻断上下腔静脉，右房、房间隔切口显露二尖瓣，经测量二尖瓣位间断缝合植入 30$^\#$ 5200M 二尖瓣成形环。

（3）主动脉瓣位间断褥式外翻缝合植入 21$^\#$ Regent 机械瓣。

（4）三尖瓣植入 25$^\#$ C 型成形环。

（5）复温，关闭心脏各切口，开放升主动脉，除颤复跳。术中 TEE 示各瓣膜功能良好。逐步撤除 CPB，鱼精蛋白中和肝素，彻底止血关胸，安置心包，纵隔引流，钢丝固定胸骨。

【出院诊断】

①主动脉瓣关闭不全（重度）；②二尖瓣关闭不全；③三尖瓣关闭不全；④完全性右束支传导阻滞；⑤不完全性左束支传导阻滞；⑥心功能Ⅲ级；⑦心包积液（少量）；⑧略。

【疾病分类诊断及编码】

主要疾病及编码：I08.300x001 风湿性二尖瓣主动脉瓣三尖瓣联合病变

其他疾病及编码：略

【手术名称】

体外循环下①主动脉瓣机械瓣替换术；②二尖瓣瓣环成形术；③三尖瓣瓣环成形术

主要手术及编码：35.2201 主动脉瓣机械瓣膜置换术

其他手术及编码：35.3300x001 二尖瓣瓣环成形术

35.3300x002 三尖瓣瓣环成形术

39.6100 体外循环辅助开放性心脏手术

【分析点评】

此例为风湿性多瓣膜疾病，但扩展码中无风湿性主动脉瓣狭窄伴有关闭不全伴二尖瓣和三尖瓣关闭不全的扩展码，故根据手术治疗情况结合扩展码和具体病因，将主要诊断确定为风湿性二尖瓣主动脉瓣三尖瓣联合病变 I08.300x001。建议有关部门将实际工作中常见的多瓣膜疾病酌情进行扩展，以表达具体情况。

案例 13

【病例摘要】

患者 1 月前因"自感吞咽困难"于 A 医院就诊。行心脏彩超检查提示心脏瓣膜病（未见报告，具体不详）。未行相关治疗。后前往 B 医院行心脏彩超检查提示：主动脉瓣反流（重度），二尖瓣反流（轻度）；头颅 CT 提示脑梗死（未见报告）。予以阿托伐他汀、氯吡格雷药物治疗。为行进一步手术治疗入笔者所在医院，入院后完善相关辅助检查。超声报告：左房轻度增大、左室增大、二尖瓣反流（轻度）、三尖瓣反流（轻度）、左室壁搏幅弥漫性降低、主动脉硬化、主动脉增宽、升主动脉瘤样增宽、主动脉瓣反流（重度）、心律不齐、左室收缩功能降低、左室顺应性降低。CT 报告：冠状动脉未见钙化灶；冠状动脉呈右优势型，各支冠状动脉未见粥样硬化斑块及狭窄性改变。胸主动脉全段 CTA：升主动脉增粗。扫及心脏稍增大。右侧乳腺稍高密度团块影，乳腺纤维瘤？MR 报告：主动脉瓣重度关闭不全，继发左室扩大伴左心功能减低。左室心肌少许纤维化。升主动脉瘤样扩张。完善术前准备后，全麻下行 Wheats 手术、胸骨内固定术，手术顺利。

手术经过：

（1）全麻气插，常规消毒铺巾。胸骨正中开胸，显露心脏，3 mg/kg 肝素化；升主动脉、腔静脉插管建立 CPB，降温，阻断升主动脉，切开升主动脉，顺灌停跳。

（2）切除主动脉瓣，测量主动脉瓣环后间断褥式外翻缝合置入 21#regent 机械瓣，探查人工瓣膜活动良好。

（3）沿窦管交界上方约 1 cm 处横行切开升主动脉，取 26# 人造血管行升主动脉替换，用 4 - 0prolene 线连续缝合将升主动脉近端与人工血管吻合，灌注停跳液吻合口未见漏血；将人工血管修剪成合适长度，同法将人工血管远端与升主动脉吻合。

（4）复温，开放升主动脉，自动复跳，探查未见明显出血。逐步撤除 CPB，鱼精蛋白中和肝素，彻底止血关胸，将升主动脉包裹在人工血管外侧。安置心包，纵隔引流，环抱式胸骨固定器及钢丝固定胸骨。

出院诊断：

【出院诊断】

①风湿性心脏瓣膜病 主动脉瓣关闭不全（重度反流）；②升主动脉瘤；③三尖瓣

关闭不全（轻度）；④二尖瓣反流（轻度）；⑤脑梗死个人史；⑥心功能不全；⑦心脏扩大；⑧略。

【疾病分类诊断及编码】

主要疾病及编码：I08.303 二尖瓣主动脉瓣及三尖瓣关闭不全

其他疾病及编码：I71.201 升主动脉瘤

略

【手术名称】

Wheats 手术

主要手术及编码：38.4505 保留主动脉窦的主动脉瓣和升主动脉替换术（Wheat 手术）

其他手术及编码：35.2201 主动脉瓣机械瓣膜置换术

39.6100 体外循环辅助开放性心脏手术

【分析点评】

此例患者为风湿性多瓣膜疾病，编码二尖瓣主动脉瓣及三尖瓣关闭不全 I08.303；患者同时伴有升主动脉瘤，治疗时可行 Wheat 手术，对主动脉瓣和升主动脉疾病均进行治疗。编码时应注意对术式的理解和掌握，应注意对主动脉瓣和升主动脉的手术体现，在 38.45 中仅表示对升主动脉的置换，35.21 和 35.22 是主动脉瓣不同材料类型的置换术，虽然三个编码下均有 Wheat 手术的扩展码，但编码均不能表达 Wheat 手术情况，编码员应注意编码时对手术术式的完整体现，应在 38.45 基础上编码 35.21 或 35.22 以表达术式的具体情况，避免编码员选择扩展码时有较大的差异。

案例 14

【病例摘要】

患者，女，54 岁，8 $^+$ 月前患者出现活动后气促，休息后可好转，自觉活动耐力下降，无胸痛、心悸、黑蒙晕厥、呼吸困难、头晕，无反酸嗳气，无腹痛腹泻腹胀。后于 A 医院就诊，发现"二尖瓣狭窄"，予以华法林抗凝治疗（具体不详）。为求进一步诊治来我院就诊。常规经食管超声心动图 TEE：二尖瓣狭窄（重度），左房及左心耳中—重度自发显影，内未见明显附壁血栓。声像、常规超声心动图：风湿性心脏病二尖瓣狭窄（重度），左室收缩功能测值正常。现门诊以"二尖瓣狭窄"收入我科。入院后排除禁忌证后行冠脉造影，见前降支中段狭窄30%~40%，右冠开口狭窄约40%，回旋支未见明显狭窄。同期行右心导管检查术 + 二尖瓣球囊扩张成形术。手术顺利，术后予以抗凝治疗，现患者一般情况可，未诉特殊不适，予以出院。

手术经过:

(1) 患者平卧,常规消毒,铺巾。2%利多卡因局麻成功后,穿刺右股动、静脉,放置外鞘,沿外鞘送入导管,首先行心导管检查,再行冠脉造影,见前降支中段狭窄30%~40%,右冠开口狭窄约40%,回旋支未见明显狭窄。

(2) 房间隔穿刺成功后置入左房钢丝,全身肝素化。将扩张球囊通过二尖瓣送进入左心室,行二尖瓣球囊扩张治疗。术中超声显示二尖瓣瓣口面积增加,跨瓣压差降低,二尖瓣反流较术前无明显增加。

(3) 拔管,止血,纱布包扎,沙袋压迫,返回CCU。术中心律为窦性心律,HR波动于89 bpm左右。

【出院诊断】

①风湿性心脏病,二尖瓣狭窄(重度);②心功能Ⅱ~Ⅲ级(NYHA分级);③窦性心律;④高血压3级(很高危);⑤冠状动脉粥样硬化(很高危)。

【疾病分类诊断及编码】

主要疾病及编码:I05.000x001 风湿性二尖瓣狭窄

其他疾病及编码:I50.900x009 心功能Ⅱ~Ⅲ级(NYHA分级)

略

【手术名称】

冠状动脉造影术+右心导管检查术+二尖瓣球囊扩张成形术

主要手术及编码:35.9604 经导管二尖瓣球囊扩张成形术

其他手术及编码:88.5500 单根导管的冠状动脉造影术

37.2100 右心导管置入

【分析点评】

此例患者明确风湿性二尖瓣狭窄,分类于I05.0,但扩展码容易错选为二尖瓣狭窄I05.000。该码为"00"码,应尽量避免使用,应在扩展码中选择风湿性二尖瓣狭窄I05.000x001。患者手术治疗时行冠状动脉造影术+右心导管检查术+二尖瓣球囊扩张成形术,临床医师未将手术名称中的入路填写清楚,在手术顺序填写时习惯性按照手术的操作步骤、时间先后顺序,将冠状动脉造影错填为主要手术,应将诊断对应的主要治疗方式经导管二尖瓣球囊扩张成形术作为第一手术。

案例 15

【病例摘要】

患者,男,11岁,3⁺年前反复出现活动后胸闷,爬3层楼后发生,休息后自行缓解,未予特殊处理。无呼吸困难、咳嗽、咳痰,无胸痛、心悸,无腹胀、食欲不振。患者8年前因法洛氏四联症,于我院行先天性心脏病TOF矫治+房间隔缺损修补术。

复查心脏超声提示：肺动脉瓣反流（重度），三尖瓣反流（轻度）。为求进一步治疗，门诊以"TOF 术后、肺动脉瓣反流"收入我科。心脏超声：先天性心脏病 TOF 矫治＋ASD 修补术后 8 年肺动脉瓣反流（重度），三尖瓣反流（轻度），房室水平未见明显残余分流，左室收缩功能测值正常，右室收缩功能测值减低。完善相关术前准备，排除手术禁忌，在全麻下行左右心导管检查术＋肺动脉瓣球囊扩张术＋经导管肺动脉瓣植入术。术后复查：人工肺动脉瓣开闭功能正常，三尖瓣反流（轻度），房室水平未见明显残余分流，左室收缩功能测值正常，右室收缩功能减低。先心病血管增强 CT 已做，正式报告未回。现患儿病情缓解，治疗无特殊，办理出院。

手术经过：

（1）患者常规消毒，铺巾胸前和双侧腹股沟区，于 9 时 10 分经右股静脉和左侧股动静脉穿刺，置入外鞘。造影见右心室显著扩大，肺动脉瓣及肺动脉瓣上偏窄，主肺动脉、左右肺动脉无明显狭窄，肺动脉瓣大量反流。造影测量：右室流出道直径30.5 mm；瓣环直径 19.95 mm；主肺动脉直径 21.71 mm；主肺动脉长度 22.23 mm。行右心导管检查：RA 9/6/4 mmHg，LV 93/10/4 mmHg，RV 28/11/2 mmHg，MPA 26/11/4 mmHg，DAO 86/61/49 mmHg，右心室—肺动脉连续测压压差 2 mmHg。

（2）使用 20 mm×40 mm 球囊扩张下行冠脉造影，确定冠脉无压迫风险。按照《无菌经导管肺动脉瓣膜使用说明书》及《无菌经导管肺动脉瓣膜输送系统使用说明书》操作，完成装载，将用生理盐水充分冲洗的瓣膜装载到输送器上，并用肝素化生理盐水冲水，排出输送器内空气。

（3）使用扩张管 22F 预扩张血管后，经导丝辅助下送入 21F 肺动脉瓣膜输送系统（规格：TPDS-L3，生产批号：C2N0032100121，序列号：0019），选择直径 26 mm 长度36 mm 无菌经导管肺动脉瓣膜（规格：TPV3626，生产批号：C2L0072200121，序列号0003），成功植入肺动脉瓣膜，瓣膜固定在目标位置。将输送器的 TIP 头撤到下腔静脉处（固定加硬导丝，防止远端 TIP 带动瓣膜移位），使用输送器"快速回收功能"对输送器的 TIP 头进行回收，然后将输送器撤出体外。

（4）植入后造影测量：瓣环直径 24.61 mm，近端支架直径 33.2 mm，远端支架直径 31.51 mm，植入瓣膜在原生组织瓣环上；冠脉造影确认无冠脉压迫；植入后右心导管检查：RA 11/7/5 mmHg，LV 103/38/5 mmHg，RV 33/12/2 mmHg，MPA 34/21/14 mmHg，DAO 110/69/44 mmHg。经胸超声心动图观察无瓣周漏，肺动脉瓣无反流，肺动脉血流峰值速度 0.84 m/s，右室流出道血流峰值速度 0.68 m/s，肺动脉瓣环直径22.8 mm，右室流出道直径 27 mm，跨肺动脉峰值压差 3 mmHg，三尖瓣微量反流。12点零 2 分结束手术，拔除鞘管，压迫包扎止血，手术室拔除气管插管，返回监护病房，密切观察病情变化。

【出院诊断】

①先天性心脏病〔法洛四联症术后，肺动脉瓣反流（重度）TPVI 术后，窦性心律，右室扩大，心功能 I 级〕；

②完全性右束支传导阻滞。

【疾病分类诊断及编码】

主要疾病及编码：I37.100 肺动脉瓣关闭不全

其他疾病及编码：I51.700x015 右室扩大

　　　　　　　略

【手术名称】

左右心导管检查术＋肺动脉瓣球囊扩张术＋经导管肺动脉瓣植入术

主要手术及编码：35.0701 经导管肺动脉瓣植入术

其他手术及编码：37.2300 联合的右心和左心导管置入

　　　　　　　88.5500 单根导管的冠状动脉造影术

【分析点评】

本例患者明确先天性心脏病：法洛四联症，8 年前行先天性心脏病 TOF 矫治＋房间隔缺损修补术。本次治疗以具体的肺动脉瓣反流（重度）作为主要诊断。中重度肺动脉瓣反流常见于先天性心脏病纠治术后，将导致右心室容量负荷大量增加，长期会严重影响患者的生活质量，甚至出现心律失常和猝死。传统的治疗方式是患者需要再次开胸，植入人工肺动脉瓣，但是多次（二次及以上）开胸手术不仅难度大，且非常危险，有较高的死亡率。经导管肺动脉瓣植入术（TPVI）相对外科手术有创伤小、手术风险低、再次外科手术风险低等优点。按照编码规则：凡未提及病因的二尖瓣、主动脉瓣和肺动脉瓣的闭锁不全按假定为非风湿性编码。本例病因明确为法洛四联症纠治术后所致，非先天性和风湿性，故分类于肺动脉瓣关闭不全 I37.1。本次治疗的情况诊断应以具体疾病为主，不应以术后作为主要诊断。此处应加强与临床医师沟通，临床医师往往将本次行手术治疗的疾病写为某某术后，这与手术史的表达容易混淆。此外，临床医师主要手术选择仍存在直接按照时间先后顺序填写的错误，应严格按照主要手术选择原则来选择，此外，注意 35.07 包括任何伴有球囊瓣膜成形术，不需要分别编码。

案例 16 ··

【病例摘要】

患者，女，73 岁，2 年前出现活动后心累、心悸气促，休息后缓解，无头晕、头痛、胸痛、胸闷等不适。至当地医院就诊，主要诊断为"风湿性心脏瓣膜病，三尖瓣反流（重度），心房颤动"，给予利尿、控制心率治疗，症状缓解。3 月前患者自觉活动耐量进一步下降，夜间无法平躺入睡，伴下肢轻度水肿，期间多次至医院就诊，具体不详。现为进一步诊治收入我科。全麻下行经颈内静脉经导管三尖瓣瓣环成形术。

手术经过：

（1）手术全麻，经右侧颈内静脉、右股动脉穿刺置入 6F 鞘，股动脉鞘管内注入造影剂明确穿刺位置及髂动脉有无异常。肝素化后钢丝引导下留置血管缝合器 1 把备用，置换右侧颈内静脉 6F 血管鞘为 18F 血管鞘，经右侧股动脉血管鞘置入冠脉造影导管，造影明确左右冠脉血流，右冠内置入指引导丝。

（2）透视下调整颈内静脉鞘管置于右房内，置入成形夹输送系统（夹合部件 KC-CO14T，锚定部件 KCS028T），调整开口位置于右冠状动脉锐圆支后。

（3）经食管超声引导下调弯输送鞘管，使输送器尖端靠近三尖瓣瓣环。经胸超声下调整输送器尖端位置接触三尖瓣后瓣环，释放固定螺栓，嵌入三尖瓣瓣环内，提拉输送器明确是否固定牢固，并同时行右冠造影明确冠脉血流通畅。

（4）释放成形夹，食管超声引导下调整成形夹叶片位置，确认无误后夹闭成形夹。超声评估三尖瓣反流明显改善，解离成形夹及输送系统。再次评估三尖瓣功能良好，反流较前明显改善。逐步退出输送系统，血管缝合器封闭颈内静脉，加压包扎穿刺点。患者清醒后拔除气管插管。返 ICU 监护心律、血压，使用二代头孢菌素预防抗感染治疗。

【出院诊断】

①风湿性心脏瓣膜病（三尖瓣重度反流，二尖瓣轻度反流）；②房颤；③心功能Ⅳ级；④2 型糖尿病；⑤冠脉支架术后；⑥右侧颈总动脉支架术后。

【疾病分类诊断及编码】

主要疾病及编码：I08.103 二尖瓣及三尖瓣关闭不全

其他疾病及编码：I48.x01 心房颤动

略

【手术名称】

经颈内静脉经导管三尖瓣瓣环成形术

主要手术及编码：35.3300x002 三尖瓣瓣环成形术

88.5500 单根导管的冠状动脉造影术

【分析点评】

诊断病因为风湿性，分类于多个心脏瓣膜的疾病 I08.1。随着医疗技术的发展，手术越来越趋于微创化，但现有国家临床版暂未对经颈内静脉经导管三尖瓣瓣环成形术进行扩展，仅有三尖瓣瓣环成形术 35.3300x002。建议有关部门对新技术、新项目进行定期 ICD 维护，或对医院内使用进行扩展，然后对上报数据进行映射。此例临床医师漏填冠状动脉造影，瓣膜置换术往往伴随冠脉造影，用于观察相应的手术情况，不应漏填。

案例 17

【病例摘要】

患者，女，73 岁双眼水肿、胸闷、乏力 3⁺年。现以"心脏瓣膜病 三尖瓣关闭不全（重度）"收入我科。入院后详细分析患者病史、查体情况及各项辅助检查结果后明确诊断，向患者及家属交代患者情况、治疗方案及相应风险，患者及家属表示了解情况并自愿签署手术知情同意书。积极术前准备，行手术治疗。

手术经过：

（1）手术经右颈静脉穿刺置入 6F 鞘管，预留两把血管缝合器。肝素化后经颈静脉置入导引钢丝，置入 18F 鞘管扩大穿刺点后交换 36F 短鞘，经右股静脉穿刺置入 6F 鞘管，置入猪尾导管。测肺动脉压为 36/15 mmHg，右室压为 37/6 mmHg，右房压为 9/4 mmHg，右室行右室造影确定三尖瓣瓣环位置。

（2）符合经导管人工三尖瓣瓣膜植入的安全性和有效性医疗器械临床试验的入组标准，不符合其排除标准，入组成功，注册号 QZ013。选择 LuX-Valve Plus/JSTTVI－30－50 人工导管三尖瓣瓣膜、JS－TTVDJ－33 输送系统，瓣膜装入输送鞘管，在 DSA 和超声引导下进入右房，通过三尖瓣瓣口进入右室，定位后逐步释放出前瓣限位结构，并钩住前瓣瓣叶，超声确定位置满意后，释放心房面伞盘，超声确定伞盘贴合良好，无明显瓣周漏，定位室间隔锚定装置平行于室间隔，释放室间隔装置固定针，释放瓣膜，退出植入器

（3）经导管测肺动脉压为 36/15 mmHg，右室压为 35/6 mmHg，右房压为 11/5 mm-Hg，逐步退出输送鞘管，缝合器打结止血，器械成功经血管入路，进行输送、释放和植入，输送系统成功撤出体外，植入的瓣膜放置于合适的解剖位置。再次造影明确瓣膜功能良好，TEE 评估可见位置良好，瓣膜固定良好，无瓣周漏，瓣口无反流，平均跨瓣压差 1 mmHg，峰值跨瓣压差 2 mmHg，人工瓣架位置正常，瓣叶开闭正常。清点纱布器械无误，逐层关闭切口，返 ICU 监护心律、血压，使用抗生素防抗感染治疗。

【出院诊断】

出院诊断：①风湿性心瓣膜病［三尖瓣反流（重度）］；②房颤心律；③心功能Ⅳ级；④高血压Ⅰ级，高危；⑤颅内肿瘤术后；⑥慢性支气管炎。

【疾病分类诊断及编码】

主要疾病及编码：I07.100x001 风湿性三尖瓣关闭不全

其他疾病及编码：I48.x01 心房颤动

略

【手术名称】

经导管三尖瓣置换术

主要手术及编码：35.2700 三尖瓣切开和其他置换术伴有组织移植物

35.0900 心脏瓣膜的血管内置换

【分析点评】

经血管三尖瓣置换术是治疗三尖瓣反流的一种创新型微创手术方式，极大改善了患者的预后，提高了患者的生活质量。LuX-Valve Plus 是我国自主研发的用于治疗三尖瓣重度反流患者的经导管三尖瓣介入置换产品，通过颈静脉方式入路。其具有全球首创的"非径向支撑力依赖"和"室间隔锚定"理念，极大降低传导阻滞的发生风险，能更好适应三尖瓣组织菲薄脆弱的特性。经颈静脉的入路方式更是极大减少了对患者的损伤。目前在 ICD - 9 - CM - 3 中暂无法准确进行编码。目前分类体系中入路和术式无法同时体现，暂通过体现具体术式的方式附加 35.0900 体现入路，用作特殊术式的数据统计需求，不作为编码建议。建议有关部门进行扩码，或院内暂行扩码以满足使用。

案例 18

【病例摘要】

患者自诉 3 年前无明显诱因逐渐出现行走后心累、喘息，休息后好转，无胸痛、咳嗽、咳痰，无意识丧失、晕厥等不适，多次于当地医院就诊（具体不详），未见明显好转。半月前患者体检时发现超声心动图：主动脉瓣钙化狭窄（重度），升主动脉增宽，左室壁增厚，二尖瓣瓣环钙化伴反流（轻度），三尖瓣反流（轻度），左室收缩功能测值未见明显异常。为进一步诊治，门诊以"胸闷"收入我科。CT 胸部血管三维重建增强扫描：胸部无异常。先心病血管成像 CT 增强扫描：主动脉瓣增厚、钙化，冠窦形态失常；主动脉瓣二叶畸形可能；主动脉弓钙化。心脏增大，左心增大为主，左心室壁增厚；升主动脉瘤样扩张；左冠状动脉高位起源；左右冠状动脉未见狭窄。排除相对禁忌证后行手术治疗。

手术经过：

（1）全凭静脉麻醉、消毒、铺巾。

（2）经穿刺右侧颈静脉，植入漂浮起搏电极，测试起搏参数良好。

（3）穿刺左侧股动脉，置入动脉鞘管，肝素化。

（4）穿刺右侧股动脉，置入鞘管。

（5）经主动脉根部造影评估后予球囊预扩张，经左股动脉经导管植入一枚人工主动脉瓣生物瓣，植入后造影及超声提示人工主动脉瓣瓣膜植入效果良好，左冠开口稍受瓣叶阻挡，遂于左冠开口处植入冠脉支架一枚，冠脉造影示左冠血流通畅。

（6）拔除双侧股动脉鞘，血管缝合器缝合穿刺血管，加压包扎伤口，留置起搏电极，送 CCU 病房。

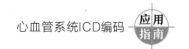

（7）术中有失血，未输血。

【出院诊断】

出院诊断：①心脏瓣膜病［先天性主动脉瓣二叶式畸形伴狭窄（重度）］；②肝囊肿；③肾囊肿；④甲状腺结节；⑤肾结石。

【疾病分类诊断及编码】

主要疾病及编码：Q23.000 先天性主动脉瓣狭窄

其他疾病及编码：Q23.101 先天性主动脉瓣二叶瓣畸形

略

【手术名称】

经导管主动脉瓣植入术 + 冠脉支架植入术 + 冠脉造影

主要手术及编码：35.0501 经导管主动脉瓣植入术

其他手术及编码：36.0602 冠状动脉裸支架植入术

00.4000 单根血管操作

00.4500 置入一根血管的支架

88.5500 单根导管的冠状动脉造影术

39.6400 手术中心脏起搏器

【分析点评】

此例患者诊断明确，病因为先天性，系先天性主动脉瓣二叶式畸形伴狭窄（重度），编码无合并，故以多个编码对诊断进行描述。

案例 19

【病例摘要】

发现患儿心脏结构异常 2 ⁺月。25 ⁺天前，患儿咳嗽，呼吸困难伴紫绀，哭闹时加剧。15 ⁺天前，患儿精神反应差，于外院予以对症治疗（具体不详），未见好转，遂于我院就诊。心脏彩超提示：先天性心脏病，三尖瓣闭锁伴右室发育不良，房间隔缺损，室间隔缺损。予以维持氧饱和度、抗感染、维持循环等对症支持处理。现患儿为求进一步诊治，以"先心病"收入我科。经积极术前准备，全科讨论后行全麻下"Glenn术 + 房间隔开大 + 肺动脉缝扎"。手术顺利术结束后返回 PICU，予以利尿、抗感染、镇静、镇痛、维持内环境稳定等对症支持治疗，病情稳定后，返回病房。现患儿一般情况可，复查胸片、血常规、肝肾功能等正常，今日出院。

手术发现：患儿内脏心房正位，心室右襻，右房明显增大，左心增大，右室腔变小，右室流出道显窄，约 6 mm；肺动脉主干及分支内径尚可，主动脉内径正常，弓降部近段未见明显异常；室间隔上份回声中断约 5 mm，房间隔膨向左房侧，中份回声中断约 8 mm；三尖瓣区仅见条索样强回声，未探及明显瓣叶活动；肺动脉瓣叶显示不清；

室间隔及左室后壁厚度及搏幅正常；冠状静脉窦开口于右房；右室流出道至肺动脉瓣口前向血流束稍变窄、稍加速；二尖瓣微量反流。

手术经过：

（1）患者取仰卧位，全麻后常规消毒铺巾，取胸骨正中切口逐层切开。

（2）充分显露升主动脉、上腔静脉、奇静脉、下腔静脉、肺动脉及其左右分支，全身肝素化。

（3）常规行升主动脉插管及下腔静脉插管建立体外循环。

（4）降温，阻断主动脉，停跳，切开右房，开大房间隔，关闭右房，排气复跳。

（5）离断肺动脉主干，近端缝闭，远端心包片缝合。

（6）离断上腔静脉，持续心内吸引，近端缝闭，远端与左肺动脉至右肺动脉连接处行端侧吻合。

（7）安置临时起搏导线，术中 TEE 提示：上腔静脉—肺动脉通道通畅，左右肺动脉通畅，开窗示右向左分流；CVP 16 mmHg，SBP 78 mmHg，SpO2 78%。

（8）创腔严格止血，安置心包胸腔引流管，逐层关胸，术毕送监护室监护。

【出院诊断】

①三尖瓣闭锁；②房间隔缺损；③右室流出道狭窄。

【疾病分类诊断及编码】

主要疾病及编码：Q22.400x003 先天性三尖瓣闭锁

其他疾病及编码：Q21.100 房间隔缺损

　　　　　　　　Q22.102 右室流出道狭窄

【手术名称】

Glenn 术 + 房间隔开大 + 肺动脉缝扎

主要手术及编码：39.2100x004 双向肺动脉—上腔静脉分流术［双向 Glenn 手术］

其他手术及编码：35.4100x001 房间隔缺损扩大术

　　　　　　　　39.6100 体外循环辅助开放性心脏手术

　　　　　　　　37.7401 心外膜电极置入术

【分析点评】

此例患者明确先天性三尖瓣闭锁、房间隔缺损、右室流出道狭窄，行 Glenn 术。应注意 Glenn 术的具体情况：单向肺动脉—上腔静脉分流术［单向 Glenn 手术］39.2100x003、双向肺动脉—上腔静脉分流术［双向 Glenn 手术］39.2100x004、双侧双向肺动脉—上腔静脉分流术［双侧双向 Glenn 手术］39.2100x005。单向 Glenn 手术采用上腔静脉与右肺动脉进行侧侧吻合，右肺动脉近心端邻近主干处予以结扎，上腔静脉近心端于靠近右心房处进行限制性环缩，环缩程度以上腔静脉压不超过 20 cm H_2O 为度（一般环缩上腔静脉至直径 0.5 cm）。双向 Glenn 手术为在并行体外循环下切断上腔静脉，其远心端与右肺动脉上沿行端侧吻合，吻合口采用自体心包加宽，吻合口直径为2.0～2.5 cm，上腔静脉近心端采用连续缝合予以缝闭。

（周　磊）

参考文献

［1］（美）克雷格·R阿舍（CraigRAsher），（美）布莱恩·P格芬（BrianPGriffin）. 心脏瓣膜病临床指南［M］. 苗齐，主译. 北京：中国科学技术出版社，2021.

［2］蔡国华，孙振东，亓峰，等. 双向Glenn术治疗复杂先天性心脏病41例疗效分析［J］. 中华实用诊断与治疗杂志，2013，01：50－52.

［3］王辰，王建安. 内科学（全2册）［M］. 3版. 北京：人民卫生出版社，2015.

［4］杨辰垣，刘成硅，肖诗亮，等. 10例单向与双向Glenn手术的评价［J］. 华中科技大学学报（医学版），2002，05：547－548＋551.

［5］张宝仁. 风湿性心脏瓣膜病外科治疗的现状与进展［J］. 医师进修杂志，2004，08：1－3.

［6］薛世岳，程可洛. 风湿性心脏瓣膜病二尖瓣狭窄的外科治疗进展［J］. 海南医学，2015，04：540－542.

［7］于长春. 老年退行性心脏瓣膜病临床分析［J］. 中国社区医师（医学专业），2012，05：16.

［8］林苏苏，朱雯，刘秧. 老年退行性心脏瓣膜病临床危险因素分析［J］. 健康研究，2021，04：476－477＋480.

［9］桂强，孟洁. 心脏瓣膜病ICD－11编码探讨［J］. 中国病案，2022，09：40－42.

［10］陈茂，李侨，熊恬园. 心脏瓣膜病介入治疗的现状和未来［J］. 西部医学，2021，03：313－316.

［11］董念国，曹红，周廷文，等. 心脏瓣膜病治疗进展［J］. 临床心血管病杂志，2022，06：429－432.

［12］朱凤琴，龙愉良，潘文志. 老年退行性心脏瓣膜病介入治疗进展［J］. 中国介入心脏病学杂志，2021，12：684－688.

［13］赵振刚，陈飞，陈茂. 心脏瓣膜病的介入治疗进展［J］. 华西医学，2020，04：401－405.

［14］吴志勇，卢海彬，姬德宇. 重症风湿性心脏瓣膜病的外科治疗［J］. 中华全科医学，2010，08：989－990.

［15］胡大一，李幼平，张师前，等. 主动脉瓣狭窄微创腔内治疗专家共识［J］. 中华胸心血管外科杂志，2016，09：513－521.

［16］胡大一，韩雅玲，葛均波，等. 经导管主动脉瓣置换团队建设及运行规范中国专家建议［J］. 中国医学前沿杂志（电子版），2018，01：19－23.

［17］胡大一，韩雅玲，葛均波，等. 经导管主动脉瓣置换团队建设及运行规范中国专家建议［J］. 中国介入心脏病学杂志，2018，01：2－6.

［18］胡大一，韩雅玲，蒋文平，等. 经导管主动脉瓣置换术治疗二叶式主动脉瓣狭窄的中国专家建议［J］. 中华心血管病杂志，2020，08：634－640.

［19］刘思琦，赖丽文，陈丽，等．二尖瓣瓣周漏的手术类型及编码要点［J］．中国病案，2018，04：27－30.

［20］熊莺，梁伟，罗苑娜．心脏瓣膜与瓣周手术的 ICD－9－CM－3 分类［J］．现代医院，2011，02：150－151.

［21］廖爱民，张萌．主动脉根部病变常见术式编码探讨［J］．中国病案，2019，05：22－24.

［22］王圣，陈现杰，陆国庆，等．经股动脉 TAVI 治疗单纯主动脉瓣关闭不全的病例分析［J］．临床心血管病杂志，2022，09：748－751.

［23］张航，石凤梧，刘苏，等．一站式 TAVR＋PCI 1 例报告［J］．华北理工大学学报（医学版），2021，03：225－227.

［24］易超．主动脉瓣病变合并升主动脉瘤 15 例 Wheat 手术临床经验总结［D］．河北医科大学，2019.

［25］李墨琦，金梅．法洛四联症矫治术后远期肺动脉瓣关闭不全的治疗进展［J］．中国医药，2019，10：1590－1593.

［26］刘爱民．病案信息学［M］．第二版．北京：人民卫生出版社，2014.

第七章

主动脉动脉瘤和动脉夹层

主动脉疾病包括先天性和获得性主动脉疾病。前者主要有主动脉弓中断、主动脉缩窄、先天性血管环、血管悬带、主动脉瓣上狭窄等；后者主要有主动脉夹层、主动脉瘤等其他获得性的主动脉疾病。

第一节　主动脉夹层

一、定义

主动脉夹层（aortic dissection）又称主动脉夹层动脉瘤，是指主动脉内膜撕裂后，腔内的血液通过内膜破口进入动脉壁中层形成夹层血肿，并沿血管长轴方向扩展，形成动脉真、假腔病理改变的严重主动脉疾病。主动脉夹层与主动脉壁内血肿（intramural hematoma，IMH）以及透壁性动脉粥样硬化溃疡（penetrating atherosclerotic ulcer，PAU）均以动脉中层破坏为特征，统称为急性主动脉综合征（acuteaortic syndrome，AAS）。其中，主动脉夹层最为常见，其年发病率（2.6～3.5）例/（10 万人），50～70 岁为高发年龄，男性较女性高发。主动脉夹层的临床特点为急性起病，突发剧烈疼痛、高血压、心脏表现以及其他脏器或肢体缺血等症状。

二、疾病概况

（一）疾病病因

主动脉夹层病因复杂，主要包括以下几个方面（见图 7 - 1）：

病因 {
高血压和动脉硬化（70%～80%）——血压可使动脉壁长期处于应急状态，弹力纤维常发生囊性变性或坏死，导致夹层形成

结缔组织病——马方综合征、Ehlers-Danlos 综合征（皮肤弹性过度综合征）、Erdheim 中层坏死或 Behcet 病等

先天性心血管病——如先天性主动脉缩窄所继发的高血压或者主动脉瓣膜病

损伤

其他情况——妊娠、梅毒、心内膜炎、系统性红斑狼疮、多发性结节性动脉炎等
}

图 7-1 主动脉夹层病因分析图

（二）疾病分期

主动脉夹层动脉瘤根据发病时间的长短分期（见表 7-1）。此外，主动脉夹层的临床表现取决于主动脉夹层动脉瘤的起源及受累部位、夹层累及范围、疾病严重程度、有无主动脉瓣关闭不全，以及向外破溃等并发症。

表 7-1 主动脉夹层临床分期表

发病日期	临床分期
2 周内	急性期
2 周至 2 个月	亚急性期
2 个月以上	慢性期

主动脉夹层是一种致命性疾病。未经治疗的急性主动脉夹层死亡率如图 7-2 所示。

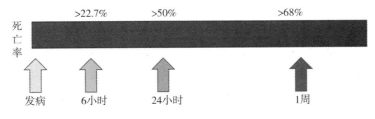

图 7-2 急性主动脉夹层未治疗死亡率

（三）临床分型

根据夹层起源和主动脉受累部位，可将主动脉夹层按 DeBakey 系统和 Stanford 分型。主动脉夹层主要有两种分类，DeBakey 分型比较详细、具体，Stanford 分型简化了解剖分类标准（表 7-2）。

表7-2 主动脉夹层 DeBakey/Stanford 分型表

DeBakey 分型	DeBakey 临床表现	Stanford 分型	Stanford 临床表现
I	夹层起于升主动脉并累及主动脉弓延伸至胸降主动脉或腹主动脉（或两者均被累及）	A	不管起源部位，夹层累及升主动脉
II	夹层起于并局限于升主动脉		
Ⅲa	夹层起于并局限于胸降主动脉	B	夹层起于胸降主动脉，不累及升主动脉
Ⅲb	夹层累及胸降主动脉和不同程度的腹主动脉		

其中，根据主动脉根部病变情况，将 StandfordA 型主动脉夹层分成 A1、A2、A3 型 3 个类型。如下：

（1）A1 型：主动脉窦部正常型，窦管交界和其近端正常或仅有一个主动脉瓣交界撕脱，无明显主动脉瓣关闭不全。

（2）A2 型：主动脉窦部轻度受累型，主动脉窦部直径 <3.5 cm，夹层累及右冠状动脉导致其开口处，内膜部分剥离或全部撕脱，有 1 个或 2 个主动脉瓣交界撕脱导致轻—中度主动脉瓣关闭不全。

（3）A3 型：主动脉窦部重度受累型，窦部直径 >5.0 cm，或 3.5～5.0 cm，但窦管交界结构因内膜撕裂而破坏，有严重主动脉瓣关闭不全。

根据主动脉扩张（>4.0 cm）部位，将 StandfordB 型主动脉夹层分成 B1、B2、B3 型。如下：

（1）B1 型：降主动脉近端型，主动脉无扩张或仅有降主动脉近端扩张，中、远段直径接近正常。

（2）B2 型：全胸降主动脉型，整个胸降主动脉均扩张，腹主动脉直径接近正常。

（3）B3 型：全胸降主动脉、腹主动脉型，胸降主动脉和腹主动脉均扩张。

根据主动脉弓部有无内膜撕裂累及，分为 C 型、S 型。如下：

（1）C 型：复杂型，内膜撕裂累及左锁骨下动脉及远端主动脉弓部。

（2）S 型：单纯型，远端主动脉弓部未受累，夹层位于左锁骨下动脉开口远端。

三、治疗方式

本病系危重急诊，如不及时处理，一周内死亡率高达60%～70%，Ⅲ型较Ⅰ、Ⅱ型预后好。

治疗原则：

（1）急性期患者无论是否采取介入或手术治疗，均应首先给予强化的内科药物治疗。

（2）升主动脉夹层特别是波及主动脉瓣或心包内有渗液者，宜行急诊外科手术。

（3）降主动脉夹层急性期病情进展迅速，病变局部血管直径≥5 cm 或有血管并发症者应争取介入治疗，置入支架（动脉腔内隔绝术）。

主动脉夹层治疗方式见图 7-3：

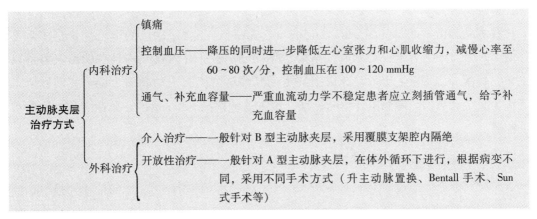

图 7-3　主动脉夹层治疗方式图

Stanford A 型主动脉夹层一旦确诊，原则上应按急诊手术治疗：开胸，在体外循环支持下行病损段血管的置换。急性 Stanford B 型主动脉夹层应在药物控制血压、心率稳定后，限期行血管腔内修复术。如果内科治疗下高血压难以控制，疼痛无法缓解，出现主动脉破裂征象或急性下肢、肾脏缺血等情况，应急诊行血管腔内修复术。累及弓部的 StanfordB 型主动脉夹层在有经验的心血管/血管外科，可考虑在分支支架、开窗技术、平行支架等辅助技术下行血管腔内修复术。血管腔内修复术的临床成功的标准为完全封闭破口，无明显内漏和严重并发症，假腔消失或假腔内血栓形成，较之外科手术具有创伤小、成功率高、恢复快、并发症少等优点。

第二节　胸、腹主动脉瘤

一、定义

胸主动脉又称主动脉胸部（thoracic part of aorta），是降主动脉位于胸腔后纵隔内的一段，平第 4 胸椎体下缘的左侧高度，续主动脉弓。其起始段位于脊椎的左侧，逐渐移向其前面下降，达第 12 胸椎体高度，穿膈的主动脉裂孔进入腹腔，移行为腹主动脉。

胸主动脉瘤是指由于各种原因造成胸主动脉壁正常结构的损害，在血流压力的作用下，胸主动脉局部或弥漫性扩张或膨出，达到正常胸主动脉直径的 1.5 倍以上，即成为胸主动脉瘤（thoracic aortic aneurysm）。胸主动脉壁的中层由 45~55 层弹性膜构成，维持主动脉的正常弹力与张力。左心室收缩期产生的部分动能转化为主动脉壁势能，舒张期又将势能转变为前向血流的动能，有效维持左心室与主动脉的联动。胸主动脉内血压及血流剪切力极高，成瘤以后若出现破裂，则出血速度和出血量非常大，死亡率极高。

腹主动脉瘤（abdominal aortic aneurysm，AAA），当腹主动脉的直径扩张至正常直径的 1.5 倍时称之为腹主动脉瘤，是最常见的动脉扩张性疾病，一旦破裂出血可危及生命。临床上，将发生于肾动脉以上的主动脉瘤称为胸腹主动脉瘤，位于肾动脉以下者称为腹主动脉瘤。参照国外诊断标准，腹主动脉直径 > 30 mm 时，临床可诊断为腹主动脉瘤。

二、疾病概况

（一）疾病病因

见图 7 - 4：

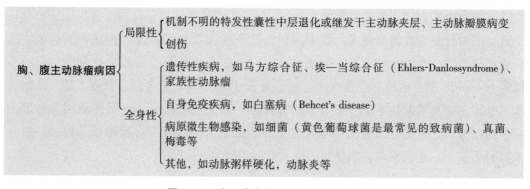

图 7-4　胸、腹主动脉瘤病因分析图

（二）临床分型

见图 7 - 5：

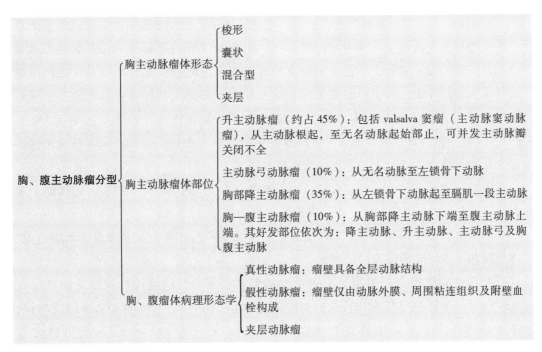

图7-5　胸、腹主动脉瘤临床分型图

三、治疗方式

见图7-6：

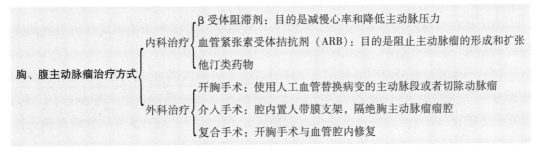

图7-6　胸、腹主动脉瘤治疗方式

1. 胸主动脉腔内支架置入术

血管腔内修复不需开胸以及体外循环辅助，在胸主动脉腔内置入带膜支架，隔绝胸主动脉瘤瘤腔。此方法具有创伤小、康复快、较少并发症和禁忌证的优点，主要适用于降主动脉瘤、降主段假性动脉瘤以及部分累及弓部的动脉瘤治疗。随着腔内器械的发展，部分累及主动脉弓上分支动脉的胸主动脉瘤亦可进行血管腔内修复，这其中包括开窗支架、分支支架和平行支架技术的应用。胸主动脉瘤腔内治疗的适应证与开胸动脉瘤切除，人工血管置换术一致。除临床适应证外，胸主动脉瘤腔内修复术还有其自身的影像学适应证，包括：①支架锚定区正常主动脉直径≤40 mm；②入路动脉

（髂—股动脉）无高度扭曲或弥漫性狭窄，股动脉直径必须大于选用的支架输送系统直径。胸主动脉瘤腔内修复术无绝对的禁忌证，但在制定腔内重建弓上分支动脉手术方案，尤其需进行弓上双分支，甚至三分支动脉腔内重建时，应充分评估术者经验及血管外科团队协作能力。对于不具备腔内重建主动脉弓部分支动脉条件的团队，主张采用传统开放手术。术后并发症主要为内漏、带膜支架移位等，手术死亡率4.1% ~ 6.2%。应该强调的是，随着血管腔内技术的成熟、发展和日益普及，国内外越来越多地逐渐开始采取全腔内胸主动脉覆膜支架修复手术。

腹主动脉瘤如不治疗不可能自愈，一旦破裂死亡率高达70% ~ 90%，而择期手术死亡率已下降至5%以下，因此应早期诊断、早期治疗。

手术适应证、禁忌证：腹主动脉瘤是否应接受手术治疗需要综合考虑动脉瘤情况、生存预期和手术风险等多方面因素。

（1）腹主动脉瘤直径是决定是否手术的首要因素。国外指南推荐腹主动脉瘤直径 >5.5 cm的男性或直径 >5.0 cm的女性患者考虑择期手术。但近些年也有研究建议，如果获益明确，手术风险可控和预期寿命较长，对于直径 > 5.0 cm的男性或直径 >4.5 cm的女性腹主动脉瘤患者，同样可以考虑择期手术。关于我国人群的一些针对腹主动脉直径的调查研究结果发现，我国人群腹主动脉直径小于国外人群，推荐手术适应证为男性腹主动脉瘤直径 >5.0 cm，女性 >4.5 cm。

（2）腹主动脉瘤生长速度是决定是否手术的第二因素。不论瘤体大小，如果腹主动脉瘤瘤体直径增长速度过快（每年增长 >10 mm），也需要考虑尽早行手术治疗。

（3）症状是决定是否手术的第三因素。不论瘤体大小，如出现因动脉瘤引起的疼痛，不能除外破裂可能者，也建议及时手术治疗。

（4）因瘤腔血栓脱落引起栓塞是决定是否手术的第四因素。此外，手术适应证还应参考年龄、性别、伴随疾病、预期寿命、瘤体形态和器官组织受压等多方面因素。所有先兆破裂和破裂性腹主动脉瘤均应积极进行手术治疗。炎性腹主动脉瘤和感染性腹主动脉瘤的手术时机要根据患者一般状况和炎症控制情况决定。

对于择期腹主动脉瘤修复术，应该避免在未经控制的活动性感染或败血症，活动性出血（非动脉瘤相关）或凝血功能障碍，心肌梗死急性期，脑梗急性期，肝、肾衰竭急性期，预期寿命 <6个月（如恶性肿瘤晚期）等情况下进行。破裂腹主动脉瘤的紧急手术以抢救生命为首要原则，不受上述情况限制，但上述情况的存在会极大增加手术的死亡和并发症风险。腹主动脉瘤切除和人造血管移植术是腹主动脉瘤的经典开放修复术（open repair）。对于全身状况良好、可以耐受手术的腹主动脉瘤患者，开放修复术是治疗的标准术式。腹主动脉瘤腔内修复术（endovascular abdominal aortic repair，EVAR）由于微创、安全等优势越来越多地被用于临床。近些年，腔内技术和器具的快速发展推动了复杂EVAR的应用和推广。但开放手术的作用仍不可替代，尤其

对于不适合腔内技术的病例、感染性腹主动脉瘤、需要中转开放手术以及需要开放手术处理的腔内修复术后并发症等。

2. 复合手术

将外科手术技术与血管腔内修复术相结合，使用人工血管和带膜支架共同矫治胸主动脉瘤病变。"一站式"复合手术需要具备体外循环装置和数字减影血管造影设备的多功能手术室。复合手术治疗未破裂的复杂胸主动脉瘤的围术期死亡率约为4%。其远期效果仍需进一步观察。

第三节 编码规则

一、疾病编码规则

主动脉瘤根据疾病临床表现在ICD-10中可分类于第九章循环系统疾病I71主动脉瘤和主动脉夹层。其根据疾病病因在ICD-10中可分类如下：分类于他处的疾病引起的主动脉动脉瘤编码由星剑号编码表示，星号I79*说明主动脉瘤情况；先天性主动脉瘤分类于第十七章先天性畸形、变形和染色体异常Q25.4主动脉的其他先天性畸形，创伤性主动脉瘤因解剖部位不同分类于S25.001创伤性胸主动脉瘤和S35.001创伤性腹主动脉瘤。

主动脉瘤和主动脉夹层分类于第九章循环系统疾病I71类目下，其亚目因病理性质和解剖部位分类不同：I71.0是主动脉夹层（任何部位）；I71.1~I71.2为胸主动脉瘤，亚目.1是主动脉瘤体破裂，亚目.2未提及主动脉瘤体破裂；I71.3~I71.4为腹主动脉瘤，根据是否提及主动脉瘤破裂依次分类于不同亚目；若动脉瘤同时累及胸主动脉和腹主动脉，再根据其是否提及主动脉瘤破裂分类于I71.5~I71.6；未特指部位的主动脉瘤，提及破裂分类于I71.8，未提及破裂分类于I71.9。

主动脉夹层动脉瘤（I71.0）在ICD-10中主要根据主动脉夹层的临床表现（血肿或者夹层）、发生的部位、Stanford分型以及在Stanford分型细化分类（见表7-3）。根据主动脉夹层部位和病变程度，根据细化分型结果指导临床选择手术时机，确定治疗方案。

表7-3　主动脉夹层Stanford分型细化分类

临床2.0编码	疾病名称
I71.000x011	主动脉夹层A型
I71.000x012	主动脉夹层A1S型

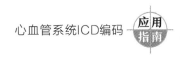
续表

临床2.0编码	疾病名称
I71.000x013	主动脉夹层 A2S 型
I71.000x014	主动脉夹层 A3S 型
I71.000x015	主动脉夹层 A1C 型
I71.000x016	主动脉夹层 A2C 型
I71.000x017	主动脉夹层 A3C 型
I71.000x021	主动脉夹层 B 型
I71.000x022	主动脉夹层 B1S 型
I71.000x023	主动脉夹层 B2S 型
I71.000x024	主动脉夹层 B3S 型
I71.000x025	主动脉夹层 B1C 型
I71.000x026	主动脉夹层 B2C 型
I71.000x027	主动脉夹层 B3C 型

主动脉瘤与主动脉夹层 ICD - 10 相关编码见图 7 - 7：

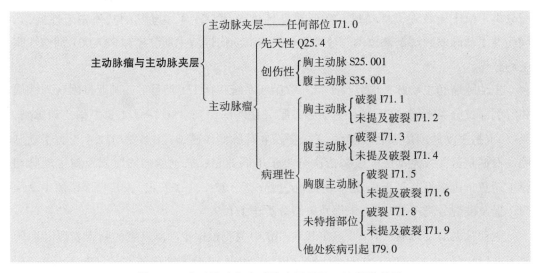

图 7 - 7　主动脉瘤与主动脉夹层 ICD - 10 相关编码

二、手术操作编码规则

动脉瘤及动静脉瘘手术治疗因手术入路与手术术式的不同而分类不同，大致可分为开放式腔外手术和介入室腔内手术两大类。其中，开放性动脉瘤手术分类于 38 血管的切开、切除和闭合术或 39.5 血管其他修补术；介入性动脉瘤手术分类于 39.7 血管内操作。见图 7 - 8。

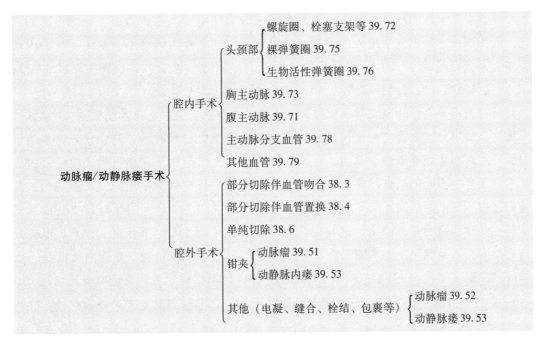

图 7 – 8　动脉瘤/动静脉瘘 ICD – 9 – CM – 3 编码思路

腔外手术通常涉及：38.3 动脉瘤切除伴吻合术、38.4 动脉瘤切除术伴置换术和 38.6 单纯动脉瘤切除术与 39.51 动脉瘤钳夹术，39.52 采用凝固术、电凝固术、穿丝法、甲基丙烯酸甲酯、缝合术、栓结术或包裹术的动脉瘤修补术，39.53 采用钳夹、凝固术或结扎术和切断术的动脉楼内瘘修补术。

腔内手术包括采用栓塞、腔内修补术、植入、闭合、去除及修补等手术方法进行血管内操作，其涉及的分类包括：腹主动脉动脉瘤用移植物的血管内修补术（含支架置入）分类于 39.71，胸主动脉移植物的血管内植入术分类于 39.73，主动脉分支的血管内置入或开窗式移植分类于 39.78；头颈部血管内修补或闭合〔含螺旋圈固定支架、栓塞支架、血管腔内移植物、血管内移植物、液体组织粘连（粘合）栓塞或闭合术及其他植入物或物质〕分类于 39.72，头、颈部血管内裸弹簧圈栓塞或闭合分类于 39.75，头、颈部血管生物活性弹簧圈血管内栓塞或闭合分类于 39.76；其他血管的其他血管内修补分类于 39.79。

2007 年，美国的 Lee 首创了经皮主动脉腔内隔绝术（TEVAR）。该术式后被国际指南推荐为治疗降主动脉夹层的经典术式。主动脉弓过去一直被认为是主动脉腔内治疗的相对禁区，主动脉弓腔内治疗面临的最大挑战主要来自主动脉弓分支血管的重建，因此，开窗支架、烟囱技术等主动脉分支血管腔内重建技术应运而生，最大限度地保护主动脉分支血管的血供。

介入手术即腔内隔绝术，又称主动脉腔内覆膜支架术，是通过在主动脉真腔内置入覆膜支架，封堵夹层原发破口或隔绝动脉瘤瘤腔，使假腔内血流失去交通，诱发血栓形成，降低假腔内压力，减少主动脉扩张或破裂的危险，达到稳定主动脉夹层的目的。腔内隔绝术根据支架植入的位置，又分为腹主动脉腔内隔绝术和胸主动脉腔内隔绝术，其查询路径为：插入-内移植物，血管内移植物--血管内的，胸主动脉39.73；插入-内移植物，血管内移植物--血管内的，腹主动脉39.71。

开窗技术分为预开窗支架和原位开窗支架。预开窗支架术是在术前根据CT动脉造影数据，确定分支血管的解剖位置，在体外将支架型血管释放后，制作成开窗支架型血管，重新回装到支架输送系统，在保留分支动脉血供前提下封堵夹层。原位开窗支架术与预开窗不同的是直接将主动脉覆膜支架在体内释放后，使用激光高温烧灼，在体内原位开窗。而烟囱支架术是在被覆盖的分支血管和主动脉间应用覆膜支架或裸支架与主动脉移植物并排锚定，达到保全分支血供的目的。无论预开窗支架术、原位开窗支架术，还是烟囱支架术编码检索路径都相同：插入-内移植物，血管内移植物--血管内的，腹主动脉---开窗（分支）移植39.78。目前，有学者认为烟囱支架术在ICD-9-CM-3中应分类在39.59血管其他修补术，但是根据烟囱支架术查询路径：修补术-动脉NEC39.59--经---血管内入路----腹主动脉39.71-----开窗（分支）移植39.78，我们可以认为39.59为不可归类在他处的血管修补术，不包括经血管内入路的血管修补。而核对39.59血管其他修补术，提示另编码39.61心肺搭桥［体外循环］，因此认为39.59为开放性入路的血管修补术。建议将烟囱支架技术编码于39.78主动脉分支的血管内植入或开窗式移植物。

腹部主动脉瘤或主动脉夹层开放性手术一般采用血管的部分切除伴自体或人工血管的置换；胸部主动脉瘤或主动脉夹层由于解剖部位的特殊性，常见开放性手术有Bentall、Cabrol、David、Wheat以及Sun's手术。具体如下：

（1）Bentall手术：主动脉瓣和升主动脉置换和冠脉移植术。手术方法：切除病变主动脉瓣，用带瓣人造血管替换主动脉瓣，于相应位置分别开2个小孔，将双侧冠状动脉开口吻合于其上，再将带瓣人造血管与升主动脉远端吻合。它是治疗升主动脉瘤伴主动脉瓣关闭不全和A型主动脉夹层合升主动脉瓣关闭不全、主动脉根部明显扩张病变、双侧冠状动脉开口移位、主动脉瓣无法成形修复的经典术式。

（2）Sun's手术：全主动脉弓人工血管置换并支架象鼻术。用于治疗复杂型主动脉夹层、累及主动脉弓和弓降部的广泛主动脉病变。当病变累及主动脉根部及主动脉瓣时，其主动脉根部的处理依赖于其病理改变，临床上通常有三种处理方法：①行主动脉根部替换或保留主动脉瓣的替换。②主动脉窦成形、主动脉瓣成形必要时主动脉瓣替换。③保留主动脉窦的主动脉瓣成形或替换。其基本手术方法：剖开主动脉弓，横断头臂血管，选择合适型号的支架象鼻经主动脉弓远端口植入降主动脉真腔；选择直径与支架象鼻相当的分叉人工血管，其主血管远端与带支架象鼻的降主动脉吻合，将对应的头臂血管分支先与左颈总动脉吻合，再将人工血管主血管近端与主动脉近端吻合，最后吻合无名动脉和左锁骨下动脉分支。

（3）Wheat 手术：保留主动脉窦的主动脉瓣和升主动脉替换术。手术方法：切除主动脉瓣叶，以人工瓣替换主动脉瓣；保留围绕左、右冠状动脉开口处的主动脉窦壁，切除其余窦壁，将一段人工血管近心端修剪后与保留的窦壁端对端吻合，行升主动脉替换术。用于主动脉窦无明显病变，但无法保留主动脉瓣，且升主动脉明显扩张者。

（4）Cabrol 手术：主动脉瓣和升主动脉置换术。与 Bentall 手术不同之处仅仅在于左右冠状动脉吻合方式。手术方法：将直径非常小的人造血管两端与左右冠状动脉开口行端端吻合，再将该人工血管与带瓣管道行侧侧吻合。改良的 Cabrol 手术缩短了体外循环流转的时间，常用于 Stanford A 型主动脉夹层患者。

（5）David 手术：加拿大多伦多总医院的 Tirone E David 提出了保留主动脉瓣的主动脉根部修复术治疗升主动脉瘤和主动脉根部扩张。手术方法：保留主动脉瓣，剪除主动脉根部，沿主动脉瓣环上 3mm 与瓣环平行弧形切除窦壁，将人工血管近心端与主动脉瓣环吻合，游离左右冠状动脉开口呈纽扣状，端端吻合到人工血管上。

以上五种开放性手术在 ICD - 9 - CM - 3 查询路径相同：血管切除术-伴--移植物置换（插补）---主动脉（弓）（升）（降胸）----胸 38.45。它们均属于心血管外科的大手术，编码时应注意另编码体外循环 39.6。

复合（杂交）手术：主动脉杂交手术是开放性手术与腔内修复技术的结合，单纯介入治疗缺乏足够的锚定区，开放性外科手术创伤大，而采用主动脉杂交手术可减少手术创伤，同时扩大降主动脉腔内隔绝术的适用范围。解剖外旁路杂交手术采用弓上部分血管搭桥，再经皮植入主动脉腹膜支架，避免了开胸。较为常用的搭桥路径为颈动脉与锁骨下动脉搭桥术，常用的 ICD - 9 - CM - 3 编码：支架象鼻手术（降主动脉支架置入术）38.45；升主动脉 + 部分主动脉弓人工血管置换术 38.45；颈总动脉锁骨下动脉分流术 39.22；体外循环 39.6。

患者主动脉瘤/主动脉夹层累及主动脉分支血管，例如肠系膜上动脉、锁骨下动脉等，而本次仅介于手术治疗主动脉分支血管，主要手术或操作应选择 39.78 主动脉分支的血管内植入或开窗式移植物。

第四节 案例分析

一、案例与描述

案例 1

【病例摘要】 患者因"头晕伴喷射型呕吐 1 天"入院。入院 CT 提示主动脉夹层（Debakey Ⅰ型），累及冠状动脉窦，右冠起始部明显狭窄；头臂干受累，腹腔干起自真假腔，充盈不加，左肾动脉起自假腔，左肾灌注不良；心脏增大，心包积血，腹主动脉粥样硬化，右肾动脉开口处钙化斑块，管腔轻度狭窄。完善术前相关检查，拟急诊手术治疗。入手术室后，患者突发心脏骤停，经抢救治疗无效，宣布死亡。

【出院诊断】 ①主动脉夹层 A 型，②心包积血，③高血压，④Ⅱ型呼吸衰竭。（略）

【疾病分类诊断及编码】

主要诊断及编码：I71.000x011 主动脉夹层 A 型

其他诊断及编码：I31.200 心包积血

　　　　　　　　I10.x00x002 高血压

　　　　　　　　J96.900x003 Ⅱ型呼吸衰竭

【分析点评】 由于主动脉夹层临床诊断分型与疾病编码存在差异，在疾病编码时，应根据夹层的起源部位以及累及部位判断具体的疾病编码。

案例 2

【病例摘要】 患者因主动脉夹层于外院住院保守治疗后效果不佳，现为进一步手术治疗入我院血管外科。入院后完善相关检查，术前准备完善后未见绝对手术禁忌证，在局部麻醉下行主动脉造影＋腹主动脉夹层腔内隔绝术。

【手术摘要】 穿刺双侧股动脉，成功走入血管鞘，双侧股动脉均预埋血管缝合器后右侧置换 18F 血管鞘。导丝导管走入腹主动脉近端造影见：患者腹主动脉中段管腔节段夹层样变，长约 3 cm，未累及近端内脏区及双侧髂总动脉。经右侧股动脉使用支架于腹主动脉夹层段，由远及近重叠释放，释放后造影见：主动脉支架位置固定，无移位及滑脱，其内血流通畅，腹主动脉段夹层未见显影。其远近端主动脉及分支动脉未见狭窄、新发夹层、造影剂外渗。拔出双侧股动脉血管鞘及导丝导管，血管缝合器缝合右侧股动脉穿刺点，血管闭合器闭合左侧股动脉穿刺点，未见活动性出血后缝合切口，无菌敷料覆盖包扎。术毕过程顺利，麻醉满意，患者未诉特殊不适，术后患者返回病房继续治疗。

【出院诊断】①腹主动脉夹层，②双侧颈动脉斑块形成，③双下肢动脉斑块形成。
（略）

【疾病分类诊断及编码】

主要诊断及编码：I71.004 腹主动脉夹层

其他诊断及编码：I67.202 颈内动脉粥样硬化

I70.203 下肢动脉粥样硬化

【手术操作名称】腹主动脉夹层腔内隔绝术＋主动脉造影

【手术操作分类及编码】

主要手术操作及编码：39.7102 腹主动脉覆膜支架腔内隔绝术

其他手术操作及编码：88.4204 腹主动脉造影

【分析点评】该患者病变血管只见腹主动脉，其远近端主动脉及分支动脉未见狭
窄、新发夹层、造影剂外渗。一是在编码主动脉造影 88.42 时，应根据造影的具体位
置编码于具体部位（例如主动脉弓造影 88.4201、胸主动脉造影 88.4202、升主动脉造
影 88.4203、降主动脉造影 88.4205），而非单纯的用 88.4200 主动脉造影术来编码。二
是腹主动脉其他血管内移植物的置入 39.71 包括腹主动脉支架置入，需另编码动脉瘤
囊内压力监测装置（手术中）00.58。

案例 3

【病例摘要】患者入院前 10 天无明显诱因出现持续性胸痛，疼痛无明显缓解，于
外院就诊。行增强 CT 检查后诊断为"主动脉弓部及降主动脉壁间血肿"，予以对症处
理。现为进一步治疗于我院急诊就诊，以"主动脉弓部及降主动脉壁间血肿"收入笔
者所在医院住院治疗。入院后完善相关检查，局部麻醉下行"动脉造影＋主动脉夹层
腔内隔绝术＋右下肢动脉球囊扩张术"。

【手术摘要】穿刺双侧股动脉，成功走入血管鞘。经鞘造影见：双侧股总、股深
浅、髂外、髂总动脉血流通畅，未见夹层。经右侧股动脉预埋血管缝合器两把，双侧
股动脉导丝导管配合上行至升主动脉造影见：主动脉弓及弓部三分支未见夹层影，降
主动脉弓部可见一破口影，造影剂经破口进入假腔，假腔局限，假腔未累及降主动脉，
降主动脉远端可见散在夹层破口显影，少量造影剂外渗进入假腔，未累及远近端大动
脉。腹主动脉全段、内脏区分支动脉未见破口及夹层影。经右侧股动脉使用 12F 血管
鞘预扩后走入 22F 血管输送鞘，经鞘走入 28 mm 主动脉覆膜支架，于降主动脉中段向
远端释放。释放后走入 31 mm 主动脉覆膜支架，于左锁骨下动脉开口远段释放，释放
后造影见：降主动脉远近端破口隔绝良好，未见造影剂外渗，腹主动脉及分支动脉血
流通畅迅速，未见新发夹层。拔出右侧股动脉血管鞘及导丝，血管缝合器缝合穿刺点，
未见活动性出血，造影见右股动脉远端中度狭窄。经左侧股动脉走入导丝导管进入股

浅动脉，使用6 mm球囊于狭窄段扩张，扩张后再次造影见狭窄开放，其内血流通畅，未见夹层或出血。拔出左侧股动脉导丝导管及血管鞘，血管闭合器闭合穿刺点。

【出院诊断】①主动脉夹层形成（DeBakey Ⅲ型），②主动脉壁内血肿，③升主动脉扩张。（略）

【疾病分类诊断及编码】

主要诊断及编码：I71.000x021 主动脉夹层形成（DeBakey Ⅲ型）

其他诊断及编码：I71.000x003 主动脉壁内血肿

I71.203 升主动脉扩张

【手术操作名称】主动脉造影 + 主动脉夹层腔内隔绝术 + 右下肢动脉球囊扩张术

【手术操作分类及编码】

主要手术操作及编码：39.7300x003 主动脉覆膜支架腔内隔绝术

其他手术操作及编码：39.5004 股动脉球囊血管成形术

88.4203 升主动脉造影

00.4000 单根血管操作

【分析点评】编码主动脉夹层时，应根据夹层的起源部位和累及部位具体编码；同时编码其他非冠状血管成形术（39.50）时，应注意另编码（治疗血管的数量00.40 ~ 00.43）的操作。因此，在实际编码工作中，对临床基础知识、主动脉解剖以及编码规则要有详细的了解。

案例 4

【病例摘要】患者，男，53岁，诊断为胸主动脉瘤。入院后行主动脉腔内隔绝术。

【手术摘要】经右侧股动脉穿刺插管至腹主动脉、降主动脉、升主动脉造影显示：左锁骨下动脉以远（1 cm）胸主动脉呈瘤样扩张，直径约44 mm，左锁骨下动脉近段见瘤样扩张，直径约1.4 cm；余未见异常。遂经导管在X光定位下沿锁骨下动脉根部释放26 ~ 150 mm带膜支架，造影显示主动脉弓部狭窄解除，经导丝再次置入30 ~ 120 mm带膜支架，部分重叠前支架释放，测压升主动脉与降主动脉无压差，经左侧肱动脉送入超硬导丝至升主动脉，送入烟囱支架传送器，于左侧颈总动脉根部释放10 ~ 80 mm烟囱支架，释放后升主动脉造影证实完全隔绝，结束手术。

【出院诊断】①胸主动脉瘤，②胸主动脉壁内血肿，③双侧颈动脉斑块形成。（略）

【疾病分类诊断及编码】

主要诊断及编码：I71.200 胸主动脉瘤

其他诊断及编码：I71.000x006 胸主动脉壁内血肿

I67.202 颈内动脉粥样硬化

【手术操作名称】主动脉造影 + 胸主动脉瘤腔内隔绝术 + 烟囱支架植入颈总动

重建

【手术操作分类及编码】

主要手术操作及编码：39.7303 胸主动脉覆膜支架腔内隔绝术

其他手术操作及编码：39.7800x001 胸主动脉开窗分支覆膜支架置入术

88.4200 主动脉造影

【分析点评】该患者有 2 处血管病变，一处是左锁骨下动脉近段瘤样扩张，一处是左锁骨下动脉以远（1 cm）胸主动脉呈瘤样扩张。手术方式选择腔内隔绝术 + 烟囱支架植入颈总动脉重建。此外，要完全了解胸主动脉在解剖位置上包含的具体部位。

案例 5

【病例摘要】患者入院 3 小时前无明显诱因出现胸背部放射性疼痛，持续不缓解，逐渐加重，不伴头昏、恶心、呕吐、咳嗽，遂前往我院急诊科就诊。急诊查主动脉 CTA 示：主动脉夹层，Stanford A 型，DeBaKey，IIIb 型。为行手术治疗收入我院血管外科。入院完善术前准备后，患者于全麻体外循环下行升主动脉置换 + 全主动脉弓置换及象鼻支架置入术。

【手术摘要】全麻气管插管，游离右侧腋动脉备用。胸骨正中切口切开皮肤，胸骨上窝向左上方斜行切口，胸骨正中锯开胸骨，游离无名静脉、头臂干、左颈总动脉、左锁骨下动脉，分别套带备用。切开心包，清除心包积血；右腋动脉、右房腔房管插管建立体外循环；降温；升主动脉阻断，剪开近端升主动脉，左、右冠状动脉分别灌入冷血停跳液，心脏停跳满意。探查主动脉瓣形态结构尚可，升主动脉内膜撕裂，左右冠状动脉无明显损伤；修剪去除撕裂主动脉内膜及中层，用人工血管片加固主动脉根部外膜。温度降至满意后，停循环，分别阻断头臂干、左颈总动脉、左锁骨下动脉，经右腋动脉行选择性脑灌。切开主动脉弓部血管至左颈总动脉前 1 cm；取 26 mm×120 mm Microport 象鼻支架置入弓部远端，顺利释放至真腔。取 26 mm Hemashield 4 分叉人工血管，将其一端修剪满意后，与支架象鼻血管近端行吻合。将人工血管一 8 mm 分支与左颈总动脉吻合并排气，恢复双侧脑部灌注，开放下半身循环，逐渐恢复流量，恢复下半身灌注，继续复温。依次将四分叉血管分支与左颈总动脉及左锁骨下动脉进行吻合。将四分叉人造血管近端与主动脉根部加固部分吻合；吻合完毕，排气，开放升主动脉。心脏自动复跳。逐步调整体外循环流量并停机，探查未见明显出血后拔除腔静脉插管，拔除股动脉插管，撤除体外循环，反复止血，清点器械纱布无误，再次彻底止血，安置心包、纵隔引流管，用钢丝及环抱式接骨器（4 爪 1 个）固定胸骨，逐层关胸，关闭腋动脉切口，手术结束。

【出院诊断】①主动脉夹层 A 型，②慢性肾功能不全尿毒症期，③手术后胃肠功能紊乱。（略）

【疾病分类诊断及编码】

主要诊断及编码：I71.000x011 主动脉夹层 A 型

其他诊断及编码：N18.001 慢性肾脏病 5 期

K91.818 手术后胃肠功能紊乱

【手术操作名称】升主动脉置换＋全主动脉弓置换及象鼻支架置入术＋体外循环辅助下开放性心脏手术

【手术操作分类及编码】

主要手术操作及编码：38.4504 全主动脉弓人工血管置换并支架象鼻手术（Sun's 手术）

其他手术操作及编码：38.4500x013 升主动脉部分切除伴人工血管置换术

39.6100 体外循环辅助下开放性心脏手术

【分析点评】Sun's 手术用于治疗复杂型主动脉夹层、累及主动脉弓和弓降部的广泛主动脉病变。当病变累及主动脉根部及主动脉瓣时，其主动脉根部的处理依赖于其病理改变，通常临床上有三种处理方法：①行主动脉根部替换或保留主动脉瓣的替换；②主动脉窦成形、主动脉瓣成形必要时主动脉瓣替换；③保留主动脉窦的主动脉瓣成形或替换。Sun's 手术的主要手术是全主动脉弓人工血管置换并支架象鼻手术。其基本手术方法：剖开主动脉弓，横断头臂血管，选择合适型号的支架象鼻经主动脉弓远端口植入降主动脉真腔；选择直径与支架象鼻相当的分叉人工血管，其主血管远端与带支架象鼻的降主动脉吻合，将对应的头臂血管分支先与左颈总动脉吻合，再将人工血管主血管近端与主动脉近端吻合，最后吻合无名动脉和左锁骨下动脉分支。主要编码 38.45（主动脉血管部分切除术伴置换术）。附加编码根据其病变可能行 35.39（主动脉窦修补），可能行 35.2 心脏瓣膜置换术（注意根据手术记录描述要具体为 35.21 主动脉瓣生物瓣膜置换术、35.22 主动脉瓣机械瓣膜置换术），为体现支架象鼻手术再编码 39.7301（胸主动脉支架植入术）。主动脉根部手术乃心血管外科的大手术，所以上诉所有手术编码注意另编：体外循环术 39.61。

案例 6

【病例摘要】患者，男性，45 岁，因"反复胸前区闷痛 6 月余"入院。入院后查心脏彩超示，主动脉瓣钙化，中重度狭窄伴主动脉瘤样扩张。

【手术摘要】见升主动脉增粗，最粗部位位于升主动脉中段，主动脉瓣瓣叶重度狭窄。开始 CPB，阻断升主动脉远端，切开主动脉根部。沿瓣环切除主动脉瓣，2－0 涤纶线褥式带垫片缝合主动脉生物瓣膜，打结，检查瓣膜开关功能良好。4－0peolene 线将 28 mm 人工血管近端与主动脉窦管交界行端－端吻合。远端与升主动脉远端自体血管吻合。复温，使用原主动脉壁包裹人工主动脉根部并分流至右房止血，撤离 CPB。

【出院诊断】①升主动脉瘤，②升主动脉瘤样扩张，③主动脉瓣重度狭窄。（略）

【疾病分类诊断及编码】

主要诊断及编码：I71.201 升主动脉瘤

其他诊断及编码：I71.203 升主动脉扩张

I35.000 主动脉瓣狭窄

【手术操作名称】Wheat 手术 + 主动脉瓣生物瓣膜置换术 + 体外循环辅助开放性心脏手术

【手术操作分类及编码】

主要手术操作及编码：38.4505 保留主动脉窦的主动脉瓣和升主动脉替换术（Wheat 手术）

其他手术操作及编码：35.2101 主动脉瓣生物瓣膜置换术

39.6100 体外循环辅助开放性心脏手术

【分析点评】Wheat 手术：保留主动脉窦的主动脉瓣和升主动脉替换术，用于主动脉窦无明显病变，但无法保留主动脉瓣，且升主动脉明显扩张者。手术方法：切除主动脉瓣叶，保留围绕左、右冠状动脉开口处的主动脉窦壁，切除其余窦壁，用人工心脏瓣膜替换主动脉瓣，取一段人工血管修剪至合适形状，替换病变的升主动脉。

案例 7

【手术过程】患者凌晨无明显诱因出现胸痛不适，活动后明显，平躺或休息后可稍缓解，自行在家服用藿香正气水，未进行正规诊治，胸痛持续存在，遂来我院急诊。急诊超声检查提示：主动脉增宽，主动脉窦瘤样扩张，主动脉瓣反流（中度）。患者要求进一步住院检查治疗，遂收入我院血管外科。完善术前准备后，患者于全麻下行体外循环下 Bentall 术。

【手术摘要】患者全麻气管插管，常规消毒铺巾，右腹股沟区纵行切开皮肤，逐层分离皮下，游离右股动脉，双侧套袋备用；游离无名静脉、头臂干，分别套带备用。将心包打开一小口，大量血液涌出，已形成心包填塞。肝素化后，ACT 达标，分别经右股动脉插管，经右房腔房管插管建立体外循环；快速降温，阻断升主动脉。剪开近端升主动脉，经左、右冠状动脉开口分别灌入冷血停跳液，心脏停跳满意。探查见上。沿窦管交界切开升主动脉。剪除病变主动脉瓣，测量主动脉瓣环大小后间断缝合置入 25# 带瓣管道。人工血管根部合适位置用烧灼器打孔移植冠脉。将人工血管修剪成合适长度，连续缝合将人工血管与升主动脉远端吻合。升温，头低位，鼓肺，主动脉根部充分排气后开放升主动脉，心脏自动复跳。用硬脑脊膜补片行根部包裹并开口于右心耳。逐步调整体外循环流量并停机，探查未见明显出血后拔除腔静脉插管，鱼精蛋白中和肝素，拔除股动脉插管，撤除体外循环，反复止血，清点器械纱布无误，再次彻底止血，用止血纱行心脏切口覆盖。安置心包、纵隔引流管，用钢丝固定胸骨，逐层关胸，手术结束。

【出院诊断】①主动脉夹层 A 型，②升主动脉瘤，③心包积血，④主动脉瓣关闭不全。（略）

【疾病分类诊断及编码】

主要诊断及编码：I71.000x011 主动脉夹层 A 型

其他诊断及编码：I71.201 升主动脉瘤

I31.200 心包积血

I35.100 主动脉瓣关闭不全

【手术操作名称】体外循环下 Bentall 术

【手术操作分类及编码】

主要手术操作及编码：38.4503 主动脉瓣和升主动脉置换和冠脉移植术（Bentall 手术）

其他手术操作及编码：39.6100 体外循环辅助开放性心脏手术

【分析点评】Bentall 手术是治疗升主动脉瘤伴主动脉瓣关闭不全和 A 型主动脉夹层合并主动脉瓣关闭不全、主动脉根部明显扩张病变、双侧冠状动脉开口移位、主动脉瓣无法成形修复的经典术式。该手术方法操作相对简单，模式相对固定。手术方法：切开病变的升主动脉，切除病变的主动脉瓣，用带瓣人工血管替换主动脉瓣，并于相应位置切开 2 个小孔，将双侧冠状动脉开口吻合其上，最后将带瓣人工血管与升主动脉远端吻合。

案例 8

【病例摘要】患者，女性，43 岁，因"反复胸闷、心悸不适伴气促 4 月余"入院。入院后行心脏彩超，结果提示主动脉根部及主动脉瘤样扩张，重度主动脉瓣反流。

【手术摘要】见 AAO 增粗，呈瘤样扩张，最大处 5.6 cm，主动脉瓣及内膜组织质脆，容易裂。主动脉瓣环增大，重度返流。建立 CPB，切除主动脉瓣，2－0 涤纶线褥式带垫片 16 针缝合至带机械瓣膜人造血管主动脉瓣环上。左冠开口用缝合线连续吻合至 8 mm 人工小血管，该人工小血管剪裁至合适长度吻合至带瓣人造血管根部；游离右冠脉开口做成 Button，右冠种植于人造血管对应位置上。修剪人造血管远端适当斜面吻合至升主动脉远端。原主动脉残壁包裹人造血管分流至右房止血，撤离 CPB。

【出院诊断】①主动脉夹层 A 型，②二尖瓣关闭不全，③主动脉瓣重度反流，④心肌缺血（急性）。（略）

【疾病分类诊断及编码】

主要诊断及编码：I71.000x011 主动脉夹层 A 型

其他诊断及编码：I08.006 二尖瓣及主动脉瓣关闭不全

I24.900x001 急性心肌缺血

【手术操作名称】Cabrol 手术 + 主动脉瓣机械瓣膜置换术 + 体外循环术

【手术操作分类及编码】

主要手术操作及编码：38.4506 主动脉瓣和升主动脉置换术（Cabrol 手术）

其他手术操作及编码：35.2201 主动脉瓣机械瓣膜置换术

39.6100 体外循环辅助开放性心脏手术

【分析点评】Cabrol 手术是在 Bentall 手术基础上的改良，二者不同之处是，左右冠状动脉开口吻合方法不同。改良的 Cabrol 手术缩短了体外循环转流的时间，常用于 Stanford A 型主动脉夹层患者。手术方法：缝合带瓣人工血管与主动脉环完成后，取一段人工血管分别与左右冠状动脉开口处吻合，再将这根人工血管与带瓣人工血管行侧侧吻合。

案例 9

【病例摘要】患者入院前 10$^+$天无明显诱因出现胸痛，以剑突周围为甚，呈持续性撕裂样疼痛，伴背部牵涉痛，不伴肩腰部牵涉痛，疼痛无好转，遂就诊于我院急诊科。急诊完善主动脉 CTA 示：降主动脉上段局部瘤样扩张，请结合临床。主动脉粥样硬化。急诊遂以"主动脉夹层"收入我院。入院后完善相关辅助检查，患者胸主动脉瘤诊断明确，患者及家属要求行手术治疗，遂于介入室局麻下行主动脉造影 + 胸主动脉瘤腔内隔绝 + 左锁骨下动脉重建术。

【手术摘要】穿刺双侧股动脉及左侧肱动脉，成功后分别走入血管鞘（双股 5F，左肱 7F），经右侧股动脉预埋血管缝合器一把，左侧股动脉预埋血管缝合器一把。经右侧股动脉血管鞘走入导视及导管，置于升主动脉造影见：降主动脉离锁骨下动脉约 2 cm 处，可见瘤样扩张，最大直径约 5 cm。颈左侧股动脉血管鞘走入导丝，超选左锁骨下动脉成功后走入导管，后经左侧肱动脉走入导丝及导管，于左腋动脉处采用穿针引线技术建立股肱通路。后左侧股动脉置换 16F 血管鞘，走入超硬导丝，退出血管鞘引入 34 mm×200 mm 主动脉覆膜支架，牵张肱动脉导丝支架近端紧贴左颈总动脉开口处，分支支架对入左锁骨下动脉，后完全释放，为增加支架支撑力避免移位及下滑，后续于降主动脉再次释放 Cuff 支架一枚（30 mm×80 mm），近端同主体支架重叠 1/3 释放。释放后造影见：支架位置固定，未见移位，降主动脉动脉瘤完全隔绝，未见造影剂外渗等。后拔出双侧股动脉血管鞘及导丝，血管缝合器缝合双侧股动脉穿刺点，未见活动性出血。拔出左侧肱动脉血管鞘及导丝，压迫止血 30 分钟后无菌敷料加压包扎固定。患者未诉特殊不适，患者返回病房继续治疗。

【出院诊断】①胸主动脉瘤，②左侧后天性肾囊肿，③主动脉硬化。（略）

【疾病分类诊断及编码】

主要诊断及编码：I71.200 胸主动脉瘤，未提及破裂

其他诊断及编码：N28.101 后天性肾囊肿

I70.000x003 主动脉硬化

【手术操作名称】 主动脉造影＋胸主动脉瘤腔内隔绝＋左锁骨下动脉重建术

【手术操作分类及编码】

主要手术操作及编码：39.7303 胸主动脉覆膜支架腔内隔绝术

其他手术操作及编码：39.7800x001 胸主动脉开窗分支覆膜支架置入术

88.4200 主动脉造影术

【分析点评】 当夹层累及主动脉分支血管，导致分支血管灌注不良，可通过开窗技术、烟囱技术或三明治技术等实现主动脉分支血管支架植入。开窗技术：其是在主动脉中植入的覆膜支架上通过激光原位开窗的方法，打通被覆膜支架遮盖的分支血管的开口，再行分支血管支架植入；烟囱技术：选择头端为裸支架，中后段为覆膜支架进行主动脉腔内修复，头端部分的裸支架保留住了分支血管开口，可直接行分支血管支架植入；三明治技术：其是平行支架、烟囱和三明治技术的联合，两层主动脉覆膜支架夹持平行的内脏动脉烟囱支架形成三明治，形态学上与烟囱技术类似，原理上又与多分支技术相似。而此例采用三明治技术进行治疗。

案例 10

【病例摘要】 患者，男性，58 岁，因"体检发现升主动脉瘤 1 年半"入院。心脏彩超示：升主动脉瘤样扩张，主动脉窦部扩张，中度主动脉瓣反流，左室舒张功能减退。

【手术摘要】 见升主动脉扩张，直径约 5 cm。主动脉瓣叶无明显脱垂，对合尚可。开始 CPB，测量左、无冠瓣交界至主动脉瓣环最低点的距离，约 25 mm。游离左、右冠状动脉开口呈纽扣状。沿主动脉瓣环（保留约 3 mm 主动脉壁）修剪主动脉根部呈 3 个 U 形结构。在左心室—主动脉交界水平，从心室内进针、主动脉壁出针，以 2 - 0 涤纶线带垫片缝合共 6 针，置入人造血管（将主动脉瓣置于人工血管内部），打结固定人工血管根部；修剪人工血管长度，在人工血管内，以 5 - 0 缝合线连续缝合，将主动脉瓣固定于人工血管内壁。探查见主动脉瓣关闭良好。在人造血管上相应位置打孔，将左、右冠脉开口直接吻合到人造血管上；修整人造血管远侧与之端—端吻合。逐步撤离 CPB。

【出院诊断】 ①升主动脉瘤，②胸主动脉溃疡，③主动脉瓣中度反流。（略）

【疾病分类诊断及编码】

主要诊断及编码：I71.201 升主动脉瘤

其他诊断及编码：I77.800x022 胸主动脉溃疡

I35.100 主动脉瓣关闭不全

【手术操作名称】David 手术 + 主动脉窦修补术 + 体外循环辅助开放性心脏手术

【手术操作分类及编码】

主要手术操作及编码：38.4507 保留主动脉瓣主动脉根部置换加冠状动脉移植术（David 手术）

其他手术操作及编码：35.3901 主动脉窦修补术

39.6100 体外循环辅助开放性心脏手术

【分析点评】David 手术指用人工血管置换升主动脉，Valsaval 窦行相应修剪，保留患者原有的主动脉瓣。其分为 David Ⅰ 和 David Ⅱ，Ⅰ型为强行将主动脉窦拉升至同一水平位置，Ⅱ型则是将近心端人工血管修剪为扇贝状，用以吻合相应的主动脉窦壁。其适用于主动脉瓣功能良好，但主动脉根部明显扩张的升主动脉瘤。

案例 11

【病例摘要】患者中下腹痛 14 天，加重 10 天，急诊以"腹主动脉瘤"收入科。入院行经肾下腹主动脉—左肾动脉搭桥术/右肾动脉搭桥术/肠系膜上动脉搭桥术/肝总动脉搭桥术（人工血管逆向搭桥术），右肾动脉成形术，左侧肾静脉修补术。经右侧股动脉胸腹主动脉瘤覆膜支架置入术（胸腹主动脉瘤杂交手术）。

手术发现：腹腔无积血。胸腹主动脉瘤瘤体主要位于上腹部，最大直径约 12 cm，瘤颈向左侧倾斜。瘤体主要范围上至膈肌下，下至左肾动脉上方约 0.5 cm 处。腹腔干被瘤体包裹，未见主干，肝总动脉、胃左动脉、脾动脉起始部紧贴瘤体。肠系膜上动脉主干部分位于瘤体内，主干远端较易游离，显露后肠系膜上动脉主干远段长约 3 cm。双侧髂总动脉正常，肾下腹主动脉分叉段直径约 20 mm

手术过程：

（1）患者采取仰卧位，全麻显效后，常规消毒铺巾胸腹部和双侧大腿，沿腹部正中切口入腹，探查腹腔如上所述。

（2）切口后腹膜，分离肾下腹主动脉和双侧髂总动脉，血管牵引带悬吊。

（3）术中显露游离肾下腹主动脉，术中非常艰难显露左肾动脉和右侧肾动脉，肠系膜上动脉和肝总动脉，全身肝素化后，分别血管牵引带悬吊上述动脉。

（4）将分叉型人工血管及直型人工血管构建成四分叉人工血管。

（5）心耳阻断钳阻断肾下腹主动脉后，纵行切开腹主动脉约 1 cm，选用 CV4 缝线，将四分叉人工血管主体部分与肾下腹主动脉行端侧吻合，开放血流后，双侧髂总动脉搏动良好，人工血管主体搏动良好。离断左侧肾动脉主干，7# 丝线结扎左肾动脉根部，左肾动脉远端与四分叉人工血管一支形 6 - 0HS 行端端吻合，开放血流左肾动脉搏动良好（阻断左肾动脉34分钟）。离断右肾动脉，残端根部分别行7#线结扎，双右肾动脉成形后，与四分叉人工血管一支选用6-0HS缝线行端端吻合，开放血流右肾动脉搏动良好（阻断时间50分钟）。离断肠系膜上根部，四分叉人工血管与肠系膜上动脉行端侧吻合，开放血流肠系膜上动脉远端搏动良好，7#结扎肠系膜上动脉根部（阻断时间25分钟）。四分叉人工血管与肝总动脉起始部行端侧吻合，开放血流肝总动脉和脾动脉远端搏动良好，7#结扎腹腔干动脉主干（阻断时间25分钟）。

（6）检查无活动，人工血管各分支搏动良好，在人工血管与腹主动脉吻合口处血管外侧置入钛夹一枚作为吻合口标记。

（7）检查敷料无误后，关闭后腹膜。逐层关闭腹腔。术中出血约1 000 ml，小便1 500 ml，颜色清亮，入量6 600 ml。

（8）转介入手术室，进一步行胸腹主动脉瘤覆膜支架置入术暴露右侧股动脉，直径约7 mm，搏动良好，未见斑块。

（9）穿刺5F鞘后，猪尾导管和单弯导管在GA导丝配合造影：肾下腹主动脉显影良好，可见腹主动脉吻合口钛夹影，人工血管显影良好，左肾动脉，肠系膜上动脉和腹腔干动脉显影良好，右肾动脉人工血管起始部显影。

（10）超选入右肾动脉人工血管后，造影显示双肾动脉分叉处部分血栓，肾动脉尚可显影。

（11）术中经右侧股动脉，选用Medtronic ETEW2424C82EE覆膜支架远端锚定在肾下腹主动脉人工血管吻合上方释放，近端位于肾动脉平面腹主动脉，选用VAMF2828C150TE释放于瘤体内，远端接腹主动脉支架，近端开口于瘤腔，再选用VAMF3232C200TE覆膜支架经右侧股动脉，近端释放于降主动脉，远端连接于第二支架。

（12）复查造影：胸腹主动脉瘤隔绝成功，可见少许覆膜渗透，未见Ⅱ型内漏。左肾动脉，肠系膜上动脉和腹腔干动脉显影良好，右肾动脉显影差。

（13）术中撤出导丝导管，右侧股动脉选用5-0prolene缝线缝合，关闭手术切口。

【出院诊断】①胸腹主动脉瘤，②腹腔干动脉瘤，③肠系膜上动脉瘤。（略）

【疾病分类诊断及编码】

主要诊断及编码：I71.600 胸腹主动脉瘤

其他诊断及编码：I72.800x051 腹腔干动脉瘤

I72.800x25 肠系膜上动脉瘤

【手术操作名称】经肾下腹主动脉—左肾动脉搭桥术/右肾动脉搭桥术/肠系膜上动脉搭桥术/肝总动脉搭桥术（人工血管逆向搭桥术），右肾动脉成形术。经右侧股动脉胸腹主动脉瘤覆膜支架置入术（胸腹主动脉瘤杂交手术）

【手术操作分类及编码】

主要手术操作及编码：39.7102 腹主动脉覆膜支架腔内隔绝术

其他手术操作及编码：39.7303 胸主动脉覆膜支架腔内隔绝术

39.2401 腹主动脉－肾动脉搭桥术

39.2600x001 腹主动脉－肠系膜上动脉人工血管搭桥术

39.2600x008 腹主动脉－腹腔干动脉搭桥术

88.4200 主动脉造影

88.4700x002 腹腔干动脉造影

88.4705 肠系膜上动脉造影

【分析点评】 此例为主动脉瘤杂交手术，采用部分血管搭桥，再经皮置入主动脉覆膜支架，避免了开胸操作。本例右肾动脉成形术视为腹主动脉—肾动脉血管搭桥的必经步骤，类似于开胸做肺切术手术，胸部切开探查术为肺切除术的必要过程，应省略编码。此处的肾动脉成形与其极为类似，应当省略编码。另外，肝总动脉属于腹腔干动脉的一个分支，而国家临床版 39.26 编码下无腹主动脉—肝总动脉搭桥术的具体编码，因此本例采用放大法编码于 39.2600x008 腹主动脉—腹腔干动脉搭桥术。

第五节 小 结

在 ICD-10 分类体系中，主动脉瘤根据病因及解剖部位分类不同。病理性主动脉瘤（主动脉瘤和主动脉夹层）分类于 I71；他出疾病引起的主动脉瘤分类于附加星号编码 I79*，病因由剑号编码表示；先天性主动脉瘤分类于 Q25.4；创伤性主动脉瘤因解剖部位不同分别分类于 S25.0 与 S35.0。

涉及动脉瘤和动静脉瘘的手术操作因手术入路和手术术式不同而编码不同。腔外手术分类于 38 血管的切开、切除和闭合术与 39.5 血管其他修补术，外科开胸血管置换手术和复合手术编码以 38.4 为主，腔内手术分类于 39.7 血管内操作。编码思路是先通过术式，灵活运用主导词，腔外手术多用切除术、动脉切除术、动脉瘤切除术、旁路、修补术、闭塞、钳夹等，腔内手术多用血管成形术、动脉瘤缝合术、栓塞、插入等。同时，实际工作中需考虑 38 类目下不同的血管部位共用细目的区别，并且有可能同时进行多个手术操作，不能寻找一个中文名称表达类似的编码。

主动脉瘤和主动脉夹层两者的病因和疾病编码有差异，但手术治疗的原则和方式基本一致，都是根据动脉瘤的部位、夹层动脉瘤内膜破口的位置、剥离的范围、主动脉瓣及冠状动脉等情况进行个体化选择。随着科学技术不断发展，针对同一个疾病的治疗方式犹在不断在调整、更新，每一步的革新都是医生与患者在医疗道路中的不断实践中取得的进步，疾病编码人员应该主动学习和了解不同的临床治疗，重视每一个细节，尽可能平衡各方面的需求，为医教研管理提供更好的服务。

（谭春建）

参考文献

［1］葛洪波，徐永健，王辰．内科学［M］．第九版．北京：人民卫生出版社，2018.

［2］陈孝平，汪建平，赵继宗．外科学［M］．第九版．北京：人民卫生出版社，2018.

［3］赵纪春，陈熹阳．胸腹主动脉瘤的治疗进展［J］．中国血管外科杂志，2018，10（4）：227－232.

［4］郭伟，王嘉宾．胸腹主动脉瘤腔内治疗进展［J］．中华血管外科杂志，2022，07（3）：151－155.

［5］魏琰，李玥锦，张鹏，等．胸腹主动脉瘤杂交治疗现状及进展［J］．中华血管外科杂志，2022，07（2）：145－149.

［6］陈海生，李彬，林秋伟，等．主动脉瘤的杂交手术治疗［J］．中国胸心血管外科临床杂志，2016，23（5）：521－522.

［7］刘莎，刘骏峰，辛子艺．胸主动脉夹层常用术式介绍与编码案例分析［J］．现代医院，2022，22（6）：881－883.

［8］王霞，杨燕，陈忠虎，等．主动脉夹层手术编码分析［J］．中国病案，2018，19（12）：32－34.

［9］史文峰，展丽潇．胸主动脉瘤和胸主动脉夹层相关编码案例分析［J］．中国病案，2019，20（7）：32－35.

［10］刘思琦，陈丽，赖丽文，等．升主动脉瘤常见的外科手术类型及编码探讨［J］．中国病案，2020，21（1）：32－34.

［11］王逸纯，赵淑媛，张杰琼，等．胸主动脉瘤治疗方法及编码分析［J］．中国病案，2016，17（10）：30－32.

［12］刘京豫，林海丽，于守业，等．主动脉根部常用手术ICD编码探讨［J］．中国病案，2019，20（2）：36－38.

［13］中华医学会外科学分会血管外科学组．腹主动脉瘤诊断和治疗中国专家共识（2022版）［J］，2022，42（4）：380－387.

［14］王晨．某院心外科主动脉疾病手术编码分析［J］．中国病案，2021，22（8）：61－64.

［15］李庆红．周围血管手术操作编码案例分析［J］．中国病案，2018，19（5）：16－19.

［16］路晨菲．急性主动脉夹层的诊断模型构建及预后危险因素［D］．新疆医科大学，2022.

［17］杜文兴．烟囱技术与开窗技术治疗不良近端锚定区Stanford B型主动脉夹层的疗效比较［D］．承德医学院，2022.

［18］付慧，周灿灿，李冬洁，等．腹主动脉瘤的研究进展：病理机制及动物模型［J］．中国医学科学院学报，2022，44（3）：516－520.

[19] 杨昱，苏兰若. 腔内修复术治疗主动脉瘤的围手术期护理 10 例 [J]. 中国医科大学学报，2004，33 (4)：382 - 383.

[20] 刘维永. 胸主动脉瘤及主动脉夹层外科治疗进展 [J]. 中国胸心血管外科临床杂志，2003，10 (1)：50 - 53.

[21] 那开宪，吴红刚，张欢. 腹主动脉瘤不可小视 [J]. 首都食品与医药，2022，29 (3)：9 - 11.

[22] 孙岩，王玉涛，张十一，等. 3D 打印辅助开窗支架及分支支架技术治疗累及内脏动脉区胸腹主动脉瘤的效果分析 [J]. 中国胸心血管外科临床杂志，2022，29 (1)：90 - 94.

[23] 郭伟，王嘉宾. 胸腹主动脉瘤腔内治疗进展 [J]. 中华血管外科杂志，2022，07 (3)：151 - 155.

[24] 李超，代远斌. 腹主动脉瘤腔内修复术后并发症的临床研究进展 [J]. 康颐，2022，(4)：281 - 283.

[25] 秦卫，黄福华，陈鑫，等. 改良 Bentall 手术在 Stanford A3 型主动脉夹层治疗中的应用 [J]. 中国胸心血管外科临床杂志，2014，21 (6)：725 - 729.

[26] 刘莎，刘骏峰，辛子艺. 胸主动脉夹层常用术式介绍与编码案例分析 [J]. 现代医院，2022，22 (6)：881 - 883.

[27] 董圣军，李欣，王玉玖，等. Sun's 手术治疗急性 Stanford A 型主动脉夹层 56 例疗效分析 [J]. 山东医药，2015，(42)：35 - 37.

第八章

先天性心脏病

第一节 正常心脏解剖

一、心腔

心脏是一个中空的肌性器官，分为 4 个腔，分别是右心房、右心室、左心房和左心室。左右心房以房间隔分隔，左右心室以室间隔分隔，左心房与左心室之间以二尖瓣连接，右心房与右心室之间以三尖瓣连接。

1. 右心房

右心房是心的四腔之一，是心腔中最靠右的部分。右心房分为前、后两部分，前部分称固有右心房；后部为腔静脉窦，上下分别有上腔静脉口和下腔静脉口，右心房接受来自上、下腔静脉的血液，经过前下方的三尖瓣，通入右心室。固有心房的前上部有一耳状的突出，叫右心耳，易在此形成血栓。

2. 右心室

右心室呈底向右心房口，尖向下的三棱锥体形。在室腔内从右房室口至肺动脉口之间有一条肌性隆起，称为室上嵴。此嵴将右心室分为流入道和流出道两部分。

（1）右室流入道，流入道又称窦部，是右心室的主要部分，室壁内面有许多相互交错的肌性隆起称为肉柱。其中有几个粗大而呈锥状的肉柱，叫乳头肌，流入道的入口即三尖瓣。

（2）右室流出道，流出道又称动脉圆锥或漏斗部，位于窦部的左上方，腔面光滑无肉柱，出口为连接肺动脉干的肺动脉瓣。

3. 左心房

左心房是心的四腔之一，位于右心房的左后方，是最靠后的一个腔。左心房的两侧有左、右肺静脉的开口。左前方突出的部分称左心耳，前下部有左房室口向下前方通入左心室。左心房接受来自左、右肺静脉的血流，并通过左房室口排入左心室。

4. 左心室

左心室位于右心室的左后方与左心房的前下方，左心室腔内被二尖瓣的前瓣分为流入道和流出道两部分。流入道是左心室的主要部分，其内面也有肉柱和乳头肌，一般多为前后两个，比右心室的粗大。流入道的入口即左房室口，在前后缘附有两个近似三角形的瓣膜，称为二尖瓣。流出道是左心室的前内侧部分，称为主动脉前庭，其内面光滑无肉柱。流出道的出口即主动脉口，其周缘也附有三个半月形的瓣膜，称为主动脉瓣，连接升主动脉。主动脉瓣相对应的主动脉壁向外膨出，在主动脉瓣与主动脉壁之间的腔，称为主动脉窦，主动脉窦可分为左窦、右窦和后窦。冠状动脉一般开口于主动脉窦。

二、心间隔

心的间隔把心分为容纳动脉血的左半心和容纳静脉血的右半心，它们之间互不相通。左右心房之间的称为房间隔，左右心室之间的称为室间隔。

房间隔：房间隔位于左、右心房之间，是分隔左、右心房的中隔组织，又称房中隔。胎儿出生后，由于左心房内压力增高，压迫第 1 房间隔使之逐渐与第 2 房间隔相愈合，而形成永久性的房间隔。第 2 房间孔则逐渐闭锁形成卵圆窝。卵圆窝是房间隔缺损好发部位之一。

室间隔：指左右心室的共同内侧壁，或称室中隔。其大部分由心肌构成，称室间隔肌部，其后上方为一不规则的膜性组织，称室间隔膜部，是室间隔缺损的好发部位。

三、心连接

心腔和心连接解剖复杂，主要包括 4 个心腔和直接与心腔连接的大血管，包括主动脉、肺动脉、上下腔静脉和肺静脉。心脏和血管的连接主要作用是完成血液循环，包括体循环和肺循环。先天性心脏病的诊断和治疗主要围绕解剖异常所导致的血流异常。

1. 体循环

当心室收缩时，含有较多的氧及营养物质的鲜红色的血液（动脉血）自左心室输出，经主动脉及其各级分支到达全身各部的毛细血管，进行组织内物质交换和气体交换，血液变成了含有组织代谢产物及较多二氧化碳的血液（静脉血），再经各级静脉，最后汇入上、下腔静脉流回右心房。循环方式：左心室→主动脉→小动脉→组织微血管→小静脉→大静脉（上、下腔静脉）→右心房。

2. 肺循环

其又称小循环。体循环返回心脏的血液从右心房流入右心室，心室收缩时，血液从右心室进入肺动脉，经其分支到达肺毛细血管，在此进行气体交换，静脉血变成动脉血；经肺静脉回流入左心房，再入左心室。循环方式：右心房→右心室→肺动脉→小动脉→肺脏（肺微血管进行氧合作用）→肺部微血管→肺静脉→左心房→左心室。

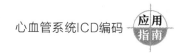

第二节 先天性心脏病概述

一、先天性心脏病的概念

先天性心脏病指在胚胎发育时期由于心脏及大血管的形成障碍或发育异常而引起的解剖结构异常，或出生后应自动关闭的通道未能闭合（在胎儿属正常）的情形。先天性心脏病谱系特别广，包括上百种具体分型，有些患者可以同时合并多种畸形，症状千差万别，最轻者可以终身无症状，重者出生即出现严重症状，如缺氧、休克甚至夭折。

二、先天性心脏病的临床分类

根据血液动力学结合病理生理变化，将先天性心脏病分为发绀型和非发绀型，趋向于将患者变相划分为肺血流减少和肺血流增多两种类型，也可根据有无分流分为三类：无分流（如肺动脉狭窄、主动脉缩窄等）、左向右分流（如房间隔缺损、室间隔缺损等）和右向左分流（如法洛氏四联症、大血管错位等）。

三、先天性心脏病的 ICD-10 分类

ICD-10 针对先天性心脏病的分类主要是以部位和病理变化进行，首先根据部位将先天性心脏病分为大动脉先天性畸形、大静脉先天性畸形、心腔和心连接先天性畸形，然后在此基础上细分具体畸形。见图 8-1：

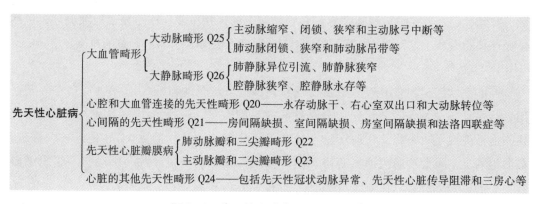

图 8-1 先天性心脏病 ICD-10 分类

四、先天性心脏病治疗

先天性心脏病的治疗有介入治疗和手术治疗，具体选择何种治疗方式主要根据患者的实际情况决定。手术治疗适用于各种简单先天性心脏病（如室间隔缺损、房间隔

缺损等）及复杂先天性心脏病（如法洛四联症、大动脉转位、永存动脉干及肺动脉闭锁等）。介入治疗则主要适用于动脉导管未闭、房间隔缺损及室间隔缺损等简单先天性心脏畸形且不合并其他需手术矫正的畸形情况。

另外，针对某些复杂先天性心脏病，无法彻底矫治其畸形则只能采用姑息手术的方式进行治疗。姑息手术不能矫正畸形，但是可以改善症状，提高生活质量，有的姑息手术甚至需要做多次才能完成。

五、先天性心脏病手术的编码分类

先天性心脏病的手术编码分类主要集中在类目35，先根据部位分为瓣膜及其邻近结构（包括心脏瓣膜、腱索、乳头肌、流出道和流入道）手术、心间隔（房间隔、室间隔和房室间隔）手术、心腔和心连接（右心室和肺动脉、左心室和主动脉、心房和肺静脉等）手术，然后根据具体术式和入路进行细分。需注意，针对某些复杂先天性心脏异常的全部修补术有单独的亚目（35.8）表示，主要包括35.81 法洛四联症全部修补术、35.82 全部异常肺静脉连接的修补术、35.83 动脉干全部修补术和35.84 大血管移位的全部矫正术。冠状动脉的手术主要集中在类目36，主要是先天性冠状动脉异常的矫治会涉及，编码于36.99 心脏血管的其他手术（包括冠状动脉结扎和冠状动脉瘘修补术）。血管的分流和旁路手术分类于血管其他手术（类目39），主要涉及39.0 体动脉至肺动脉的分流、39.21 腔静脉-肺动脉吻合和39.22 主动脉-锁骨下-颈动脉搭桥。见图8-2：

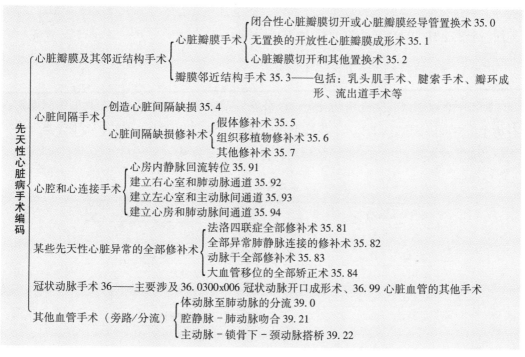

图8-2 先天性心脏病手术编码

第三节　各类型先天性心脏病及其治疗编码

一、房间隔缺损

（一）房间隔缺损概述

房间隔位于左、右心房之间，由两层心内膜加少量心肌和结缔组织构成，是由位于下方、左心房侧的原发隔和上方、右心房侧的继发隔交叠而成。原发隔和继发隔贴合之处称之为卵圆窝。房间隔缺损（atrial septal defect，ASD）是指在胚胎发育过程中，房间隔的发生、吸收和融合出现异常，导致左、右心房之间存在残留未闭的缺损。房间隔缺损占所有先天性心脏畸形的 7%～10%，占成年人先天性心脏病的 20%～30%。根据胚胎学发病机制和解剖学特点，可将房间隔缺损分为原发孔型和继发孔型。原发孔型房间隔根据其胚胎学发育来看，属于房室间隔缺损范围，具体见本节房室间隔缺损。根据继发孔型房间隔缺损所在的具体部位可将其分为 4 型：①中央型，缺损位于房间隔中部，相当于卵圆窝部位，是最常见的房间隔缺损类型；②下腔型，缺损位于房间隔的后下方，和下腔静脉入口相延续；③上腔型，又称静脉窦型，位于房间隔后上方，缺损与上腔静脉入口处无明显界限，此型常合并右肺静脉异位引流；④混合型，即同时兼有上述两种以上类型的巨大房间隔缺损。

（二）房间隔缺损的 ICD - 10 编码

ICD - 10 对于房间隔缺损的分类仅区分原发孔型和继发孔型，原发孔型房间隔缺损分类于房室间隔缺损 Q21.2，继发孔型房间隔缺损分类于 Q21.1，在 Q21.1 分类下以扩展码的形式区分继发孔型房间隔缺损的各种分型。见表 8 - 1：

表 8 - 1　继发孔型房间隔缺损编码

疾病编码	疾病名称
Q21.100	房间隔缺损
Q21.101	中央型房间隔缺损（卵圆孔型）
Q21.102	房间隔缺损（继发孔型）
Q21.103	上腔型房间隔缺损（高位缺损或静脉窦缺损）
Q21.104	混合型房间隔缺损
Q21.105	下腔型房间隔缺损（低位缺损）
Q21.106	鲁登巴赫综合征

国家临床版 2.0 字典库将鲁登巴赫综合征扩展于 Q21.1。Lutembacher 最早把先天性房间隔缺损（ASD）和后天性二尖瓣狭窄（MS）作为独立的综合征提出，称为鲁登巴赫综合征，后来该病症含义扩大，包括先天性房间隔缺损和后天性房间隔缺损，因此也将鲁登巴赫综合征分为经典性鲁登巴赫综合征（房间隔缺损为先天性）和获得性鲁登巴赫综合征（房间隔缺损为后天性）。

（三）房间隔缺损的治疗

针对房间隔缺损的治疗主要经心导管封堵装置关闭缺损，包括经静脉穿刺和经胸穿刺两种路径，目前是成人继发孔型房间隔缺损的首选治疗方式。但是在继发孔型房间隔缺损因为部位特殊或缺损较大而没有足够的边缘来安置封堵器装置时，需实施外科手术使用补片或直接修补关闭缺损。目前外科手术关闭缺损的路径包括经胸腔镜、经肋间小切口（经胸）、经胸骨小切口和标准胸骨正中切口。

（四）房间隔缺损治疗的 ICD－9－CM－3 编码

见图 8－3：

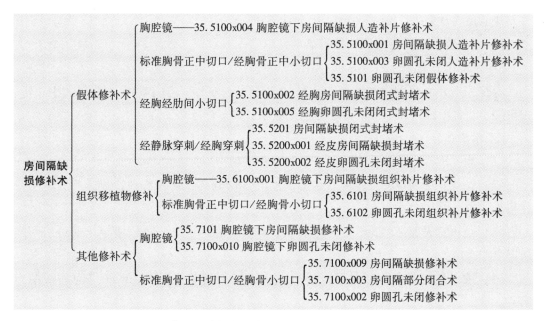

图 8－3 房间隔缺损修补术 ICD－9－CM－3 编码思维导图

ICD－9－CM－3 主要根据房间隔缺损修补手术的具体术式和入路进行分类，具体术式分为假体修补术 35.5、组织移植物修补术 35.6 和其他修补术（包括直接缝合修补）35.7，入路则仅区分开放性和闭合性。开放性房间隔缺损修补入路包括经胸腔镜、经肋间小切口（经胸）、经胸骨小切口和标准胸骨正中切口；闭合性房间隔缺损修补入路则包括经静脉穿刺和经胸穿刺两种路径。需注意，经胸穿刺房间隔缺损封堵术和经肋间小切口房间隔缺损封堵术临床上均写为经胸房间隔缺损封堵术，在编码时需注意阅读手术记录加以区分。经胸穿刺房间隔缺损封堵术应编码 35.5200x001 经皮房间隔缺损封堵术，经肋间小切口房间隔缺损封堵术应编码 35.5100x002 经胸房间隔缺损闭式封堵术。

（五）案例分析

案例 1

【病例摘要】

患者，女，16 岁，因 "发现房间隔缺损 3 ⁺月入院。

【出院诊断】

主要诊断：先天性心脏病 房间隔缺损（下腔型）

其他诊断：肺动脉高压

【疾病分类诊断及编码】

主要疾病及编码：Q21.105 下腔型房间隔缺损（低位缺损）

其他疾病及编码：I27.200x012 肺动脉高压

【手术名称】 经胸房间隔缺损封堵术

【手术发现】

术前 TEE 示：房间隔缺损为下腔型，缺损约 30 mm，右房室增大，左房大小正常，左室偏小。主动脉内径正常，肺动脉内径增宽。

【手术步骤】

（1）患儿取仰卧位，全麻下插管，放置食道超声探头，消毒铺巾。

（2）胸骨正中切口，经胸骨右缘第 4 肋间逐层分离，切开心包，显露心脏，全身肝素化。

（3）经房室表面穿刺，放置封堵导丝，经食道超声引导，将封堵导丝通过房间隔缺损至左心房。

（4）用 12F 封堵鞘管通过导丝进入左室，经封堵鞘管置入 40mm 房间隔缺损封堵器。

（5）TEE 示：封堵器位置牢固、稳定，房水平未见明显残余分流，心包微量积液；心电图示：窦性心律。

（6）撤出封堵鞘管及封堵器固定装置，TEE 示封堵器位置良好。

（7）创腔止血，逐层关闭切口，安置胸腔引流管，术毕。

【手术编码】

35.5100x002 经胸房间隔缺损闭式封堵术

【分析点评】

（1）临床医生针对先天性心脏病的诊断习惯书写为"先天性心脏病+心脏和大血管具体畸形"的形式。"先天性心脏病"在此例中属于"大帽子"诊断，实际工作中一般不会作为主要诊断，编码时需根据主要诊断选择原则选择正确的主要诊断。此案例主要诊断应为具体的心脏和大血管畸形"房间隔缺损（下腔型）"，编码于 Q21.105 下腔型房间隔缺损（低位缺损）。若出现 Q24.900 先天性心脏畸形作为主要诊断的情况，一般提示首页诊断或者编码的错误，需谨慎。

（2）经食管超声心动图（trans esophageal echocardiography，TEE），心外科常用检查手段，是近年发展起来的心血管超声新技术，因其采用特殊的探查位置和优质的图像显示，开辟了心脏大血管影像学检查的新视窗，扩展了经胸超声心动图（trans thoracic echocardiography，TTE）的范围，弥补了 TTE 的不足，因而在临床上逐渐得到较广泛的应用。适用于人工瓣功能障碍（狭窄、瓣周漏）、心耳血栓、瓣膜赘生物、房间隔缺损、卵圆孔未闭及卵圆孔位置定位。先天性心脏病矫治手术中常用，编码于 88.7202 经食道超声心动图，录入选项属于选择性使用。

（3）临床医生书写手术名称的习惯与 ICD-9-CM-3 的手术分类名称存在差异，经胸房间隔闭式封堵术不同于传统外科开胸手术行胸骨劈开，而是从肋间切口进入，经房室表面穿刺进行房间隔缺损的封堵，避免了外科手术体外循环，和经血管入路相比缩短了穿刺路径，操作更方便，且一旦封堵失败能及时在手术室快速转为体外循环手术。编码时，首先根据手术使用的修补材料为假体"房间隔缺损封堵器"，手术归类于 35.5 使用假体的心脏间隔缺损修补术，其次因为体表存在切口，进一步将其归类于开放性的房间隔缺损假体修补术 35.51，选择扩展码 35.5100x002 经胸房间隔缺损闭式封堵术。

案例 2

【病例摘要】

患者，女，40岁，心悸 1$^+$月入院。行心脏彩超提示：先天性心脏病，房间隔多发缺损（继发孔型），房水平多处左向右分流，三尖瓣反流（轻度）。

【出院诊断】

主要诊断：房间隔多发缺损

其他诊断：三尖瓣反流（微量）

心功能Ⅱ级

【疾病分类诊断及编码】

主要疾病及编码：Q21.102 房间隔缺损（继发孔型）

其他疾病及编码：I36.100 非风湿性三尖瓣关闭不全

I50.903 心功能Ⅱ级

【手术名称】 房间隔缺损修补术

【手术发现】

心包无粘连，心包腔内有淡黄色液体约100 ml；心脏增大，以右房、右室为主。房间隔缺损多孔型，无肺静脉异位引流。三尖瓣瓣环扩大不明显，瓣叶质地好，轻度关闭不全。

【手术步骤】

患者取仰卧位，全麻后常规消毒铺巾，全身肝素化；逐层开胸，探查心包如上述，常规行主动脉插管及上、下腔静脉引流管建立体外循环；体外循环转机、降温。升主动脉远段阻断主动脉，经主动脉根部灌注含血心脏停跳液，心包内局部置入冰屑，心脏停跳；切开右心房，显露房缺，探查如上述；取相应大小的涤纶补片，5-0滑线连续缝合修补房缺，鼓肺未见残余分流；复温，排气；开放主动脉，心脏复跳，无房室传导阻滞，连续缝合右房，辅助循环直至停机拔管；严格止血，鱼精蛋白中和肝素；逐层关胸，送监护室监护。术中食道超声示房间隔缺损未见残余分流，三尖瓣微量反流。

【手术编码】

35.5100x001 房间隔缺损人造补片修补术

39.6100 体外循环辅助开放性心脏手术

【分析点评】

（1）心脏彩超提示：房水平多处左向右分流，其中"房水平多处左向右分流"属于针对先天性心脏病是否存在分流的一个描述，彩超及临床诊断均会描述，但是疾病编码可不体现，仅针对先天性心脏畸形进行编码即可。本例诊断为房间隔多发缺损，在分类Q21.1下无多发房间隔缺损的扩展码，结合心脏彩超结果编码至Q21.102 房间隔缺损（继发孔型）。

（2）患者40岁，房间隔缺损同时伴三尖瓣微量反流。对于三尖瓣反流的编码需明确其病因，在未明确病因的情况下，需与临床医生沟通确定其病因。此病例经与临床医生沟通，该三尖瓣反流病因为非风湿性，因此编码I36.100 非风湿性三尖瓣关闭不全。

（3）本案例手术为在开胸体外循环下使用涤纶补片进行房间隔缺损的修补，根据编码规则，将其归类于开放性的房间隔缺损假体修补术35.51，具体扩展码为35.5100x001 房间隔缺损人造补片修补术。

案例 3

【病例摘要】

患者，男，33 岁，体检发现房间隔缺损 18 年，胸痛 5 $^+$ 年，加重 1 年入院。常规超声心动图：右房室增大，左心大小正常。主动脉内径正常，肺动脉增宽。先天性心脏病房间隔缺损（继发孔型），房水平左向右分流，左室收缩功能测值正常。

【出院诊断】

主要诊断：先天性心脏病 房间隔缺损

其他诊断：窦性心律 心功能 Ⅱ 级

【疾病分类诊断及编码】

主要疾病及编码：Q21.101 中央型房间隔缺损（卵圆孔型）

其他疾病及编码：I50.903 心功能 Ⅱ 级

【手术名称】 房间隔缺损经胸封堵术

【手术发现】

心包无粘连，心包内有淡黄色液体约 50 ml。右心轻度增大。术中食管超声探查房间隔缺损为继发孔中央型，最大径约 3 cm，无肺静脉异位引流。

【手术步骤】

经右侧第四肋间进胸，显露并切开，悬吊心包，于右房表面缝置荷包线，荷包缝合内置入腰径 36 mm 封堵伞，在食管超声引导下封堵缺损成功，反复牵拉测试固定牢固，超声所见缺损各边缘封闭严密无残余分流，主动脉瓣叶及二、三尖瓣开闭无障碍，肺静脉回流无加速；手术顺利，安返病房。

【手术编码】

35.5100x002 经胸房间隔缺损闭式封堵术

【分析点评】

（1）首页主要诊断未明确房间隔缺损的具体分型，彩超提示继发孔型房间隔缺损，手术发现提示房间隔缺损为继发孔中央型。根据房间隔缺损的临床分型，中央型房间隔缺损属于继发孔型房间隔缺损的一种具体类型，因此本例主要诊断编码于 Q21.101 中央型房间隔缺损（卵圆孔型）。

（2）手术操作为食管超声引导下的房间隔缺损经胸封堵术，经肋间切口使用封堵器行房间隔缺损修补，编码于开放性的房间隔缺损假体修补，35.5100x002 经胸房间隔缺损闭式封堵术。

案例 4

【病例摘要】

患者，女，51 岁，胸痛 6⁺月，发现心脏异常 1⁺月入院。行超声心动图检查示：先天性心脏病，房间隔缺损（继发孔型），房水平左向右分流；三尖瓣反流（中度），升主动脉稍增宽，双室收缩功能测值正常。

【出院诊断】

主要诊断：先天性心脏病　房间隔缺损（继发孔型）

其他诊断：三尖瓣反流（中度）

【疾病分类诊断及编码】

主要疾病及编码：Q21.102 房间隔缺损（继发孔型）

其他疾病及编码：I07.100 三尖瓣关闭不全

【手术名称】 经股静脉房间隔缺损封堵术

【手术发现】

（1）右心大，左心大小正常。升主动脉稍增宽，主动脉窦部及肺动脉内径正常。

（2）房间隔伸展径约 49 mm，中份回声失落约 9 mm，前缘无残端，余残端尚可。

【手术步骤】

（1）患者取仰卧位，全麻下插管，放置食管超声探头，消毒铺巾。

（2）全身肝素化。

（3）经右侧股静脉体表投影穿刺，放置封堵导丝，经食管超声引导，将封堵导丝通过房间隔缺损至左心房。

（4）用 12F 封堵鞘管通过导丝进入左房，经封堵鞘管置入 16 mm 房间隔缺损封堵器。

（5）TEE 示：封堵器位置牢固、稳定，房水平未见明显残余分流；心电图示：窦性心律。

（6）撤出封堵鞘管及封堵器固定装置，TEE 示封堵器位置良好。

（7）穿刺点加压包扎，术毕。

【手术编码】

35.5200x001 经皮房间隔缺损封堵术

【分析点评】

本例继发孔型房间隔缺损行经股静脉的房间隔缺损封堵术，编码于闭合性的房间隔缺损假体修补 35.52，具体扩展码为 35.5200x001 经皮房间隔缺损封堵术。

案例 5

【病例摘要】

患儿，男，4 岁，发现心脏异常 3⁺ 年入院。行超声心动图示：先天性心脏病，房间隔缺损（继发孔型），房水平左向右分流，左室收缩功能测值正常。

【出院诊断】

主要诊断：房间隔缺损

【疾病分类诊断及编码】

主要疾病及编码：Q21.102 房间隔缺损（继发孔型）

【手术名称】 ASD 修补术 + 心脏表面临时起搏器安置术

【手术发现】

（1）右心增大，左房室大小正常。右房内可见残存欧氏瓣。主动脉内径正常；肺动脉主干稍增宽，左、右肺动脉内径正常。

（2）房间隔缺损约 27 mm × 22 mm，前缘及下腔静脉无残端，后缘残端较薄弱。

【手术步骤】

（1）患儿取仰卧位，全麻下插管，放置食管超声探头，消毒铺巾。

（2）胸骨正中切口，逐层分离，切开心包，显露心脏，全身肝素化。

（3）经主动脉、上下腔静脉插管建立体外循环，转机降温。

（4）阻断升主动脉，主动脉根部灌注停跳液，心脏表面冰水降温，心脏停跳，阻断上下腔静脉。

（5）纵向切开右房，左心引流，探及心内结构如上述。

（6）用牛心包补片连续缝合修补继发孔房间隔缺损。

（7）左心排气打结，开放升主动脉，心脏复跳顺利，关闭右房切口，并行循环辅助。

（8）术中 TEE：房水平未见明显残余分流。

（9）顺利停机，撤离体外循环，鱼精蛋白中和肝素，创腔止血，安置心包、纵隔引流管各 1 根，安置心脏表面临时起搏器，逐层关胸。

（10）术毕。

【手术编码】

35.6101 房间隔缺损组织补片修补术

37.7401 心外膜电极置入术

39.6400 手术中心脏起搏器

39.6100 体外循环辅助开放性心脏手术

【分析点评】

（1）手术发现右房内可见残存欧氏瓣。欧氏瓣是在下腔静脉口的前缘胚胎期残留下来的薄的半月形瓣膜，为下腔静脉瓣，胚胎时期引导血流经房间孔进入左房，属于生理性的，一般不会影响心脏功能，不做处理。因此一般不诊断、不编码。

（2）患儿房间隔缺损约 27 mm×22 mm，属于大型房间隔缺损因此采用心包补片行缺损修补术。心包补片属于组织补片，分类于 35.6，编码于 35.6101 房间隔缺损组织补片修补术。

案例 6

【病例摘要】

患儿，女，1 岁，咳嗽、咳痰，呼吸急促 2$^+$ 月。检查发现先天性心脏病 1 月入院。心脏彩超提示：房间隔缺损，肺动脉高压，心包积液（少量）；心脏 CTA 提示：房间隔缺损，动脉导管未闭（窗型），肺动脉高压。

【出院诊断】

主要诊断：先天性心脏病（房间隔缺损）

其他诊断：动脉导管未闭

　　　　　肺动脉高压

【疾病分类诊断及编码】

主要疾病及编码：Q21.101 中央型房间隔缺损（卵圆孔型）

其他疾病及编码：Q25.000 动脉导管未闭

　　　　　　　　I27.200x012 肺动脉高压

【手术名称】 PDA 结扎 + 房间隔缺损修补 + 三尖瓣成形 + 临时起搏导线安置术

【手术发现】

（1）右心增大，右室肥厚，左房室大小正常。主动脉增宽，肺动脉增宽。左肺动脉起始部与降主动脉之间可见一窗型结构，内径约 17 mm。

（2）房间隔中份回声失落约 14 mm。三尖瓣瓣环扩大。

【手术步骤】

（1）患儿取仰卧位，全麻下插管，放置食管超声探头，消毒铺巾。

（2）胸骨正中切口，逐层分离，切开心包，显露心脏，全身肝素化。

（3）充分游离主动脉弓、左右肺动脉，显露窗型动脉导管；经主动脉、上下腔静脉插管建立体外循环，转机降温。

（4）以涤纶补片卷成垫片，4 根 4-0 丝线穿过动脉导管，垫片打结结扎动脉导管；结扎后主动脉外形未见狭窄；上下肢未见明显压差，下肢收缩压较上肢高约 5 mmHg。

（5）阻断升主动脉，主动脉根部灌注停跳液，心脏表面冰水降温，心脏停跳，阻断上下腔静脉。

（6）纵向切开右房，左心引流，探及心内结构如上述；探查左、右肺动脉均通畅。

（7）连续缝合修补继发孔房间隔缺损，保留 2～3 mm 孔洞；褥式缝合收缩三尖瓣瓣环，注水试验阴性。

（8）左心排气打结，开放升主动脉，心脏复跳顺利，关闭右房切口，并行循环辅助。术中 TEE：房水平未见明显残余分流，三尖瓣未见反流；肺动脉及右心房测压无压差，约为 34/7 mmHg。

（9）顺利停机，上肢收缩压较下肢收缩压高 10～15 mmHg；撤离体外循环，创腔止血，安置心包、纵隔引流管各 1 根，安置心脏表面临时起搏器，逐层关胸。

【手术编码】

35.7100x003 房间隔部分闭合术

38.8500x001 动脉导管结扎术

35.3300x002 三尖瓣瓣环成形术

37.7401 心外膜电极置入术

39.6400 手术中心脏起搏器

39.6100 体外循环辅助开放性心脏手术

【分析点评】

（1）诊断未明确房间隔缺损具体类型，虽然 ICD-10 分类将所有房间隔缺损均分类于 Q21.1，但是以扩展码的形式区分了房间隔缺损的具体分型。本例根据手术发现"房间隔中份回声失落约 14 mm"，可明确房间隔缺损类型为中央型。本案例属于首页填写不够准确，需与临床科室沟通明确。

（2）本例针对房间隔缺损修补术的描述主要在手术记录第 6 步"连续缝合修补继发孔房间隔缺损，保留 2～3 mm 孔洞"。首先，采用连续缝合的方式修补房间隔缺损归类于 35.71；其次，缝合时保留了 2～3 mm 的孔，即部分闭合房间隔缺损，编码于 35.7100x003 房间隔部分闭合术。患儿 1 岁，保留的 2～3 mm 小缺损可自动愈合，而这样子做的目的主要是缓解肺动脉高压。

二、室间隔缺损

（一）室间隔缺损概述

室间隔是左右心室的共同内侧壁，也称室中隔，大部分由心肌构成，称室间隔肌部；室间隔两侧由心内膜覆盖，室间隔上部中分有一缺乏肌质的区域，称为室间隔膜部，为室间隔缺损的好发部位。室间隔缺损是指室间隔上存在的异常孔洞，因左心室压力高于右心室压力而在心室水平产生左向右分流，是最常见的先天性心脏畸形，约占先天性心脏病的20%，可以单独存在，也可与心脏其他畸形并存。临床上根据室间隔缺损所处的位置不同，将室间隔缺损分为四种类型：①嵴上型，也称肺动脉下型或流出道型，主要位于右室流出道、室上嵴上方和主、肺动脉瓣下；②嵴下型，位于室间隔膜部，60%~70%均属于此类型；③肌部缺损，通常为小型缺损，且时常会在出生后第一个月内自发性闭合；④隔瓣后缺损，常位于流入道，属于心内膜垫缺损范畴。

（二）室间隔缺损 ICD-10 编码

ICD-10 将室间隔缺损分类于 Q21.0，所有类型的室间隔缺损均归类于此，且国家临床版 2.0 未再针对室间隔缺损各具体分型进行扩展。

（三）室间隔缺损治疗

针对单纯的室间隔缺损患者，传统的治疗方法是外科手术，但是外科手术创伤大，并发症发生率高，占用医疗资源多，介入治疗是单纯室间隔缺损患者的首选治疗方式。外科手术治疗室间隔缺损的手术目的往往是为了修补合并的其他心脏畸形，而不仅仅是关闭室间隔缺损，且目前室间隔缺损的外科手术发展方向也是微创化，如胸腔镜入路、小切口入路等。

（四）室间隔缺损治疗 ICD-9-CM-3 编码

ICD-9-CM-3 针对室间隔修补术的分类与房间隔修补术类似，重点关注两个分类轴心，一是手术的术式，二是手术入路，手术术式主要区分假体修补、组织移植物修补和其他修补（包括直接缝合），手术入路则主要区分开放性和闭合性。见图 8-4：

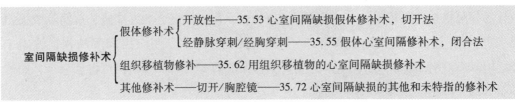

图 8-4　室间隔缺损修补术思维导图

（五）室间隔缺损案例

案例 1

【病例摘要】

患儿，女，4岁，发现心脏杂音 4^+ 月入院。行心脏彩超示：先天性心脏病，室间隔缺损伴膜部瘤形成，右心室、左心房、左心室增大，卵圆孔未闭，左心收缩功能测值正常范围内。

【出院诊断】

主要诊断：室间隔缺损

其他诊断：卵圆孔未闭

室间隔膜部瘤

【疾病分类诊断及编码】

主要疾病及编码：Q21.000 室间隔缺损

其他疾病及编码：Q21.101 中央型房间隔缺损（卵圆孔型）

Q21.800x003 室间隔膜部瘤

【手术名称】 室间隔缺损修补术＋卵圆孔未闭修补术

【手术发现】

（1）左房双室增大，右房大小正常。肺动脉增宽，主动脉内径正常。

（2）室间隔缺损约 14 mm，左向右分流。

（3）卵圆孔未闭，三尖瓣微量反流。

【手术步骤】

（1）患儿取仰卧位，全麻下插管，放置食管超声探头，消毒铺巾。

（2）经胸骨正中切口逐层切开显露心脏，全身肝素化。

（3）经主动脉、上下腔静脉插管建立体外循环，转机降温。

（4）阻断升主动脉，主动脉根部灌注停跳液，心脏表面冰水降温，心脏停跳，阻断上下腔静脉。

（5）纵向切开右房，左心引流，探及心内结构如上述。

（6）用牛心包补片（3.5 cmx4.0 cm）连续缝合修补室间隔缺损。

（7）修补卵圆孔，左心排气打结，开放升主动脉，心脏复跳顺利，关闭右房切口，并行循环辅助。

（8）术中 TEE：室水平未见明显残余分流，三尖瓣微量反流。

（9）顺利停机，撤离体外循环，鱼精蛋白中和肝素，创腔止血，安置心包、胸腔引流管各 1 根，逐层关胸。

【手术编码】

35.6201 室间隔缺损组织补片修补术

35.7100x002 卵圆孔未闭修补术

39.6100 体外循环辅助开放性心脏手术

【分析点评】

本案例"经胸骨正中切口""建立体外循环"使用"牛心包补片"修补室间隔缺损，编码归类于开放性室间隔缺损组织移植物修补 35.62，具体编码为 35.6201 室间隔

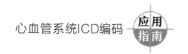

缺损组织补片修补术。

案例 2

【病例摘要】

患者，男，18岁，体检发现室间隔缺损入院。常规超声心动图示：先天性心脏病，室间隔假性膜部瘤伴缺损，室水平左向右分流，左室收缩功能测值正常。

【出院诊断】

主要诊断：先天性心脏病　室间隔缺损

室间隔膜部瘤

【疾病分类诊断及编码】

主要疾病及编码：Q21.000 室间隔缺损

其他疾病及编码：Q21.800x003 室间隔膜部瘤

【手术名称】心导管检查＋室间隔缺损封堵术

【手术步骤】

患者平卧，常规消毒，铺巾。局麻成功后，穿刺右侧股动、静脉，放置外鞘，全身肝素化。首先行左、右心导管检查，分别于降主动脉、升主动脉、左心室、上腔静脉、肺动脉采血及测压。行左心造影示：室间隔假性膜部瘤伴单个缺损。遂行室间隔缺损封堵治疗，成功置入室间隔缺损封堵器。复查超声示封堵完全，无残余分流。拔管，止血，纱布包扎，沙袋压迫，送返病房。

【手术编码】

35.5500x001 经皮室间隔缺损封堵术

37.2300 联合的右心和左心导管置入

88.5302 左心室造影

【分析点评】

室间隔缺损介入封堵术中行左心造影，在 ICD－9－CM－3 临床版3.0字典库中88.5302左心室造影属于必选的诊断性操作，因此在编码时根据介入手术记录予以编码。

三、房室间隔缺损

（一）房室间隔缺损概述

房室间隔缺损（atrioventricular septal defect，AVSD）曾被称为心内膜垫缺损或房室通道缺损，是一组以间隔性房室结构缺乏，共同房室交界为特征的畸形，发病率占先天性心脏病总数的7%。在房室间隔缺损中，共同房室交界的房室瓣有5片瓣叶，根据共同房室瓣叶的形态特点，共同房室瓣叶与房间隔、肌性室间隔嵴之间的关系，将房室间隔缺损分为部分型、完全型和过渡型。部分型房室间隔缺损只存在心房水平分流，不存在心室水平分流，也被称为原发孔型房间隔缺损；完全型房室间隔缺损既存在心房水平分流，也存在心室水平分流；过渡型（中间型）房室间隔缺损是介于部分型房室间隔缺损和完全型房室间隔缺损之间的类型，同时存在原发孔型房间隔缺损和室间隔缺损。

（二）房室间隔缺损 ICD－10 编码

在 ICD－10 分类体系中，房室间隔缺损被分类于 Q21 心间隔先天性畸形下的亚目 Q21.2 房室间隔缺损；在分类下对房室间隔缺损的具体分型均有扩展，在编码时需根据实际情况选择正确的扩展码。见表 8－2：

表 8－2　房室间隔缺损 ICD－10 编码

疾病编码	疾病名称
Q21.200	房室间隔缺损
Q21.201	Ⅰ型房间隔缺损
Q21.203	部分性房室隔缺损
Q21.204	过渡性房室隔缺损
Q21.205	完全性房室隔缺损

（三）房室间隔缺损治疗

房室间隔缺损的手术主要包括三个部分：①关闭室间隔缺损并分隔共同房室瓣；②修复瓣叶；③关闭房间隔缺损。通常使用单片法或双片法关闭室间隔缺损并分隔共同房室瓣，两者的区别是单片法使用一块补片覆盖室间隔缺损和原发孔型房间隔缺损予以修补，双片法则使用两块补片分别修补室间隔缺损和房间隔缺损。对于共同房室瓣的成形可间断缝合左侧房室瓣裂缺，在瓣尖和瓣根处分别用垫片加固；针对左心扩大的患者可在两个瓣环交界处分别折叠或褥式折叠，以缩小瓣环。

（四）房室间隔缺损治疗 ICD－9－CM－3 编码

房室间隔缺损一般采用外科手术治疗，手术编码与房间隔缺损和室间隔缺损的开放性修补分类相似，在编码时需区分具体修补方式，是假体修补、组织移植物修补还是其他，分别编码至 35.54、35.63 和 35.73。

（五）房室间隔缺损案例

案例 1

【病例摘要】

患者，男，57 岁，8 年前体检时发现心脏结构异常，自诉剧烈活动后有心累心悸、气促，不伴有胸闷胸痛、大汗淋漓、头晕黑蒙、恶心呕吐、呼吸困难、双下肢水肿等症状，休息后上述症状可缓解，未行特殊处理，每年体检随访。今年行心脏彩超结果提示：I 孔型房缺，房水平左向右分流，左侧房室瓣反流（轻度）。

【出院诊断】

主要诊断：先天性心内膜垫缺损

其他诊断：二尖瓣裂

　　　　　二尖瓣关闭不全（中度）

　　　　　三尖瓣关闭不全（轻度）

【疾病分类诊断及编码】

主要疾病及编码：Q21.201 I 型房间隔缺损

其他疾病及编码：Q23.805 先天性二尖瓣裂

　　　　　　　　Q23.300 先天性二尖瓣关闭不全

　　　　　　　　Q22.801 先天性三尖瓣半关系不全

【手术名称】 不完全型心内膜垫缺损矫治术

【手术发现】

房间隔可见原发孔型房缺，二尖瓣后瓣短小，可见前瓣明显裂缺，肺动脉明显增粗。二尖瓣试水中度关闭不全，三尖瓣轻度关闭不全。

【手术步骤】

（1）患者取仰卧位，全麻下插管，放置食管超声探头，消毒铺巾。

（2）经胸骨正中切口逐层切开显露心脏，全身肝素化。

（3）经主动脉、上下腔静脉插管建立体外循环，转机降温。

（4）阻断升主动脉，主动脉根部灌注停跳液，心脏表面冰水降温，心脏停跳，阻断上下腔静脉。

（5）纵向切开右房，切开房间隔开孔行左心引流，探及心内结构如上述。

（6）探查二尖瓣后，前瓣间断缝合关闭裂缺，前瓣 A1 区至 C1 区带垫缝合部分环缩交界处。

（7）取相应大小牛心包片，滑线缝合重建房间隔后鼓肺排气打结，冠状静脉窦隔入左房。

（8）开放升主动脉，心脏复跳顺利，并行循环辅助。

（9）术中 TEE：房水平未见残余分流，三尖瓣未见明显反流，二尖瓣可见轻度关闭不全。

（10）顺利停机，撤离体外循环，鱼精蛋白中和肝素，创腔止血，安置心包、纵隔引流管各 1 根，逐层关胸。

【手术编码】

35.6300x002 心内膜垫缺损组织补片矫治术

39.6100 体外循环辅助开放性心脏手术

【分析点评】

本案例心内膜垫缺损修补术包括两个部分：①瓣叶修补，探查二尖瓣后，前瓣间断缝合关闭裂缺，前瓣 A1 区至 C1 区带垫缝合部分环缩交界处；②单片法修补房室间隔缺损，取相应大小牛心包片，滑线缝合重建房间隔。编码于 35.6300x002 心内膜垫缺损组织补片矫治术。需注意，在编码时容易直接根据手术步骤针对瓣叶修补及缺损修补分别编码，在 ICD－9－CM－3 中分类 35.63 注释包括"修补术：房室通道，用组织移植物；第一（原）中隔孔缺损，用组织移植物；瓣膜缺损伴心房间隔和心室间隔缺损，用组织移植物"；如果是单纯的心房间隔、室间隔或瓣膜缺损的修补术才进行分别编码。此规则在细目 35.63 下使用不包括注释标注，编码时请注意阅读。相同的注释也出现在细目 35.54 和 35.73 下。

案例 2

【病例摘要】

患儿，女，8 岁，体检发现"先天性心脏病"10$^+$月入院。心脏超声提示：部分型心内膜垫缺损。

【出院诊断】

主要诊断：部分型心内膜垫缺损

其他诊断：二尖瓣关闭不全（中量）

三尖瓣反流（少－中量）

窦性心律 心功能 II 级

【疾病分类诊断及编码】

主要疾病及编码：Q21.203 部分性房室隔缺损

其他疾病及编码：Q23.300 先天性二尖瓣关闭不全

Q22.801 先天性三尖瓣关闭不全

I50.903 心功能 II 级

Q23.805 先天性二尖瓣裂

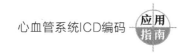

Q25.000 动脉导管未闭

【手术名称】 PAVC 矫治 + VSD 修补 + PDA 结扎

【手术发现】

心包无粘连，心脏增大，以右房、右室为主。房间隔缺损为原发孔型，直径约 20 mm，无肺静脉异位引流。二尖瓣见前叶裂，瓣下见 2 mm 室间隔缺损，二尖瓣中重度关闭不全。

【手术步骤】

患者取仰卧位，全麻后常规消毒铺巾，全身肝素化；逐层开胸，探查心包如上述，常规行主动脉插管及上、下腔静脉引流管建立体外循环；体外循环转机、降温。游离 PDA 后结扎，升主动脉远段阻断主动脉，经主动脉根部灌注含血心脏停跳液，心包内局部置入冰屑，心脏停跳；切开右心房探查如上述；二尖瓣前叶裂处间断缝合 6 针，关闭裂缺，注水试验未见明显反流，8 字缝合关闭室间隔缺损后取相应大小的涤纶补片，5-0 滑线连续缝合修补原发孔房缺，鼓肺未见残余分流；复温，排气；开放主动脉，心脏复跳，无房室传导阻滞，连续缝合右房，辅助循环直至停机拔管；严格止血，鱼精蛋白中和肝素；逐层关胸，送监护室监护。术中食管超声示房间隔缺损未见残余分流，三尖瓣少量反流，二尖瓣微量反流。

【手术编码】

35.5400x004 部分型心内膜垫缺损人造补片矫治术

38.8500x001 动脉导管结扎术

39.6100 体外循环辅助开放性心脏手术

【分析点评】

（1）漏诊，手术发现二尖瓣裂，手术包含动脉导管结扎，但是诊断没有相应体现，尤其是漏诊动脉导管未闭，直接反应出诊疗逻辑矛盾。在编码和质控时应注意关注此类问题。

（2）手术名称包含室间隔缺损修补术，但是根据 35.54 分类下的包括与不包括注释，在编码时对于室间隔缺损修补术不再单独编码。

四、动脉导管未闭

（一）动脉导管未闭概述

动脉导管是由第六主动脉弓分化而来，连接降主动脉峡部和左肺动脉根部，是胎儿时期肺动脉与主动脉间的正常血流通道，一般在出生后约 3 个月正常关闭，若未正常关闭而产生一系列病理生理改变则称为动脉导管未闭（PDA）。动脉导管未闭是常见的先天性心脏病之一，其发病率占先天性心脏病的 6%～11%。临床上根据血管造影检查将动脉导管未闭分为 A～E 五种类型：A 型是圆锥型动脉导管，主动脉端成粗大的壶腹状，而肺动脉端较细，是最常见的类型；B 型动脉导管未闭也称"窗型"动脉导管，形状短粗；C 型无狭窄的动脉导管，即管型动脉导管；D 型含有多个狭窄段，属于复杂型动脉导管；E 型是"细长型"动脉导管。

（二）动脉导管未闭 ICD－10 编码

动脉导管未闭在 ICD－10 分类中将其分类于 Q25.0。所有分型的动脉导管未闭均归类于此，编码不区分具体分型。动脉导管治疗后的常见并发症之一就是残余分流，针对动脉导管未闭治疗后的残余分流编码主要需区分具体治疗方式是动脉导管结扎还是动脉导管介入封堵（见动脉导管治疗）。动脉导管未闭结扎术后残余分流编码 I97.800x001，动脉导管未闭封堵术后残余分流编码为 I97.800x002。

（三）动脉导管未闭治疗及 ICD－9－CM－3 编码

动脉导管未闭的传统治疗方式是外科手术结扎术，随着介入治疗的问世和推广以及介入封堵器材的多样化发展，尤其是国产化的封堵器材的广泛普及，传统的开胸手术已逐渐被介入封堵所替代，成为动脉导管未闭的首选治疗方法。动脉导管未闭介入治疗常规穿刺股动、静脉，经导管将封堵器（蘑菇伞或弹簧圈）放置于动脉导管达到闭合动脉导管的目的，封堵器的选择主要取决于动脉导管的类型、大小等。ICD－9－CM－3 编码时不区分封堵器类型，只要是经心导管介入治疗关闭动脉导管则编码于 39.7900x008 经皮动脉导管未闭封堵术（图 8－5）。对于非常粗大的窗型动脉导管则一般选择外科手术关闭动脉导管，有两种不同的手术方法：①动脉导管结扎；②动脉导管切断缝合。它们均编码于 38.85。索引查找：结扎－动脉导管未闭 38.85，具体术式以扩展码区分。见图 8－5：

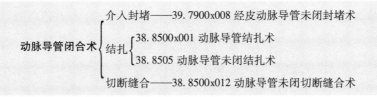

图 8－5　动脉导管闭合术 ICD－9－CM－3 编码

（四）动脉导管未闭案例

案例 1

【病例摘要】

患者，男，25岁，发现先天性心脏病 1^+ 月入院。

【出院诊断】

主要诊断：先心病 动脉导管未闭

【疾病分类诊断及编码】

主要疾病及编码：Q25.000 动脉导管未闭

【手术名称】右心导管检查术 + 动脉导管未闭介入封堵术

【手术步骤】

患者平卧，局部麻醉后常规消毒，铺巾。分别穿刺右股动、静脉，放置外鞘，全身肝素化。沿动脉外鞘放置猪尾导管至降主动脉，行降主动脉造影显示 PDA，经股静脉建轨后行封堵治疗，再行降主动脉造影，显示 PDA 被完全封堵。撤除输送器，拔管，止血，纱布包扎，沙袋压迫。

【手术编码】

39.7900x008 经皮动脉导管未闭封堵术

37.2100 右心导管置入

88.4205 降主动脉造影

五、主肺动脉窗

（一）主肺动脉窗概述

主肺动脉窗与动脉导管未闭有相同的病理生理学，均为主动脉和肺动脉间存在异常通道，导致左向右分流，也叫主－肺动脉间隔缺损，是一种比动脉导管未闭更为罕见的畸形，只占先天性心脏病病人的 0.1% ~ 0.2%。主肺动脉窗的缺损一般位于升主动脉与肺总动脉之间，其严重程度变化不一，按照国际先天性心脏病数据库委员会推荐的 APW 分类法将其分为四类：Ⅰ型为近端型，缺损紧靠半月瓣上方；Ⅱ型为远端型，位于升主动脉上部，缺损边缘常包含肺动脉分叉或右肺动脉；Ⅲ型缺损范围较大，涉及升主动脉的大部分；Ⅳ型为中间型，缺损上缘和下缘较平均。

（二）主肺动脉窗 ICD－10 编码

主肺动脉窗在 ICD－10 分类中将其分类于心间隔的先天性畸形 Q21，编码为

Q21.400 主动脉肺动脉间隔缺损。所有分型的主肺动脉窗均归类于此，编码不区分具体分型。大部分主肺动脉窗病例会同时存在其他的畸形，如主动脉弓中断、室间隔缺损、右室双出口等，在编码时应针对其合并的畸形一一编码。

（三）主肺动脉窗治疗及其 ICD-9-CM-3 编码

不同于动脉导管未闭，主肺动脉窗的缺损几乎没有长度，因此通常不适合通过心导管技术使用弹簧圈或者封堵装置来关闭缺损，而采用外科手术来矫治主肺动脉窗，主要目的是矫治缺损，恢复正常的血流。手术在体外循环下进行，经胸骨正中切口入路，采用补片修补、直接结扎或缝合的方式进行主肺动脉窗矫治。因为适应证较窄并发症多等缺点，已很少采用直接缝扎或缝合的手术方式。近年来广泛采用的主肺动脉窗矫治方式是补片修补，即离断主肺动脉窗后，其主动脉端和肺动脉端分别使用补片关闭。若同时合并其他畸形，则一般同时矫治其他合并的畸形。手术编码为 35.8304 主动脉-肺动脉间隔缺损修补术。

IV 型主肺动脉窗是唯一适合采用介入治疗的主肺动脉窗分型，手术方式同动脉导管介入封堵，编码于 35.8300x006 经皮主动脉肺动脉窗封堵术。

（四）主肺动脉窗案例

案例 1

【病例摘要】

患儿，女，9 岁，活动后心累气促 1[+] 年入院。超声心动图示：先天性心脏病，主肺动脉窗（III型），大血管水平双向分流，右肺动脉起源于升主动脉后侧壁，左肺动脉起源未满意探及，动脉导管未闭（管型），大血管水平左向右分流，右位主动脉弓，肺静脉扩张，前向血流稍加速。

【出院诊断】

主要诊断：主肺动脉窗

其他诊断：肺动脉起源异常

　　　　　右位主动脉弓

　　　　　动脉导管未闭

【疾病分类诊断及编码】

主要疾病及编码：Q21.400 主动脉肺动脉间隔缺损

其他疾病及编码：Q25.700x007 先天性肺动脉起源于升主动脉

　　　　　　　　Q25.400x001 先天性主动脉弓右位

　　　　　　　　Q25.000 动脉导管未闭

【手术名称】 主肺动脉窗矫治＋肺动脉成形＋临时起搏导线安置

【手术发现】

左心增大。主、肺动脉增宽。近端主肺动脉窗缺损 35 mm。主动脉及肺动脉主干部分融合。右肺动脉起源于升主动脉后侧壁，左肺动脉起源于左头臂动脉发出的动脉导管。大血管水平查见内径约 4 mm 的异常管道。

【手术步骤】

（1）患儿取仰卧位，全麻下插管，放置食管超声探头，消毒铺巾。

（2）经胸骨正中切口逐层切开显露心脏，全身肝素化。

（3）经主动脉、上下腔静脉插管建立体外循环，转机降温。

（4）阻断右肺动脉及升主动脉，主动脉根部灌注停跳液，心脏表面冰水降温，心脏停跳，阻断上下腔静脉。

（5）游离左头臂动脉，显露左肺动脉，纵向切开主肺动脉融合处，左心引流，探及心内结构如上述。

（6）自左肺动脉起源处离断，吻合至主肺动脉干，使用 Gore-Tex 补片修补主肺动脉窗。

（7）左心排气打结，开放升主动脉，心脏复跳顺利，关闭主肺动脉融合处切口，并行循环辅助。

（8）术中 TEE：原主肺动脉窗处未见明显残余分流，各瓣膜未见明显反流。

（9）顺利停机，撤离体外循环，鱼精蛋白中和肝素，创腔止血，安置临时起搏导线，安置胸腔、纵隔引流管各 1 根，逐层关胸。

（10）术毕。

【手术编码】

35.8304 主动脉－肺动脉间隔缺损修补术

37.7401 心外膜电极置入术

39.6100 体外循环辅助开放性心脏手术

【分析点评】

（1）手术发现左肺动脉起源于动脉导管。在临床版 2.0 编码库中，针对先天性肺动脉起源异常仅扩展了 Q25.700x007 先天性肺动脉起源于升主动脉，针对其他异常起源暂未扩展，若需编码只能暂时编码至 Q25.704 先天性肺动脉异常。

（2）患者关胸前予以安置心外膜临时起搏导线，在编码时还需核实医嘱是否使用临时起搏器，若使用临时起搏器还应附加编码 39.6400 手术中心脏起搏器。39.64 包括术中及术后立即使用临时起搏器。

六、主动脉缩窄

（一）主动脉缩窄概述

主动脉缩窄（coarctation of the aorta，CoA）是位于胸主动脉上段的局限性狭窄，通常在左锁骨下动脉近端的动脉导管旁区域，是较为常见的先天性心脏病，发病率占所有先天性心脏病的4%~8%。主动脉缩窄可以是一种单纯性的病变，可以合并或者不合并动脉导管未闭。复杂型主动脉缩窄则往往合并其他心脏畸形，包括室间隔缺损、主动脉瓣和瓣下狭窄、二尖瓣狭窄等，甚至可合并三尖瓣 Ebstein 畸形、大动脉转位和右心室双出口等一系列畸形而导致治疗更加复杂。早年根据主动脉缩窄与动脉导管的关系分为导管前型（婴儿型）和导管后型（成人型）。国际先天性心脏病手术命名与数据库项目根据是否合并其他心内畸形，将主动脉缩窄分为以下三类：①孤立性主动脉缩窄；②主动脉缩窄合并室间隔缺损；③主动脉缩窄合并其他心内畸形。

（二）主动脉缩窄 ICD-10 编码

主动脉缩窄在 ICD-10 分类中被归类于大动脉先天性畸形 Q25，使用单独亚目 Q25.1 表示，分类下无扩展码，但是该分类仅表示主动脉缩窄这一单一病变，即孤立性主动脉缩窄编码于此。若主动脉缩窄合并其他先天性畸形除了编码 Q25.100 主动脉缩窄外，还需针对其他先天性畸形一一编码，如主动脉缩窄合并室间隔缺损应同时编码 Q25.100 主动脉缩窄 + Q21.000 室间隔缺损。

（三）主动脉缩窄治疗及其 ICD-9-CM-3 编码

1. 外科治疗

绝大部分单纯性主动脉缩窄可通过左侧胸廓切口进行手术，经第3或第4肋间的胸廓后外切口入路，无需体外循环。当主动脉缩窄合并其他心内畸形需一起矫治时，可通过胸骨正中切口入路在体外循环下进行。手术原则是解除缩窄并恢复血流。解除缩窄可使用缩窄段切除或切开的方式，恢复血流则可能采用直接吻合、扩大的吻合、主动脉补片（左锁骨下动脉翻转补片/人造补片）成形术、人工血管置换和搭桥术。

1）主动脉缩窄切除端端吻合术

主动脉缩窄切除伴端端吻合术主要适用于缩窄段较局限的患者，手术原则是充分游离主动脉，尽可能切除缩窄段，将缩窄段近、远端动脉进行无张力吻合。吻合方式一般有两种：端端吻合和扩大的端端吻合，两者区别在于扩大的端端吻合是用来处理同时合并主动脉弓发育不良的技术，在切除缩窄段后，会在主动脉峡部、近端主动脉弓和远端主动脉弓底面做一个主动脉切口来构建一个扩大的端端吻合以修补缩窄合并主动脉弓发育不良。在编码时查索引：矫正术-缩窄主动脉--伴---吻合术38.34，不区分吻合方式。见图8-6：

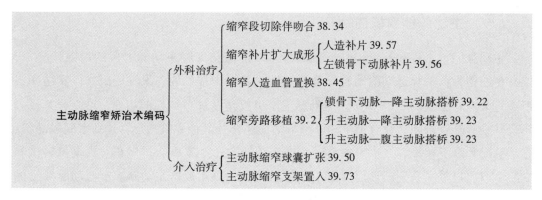

图8-6 主动脉缩窄矫治术编码

2）主动脉缩窄人造补片扩大成形术

该术式不切除缩窄段血管，而是在充分游离缩窄段相邻组织解剖后，纵行切开缩窄段动脉，然后使用与主动脉切口大小相近的人造补片修剪成圆形或椭圆形缝合扩大主动脉，达到主动脉缩窄矫治的目的。手术编码于39.57用人造补片移植物的血管修补术（图8-6）。查索引：修补术-动脉--伴---补片移植----人造的（涤纶）（聚四氟乙烯）39.57，核对卷一正确，根据字典库选择正确的扩展码。

3）主动脉缩窄左锁骨下翻转补片扩大成形术

该术式不切除缩窄段血管，充分游离左锁骨下动脉，结扎切断足够长度的左锁骨下动脉，纵行切开左锁骨下动脉，翻转切开的左锁骨下动脉形成补片与切开的缩窄段血管缝合扩大成形主动脉矫治主动脉缩窄。手术编码于39.56用组织补片移植物的血管修补术（图8-6）。查索引：修补术-动脉--伴---补片移植----组织（静脉）（自体的）（自体移植）39.56，核对卷一正确，根据字典库选择正确的扩展码。

4）主动脉缩窄人造血管置换术

主动脉缩窄人造血管置换术即切除缩窄段动脉后，使用人造血管代替切除的缩窄段血管与近、远血管断端吻合达到血流重建的目的从而达到矫治主动脉缩窄的目的。手术编码于38.45胸部血管部分切除术伴置换术（图8-6）。查索引：动脉切除术-伴--移植物置换（插补）---主动脉（弓）（升）（降胸）----胸的38.45。需注意主动脉缩窄位于胸主动脉上段，因此属于胸主动脉而非腹主动脉。

5）主动脉缩窄人工血管旁路移植术

主动脉缩窄人工血管旁路移植术主要适用于缩窄段较长而且复杂不适宜做补片扩大成形的患者，采用单纯左后外侧切口或再加胸骨正中切口，再选用适合大小的人工血管连接缩窄段血管的近远端达到矫治目的。手术编码于39.2。查索引：旁路-动脉的 NEC39.29。编码时根据实际手术旁路血管编码至具体血管，如升主动脉 – 降主动脉搭桥 39.23。见图 8 – 6。

2. 介入治疗

外科手术治疗是主动脉缩窄首选治疗方法，但因其手术难度大，并发症相对较多，如术后再狭窄、动脉瘤形成、喉返神经损伤等。自 20 世纪 80 年代以来，介入治疗主动脉缩窄逐渐发展，从最开始的球囊扩张发展到血管内裸支架植入术及覆膜支架植入术。主动脉缩窄球囊扩张编码于 39.50（图 8 – 6）。查索引：血管成形术 – 球囊（经皮经管腔）NEC 39.50。主动脉缩窄支架植入术编码于 39.73 胸主动脉移植物的血管内植入术，常用的支架类型为球扩支架和覆膜支架。

（四）主动脉缩窄案例

案例 1

【病例摘要】

患儿，男，5 月 29 天，咳嗽 1$^+$周，加重伴呼吸困难 4 天入院。行心脏彩超示：先天性心脏病，主动脉缩窄、二尖瓣偏心反流（重度）。

【出院诊断】

主要诊断：先天性心脏病：主动脉缩窄

其他诊断：二尖瓣反流（重度）

【疾病分类诊断及编码】

主要疾病及编码：Q25.100 主动脉缩窄

其他疾病及编码：Q23.300 先天性二尖瓣关闭不全

【手术名称】COA 矫治术

【手术发现】

主动脉弓降部动脉导管连接处明显狭窄，狭窄处直径约 2 mm，主动脉弓及其余降主动脉未见明显异常。

【手术步骤】

经左侧第三肋间后外侧切开逐层开胸后暴露降主动脉及主动脉弓部远心段，探查如上述，逐层游离后结扎并离断动脉导管，充分游离主动脉弓降部及降主动脉后，钳夹主动脉弓远端及左锁骨下动脉，阻断降主动脉后离断并切除缩窄部分，切除导管组织后将降主动脉与主动脉弓端端吻合，开放后无出血，逐层关胸。

【手术编码】

38.3400 主动脉部分切除术伴吻合术

38.8500x012 动脉导管未闭切断缝合术

案例 2

【病例摘要】

患者，男，46 岁，间断咳嗽 1 年入院。常规超声心动图示：先天性心脏病，主动脉缩窄，二叶式主动脉瓣畸形，伴前向血流稍加速，左室收缩功能测值正常。

【出院诊断】

主要诊断：主动脉缩窄

其他诊断：二叶式主动脉瓣畸形

【疾病分类诊断及编码】

主要疾病及编码：Q25.100 主动脉缩窄

其他疾病及编码：Q23.101 先天性主动脉瓣二叶瓣畸形

【手术名称】 主动脉腔内修复术

【手术发现】

造影显示：先天性主动脉缩窄，主动脉弓与降主动脉交界区走行稍扭曲，局部管腔狭窄，管径约 1.0 cm；缩窄远端降主动脉瘤样扩张，较宽处约 4.5 cm；支架释放后造影：主体支架定位准确，缩窄处管腔直径明显改善，支架自然过渡到腹主动脉壁；造影剂经支架引流向下，效果满意。

【手术步骤】

（1）全身麻醉，右侧桡动脉监测血压。

（2）消毒铺巾，肝素化，穿刺右股动脉插入 5F 导鞘，导管导丝交换，寻找真腔逐段上行，髂总－腹主－升主动脉分别造影，如上述。

（3）标记左锁骨下动脉开口，主动脉缩窄部位，控制性降压。

（4）交换 18F 导鞘，超硬导丝建立轨道，导入 NEUMED CVRDCP8Z45 球扩支架，定位于主动脉缩窄处释放，交换导入 Medtronic VALIANT THORACIC VAMC3430C150TE 覆膜支架，定位于球扩支架腔内释放。

（5）再次升主动脉及腹主动脉造影显示如上述。

（6）撤回介入器材，两把血管吻合器关闭右侧股总动脉，术毕。

【手术编码】

39.7300x003 主动脉覆膜支架腔内隔绝术

【分析点评】

编码时需注意，球扩支架是里面放球囊外面覆支架，球囊打开支架自动释放，并没有进行血管的球囊扩张，因此编码时仅编码支架植入。

七、主动脉弓中断

（一）主动脉弓中断概述

与主动脉缩窄不同，主动脉弓中断（interruption of aortic arch，IAA），也叫主动脉弓离断，是主动脉完全不连续，表现为完全中断或仅存闭塞的纤维条索连接中断的主动脉弓管腔，是一种罕见的先天性畸形，约占所有先天性心脏病的 1.5%。解剖上将主动脉弓分为三段：①从无名动脉开口延伸至颈总动脉的近端为主动脉弓的近段；②从左颈总动脉延伸到左锁骨下动脉开口处的远端为主动脉弓的远段；③连接远端主动脉弓和降主动脉的导管旁区域的这一段主动脉被称为"峡部"。中断可以发生在主动脉弓的不同部位，根据中断部位的不同将主动脉弓中断分为三型：A 型主动脉弓中断位于峡部，属于轻症的主动脉弓中断，有一根短小的纤维条索将主动脉弓上下游连接起来，但没有血管腔的真正连续；B 型主动脉弓中断位于远段主动脉弓，是最常见的类型，通常会合并迷走右锁骨下动脉起源于降主动脉；C 型主动脉弓中断位于近段主动脉弓，非常罕见。

（二）主动脉弓中断 ICD-10 编码

主动脉弓中断在 ICD-10 分类中被归类于 Q25.4 主动脉的其他先天性畸形，临床版 2.0 扩展码为 Q25.404 先天性主动脉弓断离，不区分主动脉弓中断的具体分型。孤立的主动脉弓中断极其罕见，一般会合并其他的先天性畸形，如动脉导管未闭、主肺动脉窗、室间隔缺损等，在编码时需针对同时存在的心内畸形予以编码。

（三）主动脉弓中断治疗及其 ICD-9-CM-3 编码

主动脉弓中断手术包括两部分：主动脉弓重建和心内畸形矫治。主动脉弓重建有三种方式：①切除狭窄段将正常直径的主动脉直接吻合，是最常使用的手术方式；②升主动脉降主动脉人造血管移植，是过去常使用的手术方式；③心包补片或同种异体动脉组织来扩大吻合口和/或升主动脉，在主动脉弓中断合并左心室流出道梗阻时采用此类方式。手术编码同主动脉缩窄外科矫治编码（图 8-7）。需注意，临床版 3.0 字典库在细目 38.45 胸部血管部分切除术伴置换术下扩展了 38.4500x017 主动脉弓中断矫治术。该编码仅针对使用人造血管置换的主动脉弓重建编码时使用，其余矫治方式需根据实际情况编码至正确的分类并选择合适的扩展码。

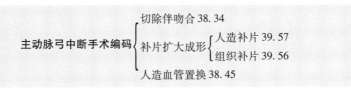

图 8-7 主动脉弓中断手术编码

（四）主动脉弓中断案例

案例 1

【病例摘要】

患儿，男，27 天，发现心脏结构异常18$^+$周。入院前18$^+$周，患儿母亲产检时彩超发现患儿心脏结构异常，后长期超声随访。患儿出生后心脏彩超提示：先天性心脏病，主动脉弓离断，动脉导管未闭（管型 5 mm）血管水平双分流，室间隔缺损（6 mm）室水平双向分流，房间隔缺损（继发孔－中央型）房水平左向右分流，可疑侧枝循环形成，左室收缩功能测值正常。肢端氧饱和度偏低，无气促、呼吸困难，无面色苍白、少尿、水肿、嗜睡等表现，现为行手术治疗入院。

【出院诊断】

主要诊断：先天性心脏病 主动脉弓离断（B 型）

其他诊断：室间隔缺损

　　　　　动脉导管未闭（粗大管型）

　　　　　卵圆孔未闭

　　　　　肺动脉高压

　　　　　升高粗大体肺侧枝循环

【疾病分类诊断及编码】

主要疾病及编码：Q25.404 先天性主动脉弓断离

其他疾病及编码：Q21.000 室间隔缺损

　　　　　　　　Q25.000 动脉导管未闭

　　　　　　　　Q21.101 中央型房间隔缺损（卵圆孔型）

　　　　　　　　Q25.800x001 先天性体肺动脉侧枝循环

　　　　　　　　P29.300x001 新生儿肺动脉高压

【手术名称】 主动脉弓离断矫治＋临时起搏导线安置

【手术发现】

主动脉窦部及升主动脉内径正常，主动脉窦管交界处偏窄；左位主动脉弓自左颈总动脉以远连续性中断，左锁骨下动脉起自降主动脉。降主动脉与肺动脉间可见粗大长约 1.5 cm 的动脉导管，内径约 7 mm；左颈总动脉与左锁骨下动脉见一较粗大迂曲走行的侧枝循环，内径约 2 mm。全心增大，右室肥厚。右室前壁增厚达 6 mm。肺动脉增宽。室间隔上份中断约 7 mmx8 mm，肌部室间隔完整，卵圆孔未闭，三尖瓣反流（轻－中度）

【手术步骤】

（1）患者仰卧位，全麻后消毒铺巾，胸骨正中切口逐层切开，探查大血管结构如上述。

（2）并行循环下游离动脉导管，经升主动脉、肺动脉及上下腔静脉建立体外循环，控制动脉导管，升主动脉冷灌，心脏停跳，降温。

（3）切开右房，探查心内结构如上述，主动脉根部可过 6# 探条。

（4）离断动脉导管，切除导管组织至左锁骨下动脉，18 摄氏度深低温停循环，保留脑灌注，阻断降主动脉远端、头臂干、左颈总及左锁骨下动脉，切开主动脉弓部小弯侧，将降主动脉与主动脉弓部行端侧吻合，恢复体外循环，复温。

（5）左锁骨动脉远端缝闭，近端通过原有侧枝与主动脉弓部连接。

（6）通过三尖瓣自体心包补片连续并间断修补室间隔缺损，三尖瓣注水试验未见明显反流，缝合卵圆孔，充分排气，开放升主动脉，心脏顺利复跳。

（7）术中 TEE 示：升主动脉及弓部血流通畅，三尖瓣微量反流，房、室间隔未见明显分流；下肢血压略高于上肢 2 ~ 3 mmHg。

（8）创腔妥善止血，安置胸腔纵隔引流管，安置临时起搏导线，术毕。术后安返 ICU。

【手术编码】

38.3400 主动脉部分切除术伴吻合术

35.6201 室间隔缺损组织补片修补术

38.8500x012 动脉导管未闭切断缝合术

35.7100x002 卵圆孔未闭修补术

37.7401 心外膜电极置入术

39.6100 体外循环辅助开放性心脏手术

39.6200 低温（全身性）下开放性心脏手术

【分析点评】

（1）本例主动脉弓中断矫治的手术描述在手术步骤第 4 步"将降主动脉与主动脉弓部行端侧吻合"，属于切除伴吻合的手术方式，编码于 38.34。

（2）手术步骤第 6 步做了室间隔缺损修补术"自体心包补片连续并间断修补室间隔缺损"和卵圆孔未闭修补术"缝合卵圆孔"，手术名称漏填，编码时应根据实际情况进行编码并做好质控。

（3）本例"18 摄氏度深低温停循环"属于深低体温技术，是一种降低机体尤其是大脑耗氧的措施，即建立体外循环后，将机体的中心温度降低至 18 ~ 20℃，然后停止体外循环；完成心脏和大血管手术后，再重新恢复体外循环，将体温恢复；最后停止体外循环。用于婴幼儿复杂心脏畸形的矫治和升主动脉、主动脉弓手术，一般安全停循环时间为 45 分钟；结合头臂干动脉顺行灌注和经上腔静脉逆行灌注进行脑保护，可延长停循环时间至 60 分钟。编码于 39.6200 低温（全身性）下开放性心脏手术。

八、肺静脉异位引流

（一）肺静脉异位引流概述

肺静脉是从肺输送动脉血至左心房的血管，起自肺泡周围的毛细血管网，由细小静脉汇合成较大的静脉，最后每个肺叶集合成 1 条静脉，出肺门后以 4 支肺静脉（左、右各有上、下 2 支，其中右肺上、中叶静脉合成 1 支）注入左心房。肺静脉异位引流是指肺静脉未能直接与左心房连接，而是与体静脉或右心房连接的一种先天性血管畸形，也称肺静脉畸形引流，发病率占先天性心脏病的 5.8%，常合并房间隔缺损或其他心血管异位。根据病理生理特征可分为完全型肺静脉异位引流（total anomalous pulmonary venous connection，TAPVC）和部分型肺静脉异位引流（partial anomalous pulmonary venous connection，PAPVC）。

1. 完全型肺静脉异位引流

完全型肺静脉异位引流是指所有肺静脉都没有正常引流入左心房，而是直接与右心房连接，或者通过体静脉（左无名静脉、下腔静脉、左侧上腔静脉、冠状静脉窦、奇静脉或门静脉等）与右心房连接，30%～40% 的肺静脉异位引流为此类型。除了某些极其罕见的病例外，一般会同时存在卵圆孔未闭或房间隔缺损使血流能进入左侧循环。根据完全型肺静脉异位引流的解剖学引流位置将其细分为四种类型：①心上型，肺静脉经垂直静脉异位引流至无名静脉、上腔静脉或奇静脉；②心内型，肺静脉直接与右心房或冠状窦相连；③心下型，肺静脉与腹腔内静脉（如门静脉、下腔静脉）相连；④混合型，全部肺静脉经过多种通道进入右心房。

2. 部分型肺静脉异位引流

部分型肺静脉异位引流则是至少有一支（但不是所有）肺静脉不进入左心房而引流入体循环的静脉系统，如右心房和上、下腔静脉等处，最常见的类型是来自右肺上叶的一根或数根肺静脉连接至上腔静脉，且常合并静脉窦型房间隔缺损。部分型肺静脉异位引流分型同完全型肺静脉异位引流，分为心上型、心内型、心下型及混合型四种类型。

（二）肺静脉异位引流 ICD-10 编码

在 ICD-10 分类体系中将肺静脉异位引流归类至 Q26 大静脉的先天性畸形，使用三个亚目分别表示：完全型肺静脉异位引流编码至 Q26.2 肺静脉连接完全异常，不再细分具体分型；部分型肺静脉异位引流编码至 Q26.3 肺静脉连接部分异常，不再细分具体分型；未明确分型的肺静脉异位引流编码至 Q26.4（图 8-8）。在实际工作中应注意亚目 Q26.4 为未特指的肺静脉连接异常，该亚目用于未明确分型的肺静脉异位引流，属于残余类目，应慎用。另外，针对与肺静脉异位引流同时存在的其他畸形，如房间隔缺损，应分别予以编码说明。

肺静脉异位引流 ｛ 完全型肺静脉异位引流 Q26.2
部分型肺静脉异位引流 Q26.3
未明确分型的肺静脉异位引流 Q26.4

图 8-8 肺静脉异位引流编码

（三）肺静脉异位引流治疗及其 ICD-9-CM-3 编码

肺静脉异位引流的治疗需根据其各种不同的引流模式进行个体化考虑，外科手术目的是提供一个无梗阻的肺静脉至左心房的引流途径，关闭同时存在的房间隔缺损并消除其他的肺静脉引流途径，手术需在体外循环下进行。总的来说，肺静脉异位引流的矫治根据其手术方式，分为四种术式：直接吻合术、单补片技术、双补片技术和Warden 手术。

1. 直接吻合术

仔细解剖肺静脉和垂直静脉，在此基础上又分为两种情况：①离断异常的肺静脉共汇，横断部分左心耳，将肺静脉共汇和左房切口吻合；②离断垂直静脉，并将其近心端与左心房后壁吻合。其主要适用于存在异位垂直静脉的心上型和心下型 TAPVR 或肺静脉通过垂直静脉回流至左无名静脉的 PAPVR。对于静脉长度不够或者心耳位置较深导致吻合口张力过大的患者可采用人工血管移植的方式完成吻合。

2. 单补片技术

通常做右心房切口，用补片做挡板将异常肺静脉血流通过房间隔缺损隔入左心房。对于肺静脉引流至冠状静脉窦者的完全型/部分型肺静脉异位引流，将冠状窦去顶使其开口入左心房，并用补片关闭冠状窦至右心房的入口，以便让肺静脉的血直接引流至左心房；回流到下腔静脉的部分型肺静脉异位引流，使用补片修补房间隔缺损将肺静脉引流隔至左心。

3. 双补片技术

沿右心房外侧壁并向上腔静脉与右心房交界延长切口至异常肺静脉开口处，然后用一块补片做挡板将异常肺静脉血流通过房间隔缺损隔入左房，另一块补片加宽上腔静脉与右房交界处切口，防止术后上腔静脉出现狭窄。适用于右肺静脉引流至上腔静脉的患者。

4. Warden 手术

既往对于肺静脉回流至上腔静脉的患者，采用单片法或双片法将肺静脉开口隔入左房，但是由于心脏空间的局限性，可能会因补片的大小不适导致肺静脉及上腔静脉梗阻。除此之外，手术区域靠近窦房结，部分患者术后可能出现窦房结功能异常，导致心律失常。Warden 手术提供了一种腔静脉分割和腔—房吻合技术。取右心房切口，用补片建立上腔静脉右房开口—房间隔缺损内隧道，同时将上腔静脉开口及下支肺静脉开口隔入左房，异位引流血管开口上方横断上腔静脉，缝闭上腔静脉近心断端，剪开右心耳行上腔静脉远心端—右心耳吻合。Warden 手术与双补片技术的区别在于切口避开了窦房结区域，避免了术后出现心律失常的情况。

（四）肺静脉异位引流手术 ICD‑9‑CM‑3 编码

ICD‑9‑CM‑3 对于肺静脉异位引流矫治术的分类比较简单，将肺静脉异位引流矫治分类于复杂先天性心脏畸形矫治类目 35.8 下，使用单独的细目 35.82 全部异常肺静脉连接的修补术来表示。临床版 3.0 在进行扩展的时候将完全型肺静脉异位引流矫治和部分型肺静脉异位引流矫治均扩展于此（表 8‑3），在编码的时候根据肺静脉异位引流的具体分型或具体手术术式选择合适的扩展码。

表 8‑3 肺静脉异位引流矫治术 ICD‑9‑CM‑3 编码

疾病编码	疾病名称
35.8200	全部异常肺静脉连接的修补术
35.8200x006	部分型肺静脉畸形引流矫治术
35.8200x008	胸腔镜下肺静脉畸形引流矫治术
35.8200x009	左心房‑肺静脉干吻合术
35.8200x010	部分型肺静脉畸形引流心内直视修复术
35.8200x011	混合型肺静脉畸形引流心内直视修复术
35.8200x012	完全型肺静脉畸形引流心内直视修复术
35.8200x013	改良 warden 手术
35.8201	完全肺静脉异位引流矫正术

（五）弯刀综合征

弯刀综合征是一种罕见的先天性畸形，主要特征为右肺静脉部分或全部引流至下腔静脉，具体病理改变为右肺静脉汇成总干通过肺门，沿心包平行下降呈弯刀状向左侧行进，最后汇入下腔静脉，开口通常位于下腔静脉与右心房连接处，在部分型肺静脉异位引流中仅占 3.6%，女性多见。疾病编码于 Q26.800x001 部分型肺静脉异位引流，镰刀综合征。

由于弯刀综合征病变复杂，目前无定式手术治疗方法，主要有以下几种：

（1）直接将弯刀静脉与左心房吻合或将肺静脉干切断与右心房吻合同时做右房内隧道与左心房连接。

（2）用心包补片或合成补片，将下腔静脉与弯刀静脉连接处的血流阻挡入右心房然后将补片缝在房间隔缺损的两侧，进而将弯刀静脉的血液输送到左心房。

（3）切断通向右心房的肺静脉，植入人工血管与左心房吻合。

（4）矫正同时存在的其他畸形。

弯刀综合征属于部分型肺静脉异位引流的一种特殊类型，因此其手术编码和部分型肺静脉异位引流手术编码一致，编码于35.82。

（六）肺静脉异位引流案例

案例 1 ⟩ ⋯⋯⋯⋯⋯⋯⋯⋯⋯⋯⋯⋯⋯⋯⋯⋯⋯⋯⋯⋯⋯⋯⋯⋯⋯⋯⋯⋯⋯⋯

【病例摘要】

患儿，男，3个月23天，3天前出现发绀、烦躁、呼吸困难，伴吐奶、少尿，无发热、腹泻、皮疹、抽搐、黄疸等症状。于外院就诊行心脏彩超提示"先心病：完全型肺静脉异位引流（心上型）；房间隔缺损（继发孔型）。为求进一步治疗入院。先天性心脏病围术期评估：先天性心脏病，完全型肺静脉异位引流（心上型），伴梗阻，卵圆孔未闭，房水平右向左为主分流，三尖瓣反流（轻—中度），肺动脉高压。

【出院诊断】

主要诊断：先天性心脏病 完全性肺静脉异位引流

其他诊断：房间隔缺损

三尖瓣反流

肺动脉高压

【疾病分类诊断及编码】

主要疾病及编码：Q26.200 肺静脉连接完全异常

其他疾病及编码：Q21.101 中央型房间隔缺损（卵圆孔型）

Q22.801 先天性三尖瓣关闭不全

I27.200x012 肺动脉高压

【手术名称】完全性肺静脉异位引流矫治术

【手术发现】

左心小，右心明显增大，右室肥厚，房间隔卵圆窝处斜行分离5 mm。左房壁未见肺静脉汇入。左房侧探及共同静脉干，四支肺静脉分别汇入其内，向上经垂直静脉→无名静脉→上腔静脉→右房，垂直静脉汇入无名静脉口处及无名静脉管腔梗阻。

【手术步骤】

（1）患儿取仰卧位，全麻后插管，建立动静脉通道，消毒铺巾。

（2）经胸骨正中切口逐层切开显露心脏，全身肝素化。

（3）经主动脉、上下腔静脉插管建立体外循环，转机降温。

（4）充分游离肺静脉分支、共同静脉干、垂直静脉及左房后壁。

（5）阻断升主动脉，主动脉根部灌注停跳液，心脏表面冰水降温，心脏停跳，阻断上下腔静脉。

（6）结扎垂直静脉。

（7）于肺静脉共干做一横切口，于左房后壁对应位置做横切口，连续缝合将肺静脉共干吻合于左房后壁。

（8）纵向切开右房，用牛心包补片连续缝合修补房间隔缺损。

（9）逐步复温，开放升主动脉，心脏自动复跳，关闭右房切口，并行循环辅助。

（10）术中经心脏表面超声：肺静脉血流通畅，吻合口未见明显狭窄，房水平未见残余分流，三尖瓣少量反流。

（11）顺利停机，撤离体外循环，鱼精蛋白中和肝素，创腔止血，安置双侧胸腔引流管各1根。

（12）术毕。术后带管延迟关胸状态返回病房。

【手术编码】

35.8200x012 完全型肺静脉畸形引流心内直视修复术

39.6100 体外循环辅助开放性心脏手术

【分析点评】

（1）本案例在编码时需注意手术步骤第8步"用牛心包补片连续缝合修补房间隔缺损"不予编码。分类35.82包括"全部肺静脉异常连接的一期矫正术伴或不伴房间隔缺损修补术（用假体）"，因此编码35.82时不再针对房间隔缺损修补术进行编码。

（2）本例术毕未关胸，而是"带管延迟关胸状态返回病房"。延迟关胸（delayed sternal closure，DSC）主要是心脏术后因心肌水肿、心腔扩大等导致胸骨切口关闭困难，或因心脏大血管切口存在难以控制的出血而采取的临时性措施，术后暂时保持胸骨切开状态，待患者血流动力学稳定，心肌水肿消退后行二期关胸，一般采用床旁关胸。在实际编码工作中，应注意阅读病历，根据实际情况编码34.7900x002 关胸术。

案例 2

【病例摘要】

患者，男，29岁，体检发现先天性心脏病15$^+$天入院。入院后心脏超声提示：先天性心脏病，房间隔缺损（继发孔—下腔型），房水平左向右分流；部分型肺静脉异位引流（心内型）；左室收缩功能测值正常。

【出院诊断】

主要诊断：先天性心脏病 部分型肺静脉异位引流（心内型）

其他诊断：房间隔缺损（继发孔型）

【疾病分类诊断及编码】

主要疾病及编码：Q26.300 肺静脉连接部分异常

其他疾病及编码：Q21.102 房间隔缺损（继发孔型）

【手术名称】 部分型肺静脉异位引流矫治术＋房间隔缺损修补术

【手术发现】

（1）内脏心房正位，心室右袢，右心明显增大，肺动脉增宽。

（2）房间隔缺损为继发孔型，大小约 23 mm。

（3）右下肺静脉异位引流入右房。

【手术步骤】

（1）患者取仰卧位，全麻下插管，放置食管超声探头，消毒铺巾。

（2）经胸骨正中切口逐层切开显露心脏，全身肝素化。

（3）经主动脉、上下腔静脉插管建立体外循环，转机降温。

（4）阻断升主动脉，主动脉根部灌注停跳液，心脏表面冰水降温，心脏停跳，阻断上下腔静脉。

（5）纵向切开右房，左心引流，探及心内结构如上述。

（6）用牛心包补片连续缝合修补房间隔缺损并将右下肺静脉隔入左房。

（7）左心排气打结，开放升主动脉，心脏复跳顺利，关闭右房切口，并行循环辅助。

（8）术中 TEE：房水平未见明显残余分流，未见肺静脉异位引流，各瓣膜未见明显反流。

（9）顺利停机，撤离体外循环，鱼精蛋白中和肝素，创腔止血，安置心包、纵隔引流管各 1 根，逐层关胸。

（10）术毕。

【手术编码】

35.8200x010 部分型肺静脉畸形引流心内直视修复术

39.6100 体外循环辅助开放性心脏手术

案例 3

【病例摘要】

患儿，男，7月，1⁺月前患儿因感冒就诊，检查发现心脏杂音。常规超声心动图示：先天性心脏病，部分型肺静脉异位引流（心内型），房间隔缺损（继发孔型），房水平左向右分流，动脉导管未闭（细小管型），肺动脉高压（中度），三尖瓣反流（中度），左室收缩功能测值正常。

【出院诊断】

主要诊断：先天性心脏病：部分型肺静脉异位引流

其他诊断：房间隔缺损（继发孔型）

动脉导管未闭（细小管型）

肺动脉高压（中度）

三尖瓣反流（中度）

【疾病分类诊断及编码】

主要疾病及编码：Q26.300 肺静脉连接部分异常

其他疾病及编码：Q21.102 房间隔缺损（继发孔型）

Q22.801 先天性三尖瓣关闭不全

Q25.000 动脉导管未闭

I27.200x012 肺动脉高压

【手术名称】 部分型肺静脉异位引流矫治术＋房间隔缺损修补术＋动脉导管结扎术＋临时起搏导线安置

【手术发现】

右房室增大，左房左室偏小。主动脉内径正常，肺动脉内径增宽。房间隔中份缺损约 10 mm，三支肺静脉（右上、右下、左上）引流至冠状静脉窦。左肺动脉起始部与降主动脉之间可见一动脉导管，三尖瓣开闭良好。

【手术步骤】

（1）患者取仰卧位，全麻后常规消毒铺巾，全身肝素化。

（2）逐层开胸，探查心包如上述，常规行主动脉插管及上、下腔静脉引流管建立体外循环。

（3）并行循环下游离动脉导管，用双线结扎动脉导管。

（4）升主动脉远段阻断主动脉，经主动脉根部灌注含血心脏停跳液，心包内局部置入冰屑，心脏停跳。

（5）切开右心房探查房间隔缺损、肺静脉、冠状静脉窦如上述。

（6）切除残余的房间隔组织，将冠状静脉窦去顶，显露异位引流的肺静脉。

（7）取相应大小的涤纶补片，连续缝合重建房间隔，将异位引流的 3 支肺静脉隔入左房。

（8）开放主动脉，心脏复跳，无房室传导阻滞，连续缝合右房，辅助循环直至停机拔管。

（9）术中 TEE 提示：房间隔未见残余分流，四支肺静脉汇入左房，肺静脉血流无明显加速，三尖瓣无明显反流，二尖瓣微量反流。

（10）鱼精蛋白中和肝素，严格止血，安置临时起搏导线，安置心包纵隔引流管，逐层关胸，术毕。

【手术编码】

35.8200x010 部分型肺静脉畸形引流心内直视修复术

38.8500x001 动脉导管结扎术

39.6100 体外循环辅助开放性心脏手术

37.7401 心外膜电极置入术

九、法洛四联症

（一）法洛四联症概述

法洛四联症（tetralogy of Fallot，TOF）是最常见的紫绀型先天性心脏病，占先天性心脏病的 5% ~ 7%。法洛四联症的定义特征是存在一定程度的肺动脉狭窄的右心室流出道梗阻表现、主动脉骑跨、室间隔缺损和右心室肥厚。法洛四联症包括的肺动脉狭窄为广义的肺动脉狭窄，包括右心室漏斗部、肺动脉瓣、瓣环、肺动脉主干以及分支狭窄，可以单一部位狭窄，也可伴有多处狭窄。正常的解剖形态中，流出道室间隔连接到 Y 字形的右心室流出道隔缘肉柱的中央部位，当此处缺如或移位至其他区域时，就形成了室间隔缺损，这个缺损也导致主动脉无法完全纳入左心室，即主动脉骑跨。而因室间隔缺损一般为中等大小的非限制型缺损，从而导致左、右心室压力相等而引起右心室肥厚。

（二）法洛四联症 ICD－10 编码

法洛四联症在 ICD－10 分类体系中被分类于心间隔先天性畸形 Q21 类目下，使用单独的亚目 Q21.3 法洛［法乐］四联征表示。在实际工作中需注意法洛五联症和法洛三联症的编码。法洛五联症是在法洛四联症的基础上合并有卵圆孔未闭或房间隔缺损，法洛三联症指肺动脉狭窄、右室肥大及房间隔缺损三种畸形并存的综合征。在国家临床版 2.0 字典库中存在法洛五联症和法洛三联症的扩展码，分别是 Q21.804 法洛五联症、Q21.805 法洛三联症。见表 8－4：

表 8 - 4　法洛三联症、四联症、五联症 ICD - 10 编码

疾病编码	疾病名称
Q21.300	法洛［法乐］四联症
Q21.804	法洛五联症
Q21.805	法洛三联症

（三）法洛四联症治疗

法洛四联症患者一旦确诊，均应考虑手术治疗。根据不同患者情况，主要是肺动脉发育情况，决定采用一期根治手术还是分期矫治手术。

1. 一期根治术

针对肺动脉发育能够承载接近全部的心输出量的患者，可采用一期根治术。法洛四联症一期根治手术主要包括解除右心室流出道狭窄和修补室间隔缺损。室间隔缺损修补一般采用开胸自体心包补片或者人工补片修复，解除右心室流出道狭窄则需考虑尽量保留肺动脉瓣和右心室功能，存在多种不同的手术术式。

（1）经右心房切口或联合肺动脉切口心内矫治，经右心房切口广泛彻底切除漏斗部肥厚的肌肉至肺动脉瓣环下，闭合室间隔缺损。

（2）跨肺动脉瓣环右心室流出道补片加宽（TAP）矫治手术，经右心房和肺动脉切口修复室间隔缺损，切除漏斗部肥厚的肌肉，经右心室小切口扩大肺动脉瓣环，彻底解除肺动脉瓣与右心室漏斗连接部的狭窄，采用宽度合适的补片加宽流出道切口；TAP 手术可能同时植入瓣膜，包括自体心包、牛心包、聚四氟乙烯（PTFE）片、同种异体带瓣血管片等。

（3）经右心室切口心内矫治，采用右心室漏斗部小切口联合右心房切口，充分切除肺动脉瓣环下的肥厚增生肌肉，切口可以直接缝合或者采用合适的补片加宽。

2. 分期矫治

用于无法满足一期根治手术条件的患者，主要是伴有严重肺动脉分支发育不良的患者。目前临床常用的姑息手术方法有体肺分流术和右心室流出道补片加宽。体肺分流术同下文肺动脉闭锁合并室间隔缺损姑息手术中体肺分流手术。右心室流出道补片加宽是在体外循环下纵行切开右心室和肺动脉，切除部分肥厚的漏斗部肌肉，使用心包补片加宽右心室流出道。

（四）法洛四联症矫治 ICD - 9 - CM - 3 编码

在 ICD - 9 - CM - 3 分类体系中，在亚目35.8 某些先天性异常的全部修补术下使用细目 35.81 表示法洛四联症的一期全部矫治术。分期矫治术中的体肺分流术编码同下文肺动脉闭锁合并室间隔缺损姑息手术中体肺分流手术编码相同。右心室流出道补片

加宽术编码于 35.34，查索引切除术-心室--漏斗状 35.34。见表 8-5：

表 8-5 法洛四联症矫治术编码

手术方式	手术名称	编码	索引查找
一期根治	法乐氏四联症根治术	35.8100x001	矫正-法洛四联症--全部 35.81
分期矫治	体肺分流	39.0	分流-体肺动脉 39.0
	右心室流出道补片加宽术	35.34	切除术-心室--漏斗状 35.34

（五）法洛四联症案例

案例 1

【病例摘要】

患儿，男，8 岁，发现心脏结构异常 2$^+$月入院。心脏彩超示：先天性心脏病法洛四联症，室水平右向左为主双向低速分流，肺动脉瓣二叶式（重度狭窄），肺动脉主干远端及右室流出道狭窄，稀疏体肺侧枝，双室收缩功能测值正常。大血管 CT 示：主动脉骑跨、肺动脉狭窄、室间隔缺损、右心室肥厚。

【出院诊断】

主要诊断：先天性心脏病 法洛四联症

其他诊断：三尖瓣反流（轻度）

　　　　　心功能 II 级

【疾病分类诊断及编码】

主要疾病及编码：Q21.300 法洛［法乐］四联症

其他疾病及编码：Q22.801 先天性三尖瓣关闭不全

　　　　　　　　I50.903 心功能 II 级

【手术名称】法洛四联症矫治术 + 三尖瓣成形术

【手术发现】

（1）内脏心房正位，心室右袢，右室肥厚，肺动脉根部瘤样扩张，主肺动脉及左右肺动脉发育可。

（2）室间隔缺损为膜周型，大小约 12 mm，主动脉瓣骑跨于室间隔缺损上方。

（3）右室流出道近肺动脉瓣下可见肥厚肌束致流出道狭窄。

（4）三尖瓣隔前交界处对合障碍致关闭稍障碍，瓣上少量反流。

【手术步骤】

（1）患儿取仰卧位，全麻下插管，放置食管超声探头，消毒铺巾。

（2）经胸骨正中切口逐层切开显露心脏，全身肝素化。

（3）经主动脉、上下腔静脉插管建立体外循环，转机降温。

（4）阻断升主动脉，主动脉根部灌注停跳液，心脏表面冰水降温，心脏停跳，阻断上下腔静脉。

（5）纵向切开右房，左心引流，探及心内结构如上述，经右房切口剪除部分右室流出道肥厚肌束；经右房切口用牛心包补片连续缝合修补室间隔缺损，将主动脉隔入左室。

（6）切开主肺动脉，探查如上述，切开肺动脉瓣交界区域，右室流出道及肺动脉瓣口可通过15 mm探条，连续缝合自体心包补片扩大主肺动脉。

（7）左心排气打结，开放升主动脉，心脏复跳顺利，三尖瓣隔前交界处缘对缘缝合，打水试验示：三尖瓣微量反流，关闭右房切口，并行循环辅助。

（8）术中TEE：房、室水平未见明显残余分流，三尖瓣微量反流，余瓣膜未见明显异常。

（9）顺利停机，撤离体外循环，鱼精蛋白中和肝素，创腔止血，安置心包、纵隔引流管各1根，逐层关胸。

【手术编码】

35.8100x001 法乐氏四联症根治术

35.1401 三尖瓣成形术

39.6100 体外循环辅助开放性心脏手术

【分析点评】

（1）在编码时需注意，35.81 法洛四联症全部修补术包括法洛四联症一期全部矫正术伴有或不伴有肺动脉瓣联合部切开术、动脉圆锥切除术、流出道修补术、流出道补片移植、肺动脉假体管修复、室间隔缺损修补术（用假体）、拆除以前的体－肺动脉吻合术。因此，此案例手术步骤第5、6步即包括肺动脉瓣联合部切开术、动脉圆锥切除术、流出道修补术、流出道补片移植、肺动脉假体管修复、室间隔缺损修补术（用假体），编码时均不予编码。

（2）35.81 未包括三尖瓣成形，因此需对第7步"三尖瓣隔前交界处缘对缘缝合"单独编码。

案例 2

【病例摘要】

患儿，女，4岁，体检发现心脏结构异常4年，活动后呼吸困难 1^+ 年入院。先天性心脏病围术期评估示：先天性心脏病，法洛四联症，室水平右向左为主双向分流，右室流出道狭窄（重度），左室收缩功能测值正常。

【出院诊断】

主要诊断：先天性心脏病 法洛四联症

其他诊断：右室流出道狭窄（重度）

卵圆孔未闭

【疾病分类诊断及编码】

主要疾病及编码：Q21.804 法洛五联症

【手术名称】 法洛四联症矫治 + 卵圆孔未闭缝合 + 临时起搏导线安置

【手术发现】

右心增大，左房室大小正常。右室与右室流出道前壁增厚约 4 mm，室上嵴增厚约 5 mm，致右室流出道局部管腔变窄，距肺动脉瓣 10 mm 处最窄，内径约 3 mm。室间隔与主动脉前壁连续中断 11 mm，主动脉明显增宽并前移骑跨室间隔，骑跨率约 50%。肺动脉瓣无增厚，开闭尚可；余瓣膜形态结构未见异常。卵圆孔未闭，二、三尖瓣微量反流。

【手术步骤】

（1）患者取仰卧位，全麻下插管，消毒铺巾。

（2）经胸骨正中切口逐层切开显露心脏，全身肝素化。

（3）经主动脉、上下腔静脉插管建立体外循环，转机降温。

（4）阻断升主动脉，主动脉根部灌注停跳液，心脏表面冰水降温，心脏停跳，阻断上下腔静脉。

（5）纵向切开右房，探及室间隔缺损、右室流出道结构如上述。

（6）切除流出道部分肥厚肌肉组织，可通过 12# 探条，用涤纶补片连续缝合修补室间隔缺损。

（7）连续缝合关闭卵圆孔，鼓肺，排气。

（8）连续缝右房切口，开放升主动脉，心脏顺利复跳。术中 TEE 提示：右室流出道血流通畅，肺动脉瓣微量反流。

（9）安置心脏表面临时起搏导线，创腔严密止血，安置心包纵隔引流管，逐层关胸，术毕。

【手术编码】

35.8100x001 法乐氏四联症根治术

35.7100x002 卵圆孔未闭修补术

37.7401 心外膜电极置入术

39.6100 体外循环辅助开放性心脏手术

【分析点评】

（1）诊断为"先天性心脏病 法洛四联症 右室流出道狭窄（重度）卵圆孔未闭"，右室流出道狭窄属于法洛四联症表现，法洛四联症合并卵圆孔未闭时为法洛五联症，因此对右室流出道狭窄和卵圆孔未闭不予编码，仅编码 Q21.804 法洛五联症。

（2）35.81 分类名为法洛四联症全部修补术，亚目35.8下注释：为缺损部分修补术［例，法洛四联症的心房间隔缺损修补术］—对具体操作进行编码，即法洛四联症一期根治术同时进行房间隔缺损修补术应针对房间隔缺损修补术单独编码，因此，在此例中需单独编码 35.7100x002 卵圆孔未闭修补术。同时，国家临床版 3.0 中扩展码 35.8100x004 法乐氏五联症根治术、35.8100x002 法乐氏三联症根治术和 35.8100x003 法乐氏三联征矫治是否正确有待商榷。

十、肺动脉闭锁合并室间隔缺损

（一）肺动脉闭锁合并室间隔缺损概述

肺动脉闭锁合并室间隔缺损（pulmonary atresia/ventricular septal defect，PA/VSD）是一组少见而复杂的紫绀型先天性心脏病，主要是指心室和肺动脉之间缺乏腔性连续，并且无血流通过，双心室结构同时伴室间隔缺损的先天性心脏畸形，部分严重畸形伴随部分或完全的肺动脉缺如，约占先天性心脏病患儿的 1% ~ 2%。由于肺动脉属于肺的主要供血动脉，大部分肺动脉闭锁患者通过动脉导管或者体肺侧枝对肺进行供血。室间隔缺损合并肺动脉闭锁（PA/VSD）则根据是否存在自身肺动脉和主肺动脉侧枝将其分类三种类型：A 型，存在自身肺动脉，由未闭的动脉导管供应肺血流，不存在主肺动脉侧枝；B 型，同时存在自身肺动脉和主肺动脉侧枝，由自身肺动脉和主肺动脉侧枝共同供应肺血流，可能存在自身肺动脉及其侧枝发育不良和动脉导管未闭；C 型，无自身肺动脉（肺动脉缺如），存在主肺动脉侧枝，肺部血流全部由主肺动脉侧枝供应。

（二）肺动脉闭锁合并室间隔缺损 ICD-10 编码

在 ICD-10 分类体系中，肺动脉闭锁归类于 Q25.5，不再细分具体类型，编码时需同时针对肺动脉闭锁、室间隔缺损和其他的先天畸形进行编码。

（三）肺动脉闭锁合并室间隔缺损治疗及其 ICD-9-CM-3 编码

1. 姑息性手术

在肺动脉闭锁合并室间隔缺损这类疾病中，肺动脉的发育不良是其一大特点，而肺动脉作为肺的主要供血动脉，其发育不良直接导致患儿缺氧，临床表现为进行性紫绀，一经诊断即应治疗。姑息性手术在肺动脉闭锁合并室间隔缺损中的应用主要目的是增加肺血流量，其姑息手术主要有三种：体-肺分流手术、流出道重建手术和肺动脉单源化手术。

1）体肺分流手术

体肺分流手术是在患者全麻后通过胸骨正中开口或者经左侧开胸，使用人工血管行主动脉或锁骨下动脉或无名动脉与同侧肺动脉或主肺动脉搭桥手术，建立体动脉-肺动脉分流进行肺的血流供应。常见术式有经典 B－T 分流术、改良 B－T 分流术和中央分流术。见表 8－6：

表 8－6　常见体—肺分流手术编码及其索引查找

手术名称	手术内涵	编码	索引查找
经典 B－T 分流术	锁骨下动脉至肺动脉分流	39.0	分流—锁骨下肺动脉
改良 B－T 分流术	无名动脉至肺动脉分流	39.0	分流—体肺动脉
中央分流术	人工血管升主动脉肺总动脉吻合	39.0	分流—升主动脉与肺动脉

2）流出道重建手术

该术式主要是以血管补片或人工血管重建右心室和肺动脉连接。手术首先切除肥厚异常的组织以疏通右室流出道，在此基础上使用补片扩大右心室流出道完成重建手术，编码于 35.34。查索引切除术-心室--漏斗状 35.34，之后使用人工血管将右心室及肺动脉连接完成重建，手术编码于 35.92。编码查找：分流-右心室和肺动脉--于修补术的---肺动脉闭锁 35.92。由于右心室血流压力较大，因此在选择人工血管重建右心室流出道时一般选择带瓣管道，连接右心室和肺动脉，也叫 Rastelli 手术。

3）肺动脉单源化手术

肺动脉单源化手术也叫肺动脉融合术、侧枝汇总术，是指通过选择性肺内动脉造影，结合 CT 辅助，根据肺内走形及树状分布特点，将具有"气血交换"的体—肺侧枝进行融合，使肺血的来源单一化，即由中心肺动脉供血。单源化手术实际上是将体肺侧枝通过人工血管或补片修补的方式吻合或引流于主肺动脉。编码查找：旁路-动脉的（移植物）（心轴生长移植物）（静脉移植）--胸内 NEC39.23，因此将其归类于 39.23 其他胸内血管分流术或搭桥。国家临床版 3.0 将单源化手术扩展于细目 35.92 建立右心室肺动脉通道：35.9200x004 单源化手术；将肺动脉融合手术扩展于细目 39.23 其他胸内血管分流术或搭桥：39.2300x003 肺动脉融合术；将体－肺动脉侧枝汇总术扩展于细目 38.85 其他胸部血管的其他手术闭合：38.8500x019 体－肺侧枝汇聚术。三个手术实际上内涵相同，建议编码时使用正确的分类。

2. 根治性手术

肺动脉闭锁合并室间隔缺损根治术是在姑息性手术的基础上，等到患者血管畸形得到缓解，血流动力学得到改善，进行心内修补手术可以合理缓解右心室高压之后进行根治性手术。根治性手术包括以下三大原则：①中断体—肺分流，包括未闭的动脉导管、体肺侧枝及一期手术形成的分流；②建立右心室肺动脉连接；③修补室间隔缺损。

1）中断体肺分流手术

中断体肺分流包括结扎未闭的动脉导管、体肺侧枝结扎或封堵以及去除一期手术形成的分流。见表8-7：

表8-7 体-肺分流手术编码及其索引查找方法

具体式式	索引查找	手术编码	手术名称
体肺侧支结扎术	结扎-动脉-胸的 NEC	38.8500x013	体-肺动脉侧支结扎术
体肺侧枝封堵术	栓塞-动脉-经-血管内入路	39.7900x014	体-肺动脉侧支封堵术
动脉导管未闭结扎术	结扎-动脉导管未闭	38.8500x001	动脉导管结扎术
去除一期手术形成的分流	修复-吻合术-血管	39.4904	体-肺分流去除术

2）建立右心室肺动脉连接和修补室间隔缺损

根治手术中建立右心室与肺动脉连接具体手术操作方式及编码同上文姑息手术中的流出道重建，此处不再赘述。肺动脉闭锁合并室间隔缺损中针对室间隔缺损的修补一般采用开放性手术，编码同上文所述室间隔缺损修补术编码。

（四）肺动脉闭锁合并室间隔缺损案例

案例1

【病例摘要】

患儿，男，1岁4个月，出生后1月发现心脏杂音。本次入院后完善心导管检查示：降主动脉发出多处体肺侧枝供血双肺，1号体肺侧枝供血左肺，近段可见明显狭窄；2号体肺侧枝供血右肺，未见明显狭窄，血流通畅，其中一分支连接固有肺动脉，固有肺动脉细小伴狭窄，无前向血流；3号体肺侧枝细小，供血右下肺，未见明显狭窄，血流速度快。

【出院诊断】

主要诊断：复杂先心病 肺动脉闭锁

其他诊断：室间隔缺损

粗大体肺侧支形成

【疾病分类诊断及编码】

主要疾病及编码：Q25.500 肺动脉闭锁

其他疾病及编码：Q21.000 室间隔缺损

Q25.800x001 先天性体肺动脉侧枝循环

【手术名称】肺动脉闭锁矫治术（肺动脉单源化）＋房间隔留孔＋临时起搏导线

安置

【手术步骤】

（1）患儿取仰卧位，全麻满意后消毒铺巾，取胸骨正中切口开胸。

（2）切开心包探查心脏，在主动脉左后方游离肺动脉共汇，再向两侧游离分支肺动脉。

（3）在心脏后方，切开后心包显露降主动脉，从上向下依次游离3支巨大体肺侧枝。

（4）经主动脉、上/下腔静脉插管建立体外循环，并行循环下阻断3支体肺侧枝，从主动脉侧切断3支体肺侧枝。

（5）分别阻断两侧分支肺动脉，切断肺动脉主干，现两侧切开分支肺动脉至肺门。

（6）用两块自体心包补片分别加宽两侧分支肺动脉，加宽后两侧分支肺动脉可通过5 mm探条。

（7）将切断的巨大体肺侧枝向上与加宽后的肺动脉依次吻合，完成肺动脉单源化。

（8）经升主动脉灌停心脏，切开右房，探查室间隔缺损，用涤纶补片修补室间隔缺损，切开房间隔，留一可调房间隔缺损。

（9）缝合右房切口，开放主动脉，心脏顺利复跳。

（10）切开左肺动脉心包补片，切开右室流出道，用无菌带瓣管道连接右室流出道切口与左肺动脉切口（管道内瓣膜呈二叶瓣，开放关闭佳，规格是BVC14，使用prolene进行连续缝合，远端使用6-0，近端使用5-0，植入后血管无扭曲）。

（11）术中测压RVP 48/8 mmHg，RVP 66/32 mmHg，保留房间隔留孔，术中经心脏表面彩超提示：左、右肺动脉内径可，血流通畅，可见巨大体肺侧枝汇入肺动脉，带瓣管道血流通畅，瓣膜无反流，室间隔水平无明显残余反流，房间隔左向右分流。

（12）仔细探查各吻合口，严密止血，安置临时起搏导线，并连接临时起搏器，以160次/分按需起搏，安置胸腔引流管，关胸。

【手术编码】

主要手术编码：35.9200x001 右心室-肺动脉分流术［Rastelli手术］

其他手术编码：35.5300x001 室间隔缺损人造补片修补术；

　　　　　　　39.2300x003 肺动脉融合术；

　　　　　　　35.4200x002 房间隔开窗术；

　　　　　　　37.7401 心外膜电极置入术；

　　　　　　　39.6400 手术中心脏起搏器；

　　　　　　　39.6100 体外循环辅助开放性心脏手术。

【分析点评】

（1）在国家临床版3.0中存在一扩展码39.5900x034 肺动脉闭锁修补术，分类

39.59 血管其他修补术从某种程度上来说属于残余类目，其次，肺动脉闭锁根据其合并的不同先天性心脏畸形手术方式差异较大，单独使用一个残余类目表示肺动脉闭锁矫治无法体现真实手术情况，不利于后期数据的利用，因此不建议使用该扩展码。

（2）在 ICD - 9 - CM - 3 分类体系中 35.4 创建心脏间隔缺损分为 35.41 已存在的房间隔缺损扩大术和 35.42 建造心脏间隔缺损，区别在于原本是否存在心脏间隔缺损。此例原本无房间隔缺损，经本次手术形成并保留房间隔缺损应编码至 35.42。

十一、右心室双出口

（一）右心室双出口概述

正常情况下，左心室和右心室分别发出主动脉和肺动脉，当两大动脉完全或大部分从右心室发出，则称其为右心室双出口（DORV），是一种复杂而少见的先天性心脏病，占先天性心脏病的 1%～3%。右心室双出口不会单独存在，一般会合并室间隔缺损，根据室间隔缺损的位置将右室双出口分为四种类型：①室间隔缺损位于主动脉瓣下；②室间隔缺损位于肺动脉瓣下，也称 Taussig-Bing 畸形；③室间隔缺损位于双动脉瓣下；④室间隔缺损远离型，即室间隔缺损远离两大动脉。

（二）右心室双出口 ICD - 10 编码

右心室双出口在 ICD - 10 分类体系中分类于 Q20 心腔和心连接的先天性畸形，使用单独亚目 Q20.1 表示。临床版 2.0 字典库在 Q20.1 亚目下除了 Q20.100 右心室双出口外，还扩展了 Q20.101 陶－宾综合征。陶－宾综合征（Taussig-Bing syndrome）是右心室双出口的一种特殊类型，其主动脉完全起源于右心室，肺动脉骑跨左右心室且室间隔缺损位于肺动脉瓣下。

（三）右心室双出口治疗

右心室双出口一经确诊，原则上均应手术治疗。根据右心室双出口的不同分型及合并不同的心脏畸形，手术方式种类繁多，主要手术原则是从解剖或生理上恢复正常的血流通道，即肺动脉连接右室，主动脉连接左室。

1. 建立左心室－主动脉通道

1）心室内隧道

针对室间隔缺损位于主动脉瓣下或者靠近两大动脉开口的患者，可通过建立心室内隧道的方式来建立左心室－主动脉通道。主要是使用人工血管片覆盖主动脉开口和室间隔缺损，相当于将左室的血流利用补片通过室间隔缺损和主动脉相连。若主动脉与肺动脉呈右前或前后关系时，需再做 Lecompte 操作，也叫 REV 手术，是将肺动脉及

两侧肺动脉放在升主动脉前方直接与右心室切口连接，建立右心室－肺动脉通道

2）心室内管道

心室内管道适用于室间隔缺损远离两大动脉开口或成人 Taussig-Bing 综合征患者，因为在室间隔缺损和主动脉开口之间有多根乳头肌及腱索，无法行心室内隧道手术，因此直接使用人工血管连接室间隔缺损和主动脉开口。针对室间隔缺损远离两大动脉开口的右心室双出口，若同时合并肺动脉狭窄，在安放心内管道后导致右心室腔变小，这时需做右心室到肺动脉的心外管道，使用带瓣人工血管连接右心室和肺动脉，即 Rastelli 手术。

2. Damus-Kaye-Stansel 手术

对于合并主动脉瓣口或主动脉瓣下狭窄的右心室双出口可行 Damus-Kaye-Stansel 手术，也叫 DKS 手术。手术时使用补片覆盖肺动脉开口和室间隔缺损建立左心室到肺动脉口的心内隧道，离断肺总动脉，将其近心端与升主动脉相连接，用一根管道连接右心室与肺总动脉的远心端，形成反 C 形心外管道或 C 形心外管道。

3. 大动脉调转术

针对右心室双出口肺动脉下室间隔缺损、主动脉与肺动脉呈前后或并列关系而无肺动脉狭窄者，可行大动脉调转术（见大动脉转位）。此处不再赘述。

（四）右心室双出口治疗 ICD－9－CM－3 编码

右心室双出口的手术主要集中于建立左心室－主动脉通道和右心室－肺动脉通道的各种具体术式上。ICD－9－CM－3 体系对建立右心室－肺动脉通道、左心室－主动脉通道均有单独的分类，分别是 35.92、35.93，相关编码见表 8－8。编码时根据实际情况选择合适的扩展码。

表 8－8　建立右心室－肺动脉通道和左心室主动脉通道编码

手术编码	手术名称
35.9200	建立右心室和肺动脉通道
35.9200x001	右心室－肺动脉分流术［Rastelli 手术］
35.9200x005	右室双出口矫治术
35.9201	拉斯特里氏手术
35.9202	REV 手术
35.9300	建立左心室和主动脉间通道
35.9300x002	心室内隧道修补术
35.9300x003	左心室－主动脉隧道修补术
35.9300x005	Damus-Kaye-Stansel 手术

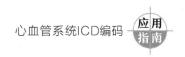

（五）右心室双出口案例

案例 1

【病例摘要】

患儿，男，7 月，发现心脏杂音 4 $^+$ 月入院。超声心动图：先天性心脏病 右室双出口合并完全型心内膜垫缺损（不均衡型）。

【出院诊断】

主要诊断：先天性心脏病 右室双出口

其他诊断：完全型心内膜垫缺损（不均衡型）

【疾病分类诊断及编码】

主要疾病及编码：Q20.100 右心室双出口

其他疾病及编码：Q21.205 完全性房室隔缺损

【手术名称】Glenn + Banding

【手术发现】

（1）心包内无粘连，吸出淡黄色积液 20 ml。

（2）未见明显右上腔静脉，可见左上腔静脉连接心房。

【手术步骤】

（1）患儿取仰卧位，全麻下插管，消毒铺巾。

（2）经胸骨正中切口逐层切开显露心脏，仔细游离暴露出心脏以及上下腔静脉、升主动脉主肺动脉以及左右肺动脉，全身肝素化。

（3）经主动脉、右房、左上腔静脉分别插管建立体外循环，转机降温。

（4）阻断左上腔静脉，连续缝合关闭左上腔静脉近心端切口、左右肺动脉远端、无名静脉。连续缝合将上腔静脉远心端和肺动脉行端侧吻合，检查吻合口后，打开左右肺动脉，开放上腔静脉；10 mm 人工血管环缩主肺动脉。

（5）并行循环辅助。

（6）顺利停机，撤离体外循环，鱼精蛋白中和肝素，创腔止血，安置心包、胸腔引流管各 1 根，逐层关胸。

【手术编码】

39.2100x003 单向肺动脉－上腔静脉分流术［单向 Glenn 手术］

38.8501 肺动脉环缩术

39.6100 体外循环辅助开放性心脏手术

【分析点评】

（1）1958 年，Glenn 首次应用了上腔静脉—右肺动脉吻合术为一三尖瓣闭锁患者进行了手术治疗，即为 Glenn 术。它属于一种姑息性手术。标准的 Glenn 分流手术是将上腔静脉与右肺动脉吻合，使上腔静脉的血完全进入右肺动脉。双向 Glenn 分流手术和经典 Glenn 分流手术的区别在于双向 Glenn 分流手术是将上腔静脉横断后，将近心端的上腔静脉血同时流向左右肺动脉。

（2）Banding 手术即肺动脉环缩术，属于一种减少肺血流的先天性心脏病姑息手术。

案例 2

【病例摘要】

患者，男，13 岁，Glenn 术后 10 年，间断咯血 1 月。为求手术治疗入院。

【出院诊断】

主要诊断：先天性心脏病 右室双出口

其他诊断：室间隔缺损　左向右分流

　　　　　房间隔缺损

　　　　　镜面右位心

　　　　　内脏反位

【疾病分类诊断及编码】

主要疾病及编码：Q20.100 右心室双出口

其他疾病及编码：Q21.000 室间隔缺损

　　　　　　　　Q21.101 中央型房间隔缺损（卵圆孔型）

　　　　　　　　Q89.300 内脏反位

【手术名称】右室双出口矫治 + 上腔静脉重建 + 房间隔留孔 + 临时起搏导线安置

【手术发现】

心脏与胸壁粘连紧密。内脏心房反位，心室左祥，心脏位于右侧胸腔，心尖指向右下。右室增大，右室游离壁增厚。主动脉及肺动脉均发自右室。上腔静脉连接于左肺动脉。肺动脉开口狭窄，肺动脉主干及分支发育可。室间隔上份缺损约 15 mm。房间隔中份缺损约 10 mm。

【手术步骤】

（1）患儿取仰卧位，全麻下插管，放置食管超声探头，消毒铺巾。

（2）经胸骨正中切口逐层切开，分离粘连，显露心脏，全身肝素化。

（3）经主动脉、上下腔静脉插管建立体外循环，转机降温。

（4）阻断升主动脉，主动脉根部灌注停跳液，心脏表面冰水降温，心脏停跳，阻断上下腔静脉。

（5）纵向切开右房，于右室表面做纵切口，左心引流，探及心内结构如上述；经右房及右室切口用 Gore-Tex 人工血管材料连续＋间断缝合做心内隧道修补室间隔缺损，将主动脉隔入左室；离断主肺动脉，缝闭近心端切口；使用牛心包补片材料于 18 mm Gore-Tex 人工血管内缝制肺动脉瓣；使用人工血管连接右室切口及肺动脉远心端。

（6）离断上腔静脉与左肺动脉连接，连续缝合修补左肺动脉破口；取 U 形切口将右房壁向上翻转，修剪梳状肌；连续缝合将右房壁与上腔静脉后壁吻合；牛心包补片修补房间隔缺损。

（7）左心排气，开放升主动脉，心脏复跳顺利，并行循环辅助。

（8）术中 TEE：室水平未见明显残余分流，二尖瓣轻度反流。

（9）大剂量血管活性药物辅助下停机，撤离体外循环，鱼精蛋白中和肝素，创腔止血，安置临时起搏导线，安置双侧胸腔引流管各 1 根，逐层关胸。

【手术编码】

35.9300x003 左心室－主动脉隧道修补术

35.9200x001 右心室－肺动脉分流术〔Rastelli 手术〕

39.2305 上腔静脉－右心房搭桥术

35.6101 房间隔缺损组织补片修补术

37.7401 心外膜电极置入术

39.6100 体外循环辅助开放性心脏手术

【分析点评】

（1）右位心编码于 Q24.0，其下不包括注释：右位心伴有内脏反位 Q89.3。本案例右位心合并内脏反位，根据编码规则编码于 Q89.3。

（2）"离断上腔静脉与左肺动脉连接，连续缝合修补左肺动脉破口；取 U 形切口将右房壁向上翻转，修剪梳状肌；连续缝合将右房壁与上腔静脉后壁吻合"为拆除前次 Glenn 手术形成的腔静脉与肺动脉的吻合，将上腔静脉与右心房吻合。

十二、大动脉转位

（一）大动脉转位概述

大动脉转位是指心室和大动脉连接不一致，左心室发出肺动脉，右心室发出主动脉，是导致发绀的最常见的先天性心脏病之一，占所有先天性心脏病的 2% ~ 5%。临床上分为两大类型：完全性大动脉转位和矫正性大动脉转位。完全性大动脉转位是指主动脉和肺动脉位置对调，左右心房心室的位置以及心房与心室的关系都不变。矫正型大动脉转位是心室和大动脉连接不一致，同时存在心房和心室连接不一致，右心房通过二尖瓣与左心室相连，再与肺动脉连接；左心房通过三尖瓣与右心室相连，再与主动脉连接。

（二） 大动脉转位 ICD－10 编码

在 ICD－10 分类体系中将大动脉转位归类于 Q20.3 心室动脉连接不协调，在分类下针对具体分型进行了扩展。见表 8－9：

表 8－9　大动脉转位编码

疾病编码	疾病名称
Q20.301	纠正性大动脉转位
Q20.302	完全性大动脉转位

（三） 大动脉转位治疗及其 ICD－9－CM－3 编码

1. 完全性大动脉转位

完全性大动脉转位一经确诊就应治疗，紫绀严重者应先行球囊房间隔造口术减轻缺氧症状，在两周内行大动脉调转术（switch 手术）。对于超过新生儿期的患者也可以行大动脉调转术，但是一般实行两期手术，先进行肺动脉环缩术锻炼左心室，然后二期手术再行大动脉调转术。

1）球囊房间隔造口术

球囊房间隔造口术指使用球囊导管或微型切割刀撕裂并扩张房间隔，以造成或扩大心房间交通的目的。该术式还适用于二尖瓣狭窄或闭锁、室间隔完整的三尖瓣闭锁和肺动脉闭锁等，已成为先天性心脏病的姑息治疗方式之一。其在编码时分类于 35.42 建造房间隔缺损，具体扩展码为 35.4200x003 经皮房间隔造口术。

2）肺动脉环缩术

肺动脉环缩术又称肺动脉环束术，手术方法是采用涤纶或聚四氟乙烯带环绕肺动脉根部以缩小肺动脉直径控制血流，待后期拆除环缩带行动脉调转术。肺动脉环缩术在编码时由于其手术类似于肺动脉结扎，因而被分类于 38.8 血管的其他手术闭合，编码为 38.8501 肺动脉环缩术。拆除肺动脉环缩被分类于 39.4 血管操作的修复术，编码为 39.4900x010 肺动脉环缩去除。

3）心房内调转

心房内调转是使用自体心包在心房内建成板障将体循环的静脉血导向二尖瓣口而进入左心室，并将肺静脉的回流血导向三尖瓣口而进入右心室，形成房室连接不一致及心室大血管连接不一致，以达到生理上的纠治。其编码时分类于 35.91 心房内静脉回流转位术。该分类包括心房或心房内折流，包括房间隔部分切除术和补片植入，使体静脉直接回流至三尖瓣和肺静脉直接回流至二尖瓣。

4）大动脉调转术

大动脉调转术是通过将主动脉和肺动脉位置相互调换，使主动脉重新连接至左心室，肺动脉连接至右心室，需同时行冠状动脉移植，是治疗大动脉转位的首选术式。在 ICD - 9 - CM - 3 分类体系中分类于 35.84 大血管移位的全部矫正术 NEC。该分类包括：动脉水平上的大血管移位的全部矫正术，用转流大动脉法，包括左或双冠状动脉植入肺动脉壁。

2. 矫正性大动脉转位

目前最常用的矫正性大动脉转位手术是双调转术，双调转术包括心房内调转术和大动脉调转术或 Rastelli 手术，针对肺动脉瓣正常和无瓣下肌肉狭窄的患者行大动脉调转术，若合并较大的室间隔缺损或肺动脉狭窄者应做 Rastelli 手术。双调转术在编码时需针对每一手术单独编码，心房内调转术编码于 35.91，大动脉调转术编码于 35.84，Rastelli 手术编码于 35.92。上文已有述及，此处不再赘述。

（四）大动脉转位案例

案例 1

【病例摘要】

患儿，男，2 天前发现紫绀，心脏杂音 1 天入院。床旁超声心动图检查：①内脏心房正位，心室右袢，右心稍大，左房室大小正常；左室壁搏幅正常。②主动脉位于肺动脉右前方，与解剖右室相连，内径约 9 mm；肺动脉位于左后方，与解剖左室相连，主肺动脉内径约 11 mm，主动脉弓降部可视段未见明显异常。左冠状动脉开口于左冠窦，近段未见明显异常；右冠状动脉显示欠清。③室间隔连续，室水平未见明显分流；房间隔卵圆窝处分离约 3 mm，房水平细束左向右分流；主动脉与左肺动脉起始部探及未闭动脉导管，内径约 5 mm，大血管水平以主动脉→肺动脉分流为主。④三尖瓣少量反流；余瓣膜口两侧未见明显异常血流信号。⑤心包腔未见积液。⑥左室收缩功能测值正常；右室收缩功能目测正常。

【出院诊断】

主要诊断：先天性心脏病　完全性大动脉转位

其他诊断：动脉导管未闭

　　　　　卵圆孔未闭

【疾病分类诊断及编码】

主要疾病及编码：Q20.302 完全性大动脉转位

其他疾病及编码：Q25.000 动脉导管未闭

　　　　　　　　Q21.101 中央型房间隔缺损（卵圆孔型）

【手术名称】 心导管检查 + 房间隔造口术

【手术步骤】

患儿镇静，带脐静脉置管送入导管室。平卧，常规消毒，铺巾。全麻下沿脐静脉置管导丝，交换为 5F 的血管外鞘，全身肝素化。沿血管外鞘送入 BMW 导丝，沿脐静脉－下腔静脉－右心房－卵圆孔－左心房－左上肺静脉构建轨道，沿轨道送入球囊，充盈球囊至直径 10 mm，回拉至下腔静脉口。超声证实房间隔分流口较术前明显扩大，患儿氧饱和度较术前有所上升。将外鞘交换为 5F 置管以保留静脉通道，固定后送返小儿 ICU。

【手术编码】

35.4100x002 卵圆孔缺损扩大术

37.2300 联合的右心和左心导管置入

【分析点评】

本例完全型大动脉转位患儿本次住院行姑息手术，医生书写的手术名称为房间隔造口术，需根据手术记录进行编码。实际该患者本身存在卵圆孔未闭，本次经皮行卵圆孔缺损扩大术，编码于 35.4100x002 卵圆孔缺损扩大术。需注意，房间隔造口术和经皮房间隔造口术分别扩展于细目 35.41 和 35.42，而两者区别在于是否存在原来的间隔缺损，因此扩展码正确性有待商榷。

案例 2

【病例摘要】

患儿，男，14 天前发现先天性心脏病，并行房间隔造口术后 12 天，为行进一步治疗入院。

【出院诊断】

主要诊断：先天性心脏病　完全性大动脉转位

其他诊断：动脉导管未闭

　　　　　卵圆孔未闭

【疾病分类诊断及编码】

主要疾病及编码：Q20.302 完全性大动脉转位

其他疾病及编码：Q25.000 动脉导管未闭

　　　　　　　Q21.101 中央型房间隔缺损（卵圆孔型）

【手术名称】 大动脉转位矫治术，房间隔缺损修补术，PDA 结扎术

【手术发现】

内脏心房正位，右室肥厚，左房、右室增大，余房室大小正常；主动脉位于右前方，与解剖右室相连；肺动脉位于左后方，内径增宽，与解剖左室相连；左肺动脉起

始部与降主动脉之间见一粗大导管，主动脉弓部无明缩窄；房间隔中份缺损大小约5 mm，肺动脉瓣为三叶式，瓣叶开闭可；冠状动脉起源于主动脉。

【手术步骤】

（1）患者仰卧位，全麻后消毒铺巾，胸骨正中切开逐层切开，探查大血管、冠状动脉结构如上述。

（2）并行循环下游离动脉导管，结扎切断动脉导管，经升主动脉及上下腔静脉建立体外循环，升主动脉冷灌，心脏停跳。

（3）纵行切开右房，探查心内结构如上述。

（4）于主动脉瓣上方横行切断主动脉，游离左右冠状动脉开口，修剪使之形成纽扣状。

（5）于肺动脉瓣上方横行切断肺动脉，采用 Lecompte 动作将主动脉调转至肺动脉后方。

（6）将升主动脉与原肺动脉端端吻合，将左、右冠状动脉纽扣分别吻合再植于新主动脉根部。

（7）用自体心包补片修补房间隔缺损，连续缝合右房切口，充分排气，开放升主动脉，心脏顺利复跳。

（8）取自体心包补片修复原主动脉根部，将肺动脉与原主动脉根部行端端吻合。

（9）术中 TEE 示：主动脉与左室连接，肺动脉与右室连接，房间隔、室间隔未见残余分流，主、肺动脉瓣无反流。

（10）创腔妥善止血，安置胸腔纵隔引流管，延迟关胸，术毕。

【手术编码】

35.8400x003 双动脉根部调转术

35.6102 卵圆孔未闭组织补片修补术

38.8500x001 动脉导管结扎术

39.6100 体外循环辅助开放性心脏手术

案例 3

【病例摘要】

患儿，女，3 岁，检查闻及心脏杂音 2 $^+$ 年入院。行心脏彩超提示：先天性心脏病矫正性大动脉转位合并室间隔缺损、卵圆孔未闭，左室收缩功能正常。

【出院诊断】

主要诊断：先天性心脏病　纠正性大动脉转位

其他诊断：室间隔缺损

卵圆孔未闭

【疾病分类诊断及编码】

主要疾病及编码：Q20.301 纠正性大动脉转位

其他疾病及编码：Q21.000 室间隔缺损

　　　　　　　　Q21.101 中央型房间隔缺损（卵圆孔型）

【手术名称】 心房大血管双调转术（Senning + Rastelli 手术）

【手术发现】

先天性心脏病矫正性大动脉转位合并室间隔缺损、卵圆孔未闭。心房正位，解剖右房位于右侧（S），心室左祥（L），主动脉位于肺动脉的左前方，呈现左侧大动脉转位（L），与解剖右室相连。冠脉分为左、右冠脉。肺动脉主干以及左右肺动脉发育可，室间隔缺损直径约 1.4 cm，远离主动脉。未闭卵圆孔直径约 0.3 cm。

【手术步骤】

（1）患儿取仰卧位，于全麻下气管插管，放置食管超声探头，常规消毒铺巾。

（2）全身肝素化，经胸骨正中切口逐层切开显露心脏，悬吊心包。

（3）经主动脉、上下腔静脉插管建立体外循环，转机降温。

（4）游离左右心包及上腔静脉、左右肺动脉。

（5）阻断升主动脉，主动脉根部灌注停跳液，心脏表面冰水降温，心脏停跳，阻断上下腔静脉。

（6）在界嵴前方做心房横切口打开右房，切口从右心耳延伸至下腔静脉插管前方，显露房间隔。于未闭卵圆孔向上下腔静脉开口剪开房间隔，做成房间隔片。将房间隔片与左侧肺静脉左外侧缘、三尖瓣上缘以及左侧房顶边缘连续缝合，将四支肺静脉完全包围，与残余左房、解剖右室隔断。将右房切口后缘与房间隔切口前缘、冠状静脉窦口后缘缝合，使上下腔静脉血流入经三尖瓣左侧解剖右室。

（7）在左房前庭，平行于房间沟切开左房，用右侧自体心包原位缝合于右房侧面，向上、下腔静脉侧转向上至右房切口上缘，将肺静脉血向前引流至二尖瓣口，进入解剖左室。

（8）于左侧的解剖右室前壁做一 1 cm 长的纵切口，显露室间隔缺损，应用带垫片双头针缝合在缺损三尖瓣侧，余下缺损边缘连续缝合在缺损的右心室面关闭室间隔缺损，将主动脉隔入解剖左室。离断主肺动脉，缝闭近心端，远端通过 16# 带瓣管道（无菌带瓣管道，管道内瓣膜呈二叶瓣，开放关闭佳，规格是 BVC16，使用 prolene 进行连续缝合，远端使用 6 - 0，近端使用 5 - 0，植入后血管无扭曲）连接主肺动脉于解剖右室切口。

（9）复温，开放升主动脉，心脏复跳，鼓肺、排气。术中 TEE 示：房水平及室水平无残余分流，各瓣膜无明显反流，双侧房室瓣流入道无梗阻，双室流出道通畅，Prv/Plv = 45%。

（10）辅助循环下直至停机拔管，缝置心房、心室各两根临时起搏导线，安置双侧胸腔引流管，鱼精蛋白中和肝素，创腔严密止血，逐层关胸，术毕。

【手术编码】

35.9102 心房内调转术

35.9200x001 右心室－肺动脉分流术［Rastelli 手术］

39.6100 体外循环辅助开放性心脏手术

37.7401 心外膜电极置入术

【分析点评】

（1）双调转术包括心房内调转术和大动脉调转术或 Rastelli 手术。此例为心房内调转术＋Rastelli 手术。

（2）Senning 手术主要用于大动脉转位矫治，于窦房结前方切开右心房，另外于界嵴后方纵行切开左心房，切开冠状静脉窦和房间隔，以自体心包于肺静脉开口前方形成体静脉通道后壁，将右心房前壁与房间隔左侧缘相连，形成体静脉通道的前壁，使体循环血经二尖瓣进入左心室，进入肺动脉；再将右心房靠近界嵴切口的右缘经上下腔静脉根部与右心房前壁相连，使肺静脉血经此通道通过三尖瓣进入右心室并进入体循环，从而达到功能上的矫正，属于心房内调转。其编码于 35.91。

十三、室间隔完整的肺动脉闭锁

（一）室间隔完整的肺动脉闭锁概述

室间隔完整型肺动脉闭锁（pulmonary atresiawith intact ventricular septum，PA/IVS）是一种罕见的新生儿危重症先天性心脏病，其患病率占先天性心脏病的 1%～3%。根据右心室流入部、小梁部及流出部发育情况将该疾病分为以下三种不同类型：Ⅰ型，三部分都存在，但都有部分发育不良；Ⅱ型，小梁部缺如，其他两部分存在；Ⅲ型，仅存流入部，其他两部分缺如。各分型对于手术方式的选择意义较大。

（二）室间隔完整的肺动脉闭锁编码

室间隔完整的肺动脉闭锁编码同室间隔缺损合并肺动脉闭锁的编码此处不再赘述。

（三）室间隔完整的肺动脉闭锁治疗及其 ICD－9－CM－3 编码

室间隔完整的肺动脉闭锁的患者肺循环血流完全依赖动脉导管的开放，一旦动脉导管闭合或有闭合的趋势则会很快出现严重缺氧而危及生命，故该病一旦确诊就应尽快采取手术干预。室间隔完整的肺动脉闭锁矫治根据右心室发育程度变异较大，手术治疗原则主要是通过一期手术尽可能建立一个右心室－肺动脉的血流以促进右心室及三尖瓣发育，尽可能实现后期的双心室矫治术；若右心室及三尖瓣发育仍较差，则根据实际情况选择行一个半心室矫治术或使用 Fontan 类手术方法行单心室矫治术。

针对右心室发育良好或轻度发育不良的患者，一般直接行双心室矫治术或先行右心室肺动脉血流开通，后期行双心室矫治术。针对右心室中度发育不良的患者一般先行右心室肺动脉血流开通（伴或不伴体肺分流和动脉导管结扎），对于年龄较大尤其是同时合并肺动脉瓣闭锁的患者，初期可行右心室流出道补片扩大术，后期根据实际情况行双心室矫治术或一个半心室矫治术。针对右心室重度发育不良的患者只能先行体肺分流术，后期完成 Fontan 类手术。

1. 右心室肺动脉血流开通

1）非体外循环下 Hybrid 术

其也叫镶嵌治疗，是一种将介入和外科手术相互结合的治疗模式。该手术在胸骨正中切口或胸骨下段切口，然后在食管超声引导下穿刺闭锁的膜性肺动脉瓣行肺动脉瓣球囊扩张。与介入下肺动脉瓣球囊扩张或直视下肺动脉瓣切开术相比，非体外循环下 Hybrid 术操作更加简单也更加安全。在进行编码时，没有扩展码可以同时体现介入手术和外科手术这种杂交手术术式，因此仅能暂时将该手术编码至 35.9601 经导管肺动脉瓣球囊扩张成形术（图 8-9）。

2）肺动脉瓣直视切开术

常规建立体外循环，在直视下切开融合的肺动脉瓣，需保留房间隔上的缺损，一般无需同时进行右室流出道补片修补。其编码于 35.1300x002 肺动脉瓣切开扩张术（图 8-9）。

3）右心室流出道补片扩大术

在体外循环下采用右心室流出道到肺动脉的跨瓣补片加宽右心室流出道，并切除少量右心室肥厚的肌束。编码时同上文所述的右心室流出道补片扩大术，编码于35.34。根据实际情况，选择正确的扩展码。该术式一般采用跨肺动脉瓣补片，因此编码至扩展码 35.3400x005 跨肺动脉瓣右室流出道肺动脉补片修补术（图 8-9）。

4）介入下肺动脉瓣球囊扩张术

介入下肺动脉瓣球囊扩张术是利用激光或射频肺动脉瓣打孔后再进行球囊扩张，此术式可能产生右心室穿孔或腱索损伤等并发症，且因为动脉导管维持开放的情况，部分患者需要再次行外科的体肺分流术。手术编码于 35.9601 经导管肺动脉瓣球囊扩张成形术（图 8-9）。临床版 3.0 字典库在细目 35.42 建造心脏间隔缺损下扩展了35.4200x009 经皮室间隔完整的肺动脉闭锁射频打孔及球囊扩张成形术，在编码时可以附加本扩展码对激光或射频打孔闭锁的肺动脉瓣这一操作予以说明。

2. 体肺分流

体肺分流术包括 B-T 分流术和中央分流术。其手术和编码均同上文所述体肺分流术，此处不再赘述。

3. 动脉导管支架植入

一般针对于严重右心室发育不良的患者，通过在动脉导管植入一个支架来维持动脉导管开放，改善患者肺循环血流量、低血氧饱和度和紫绀等情况。该术式实际为在一血管内植入支架，编码至39.90，扩展码为39.9000x026 动脉导管支架置入术（图8-9）。

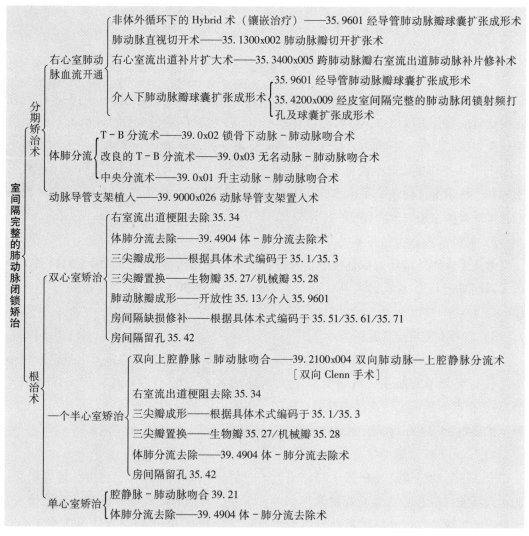

图8-9 室间隔完整的肺动脉闭锁矫治手术编码

4. 双心室矫治

双心室矫治手术主要包括以下几个部分：①残余右室流出道梗阻解除；②若有体肺分流则关闭体肺分流；③三尖瓣中重度反流则需要行三尖瓣成形/置换；④肺动脉瓣成形；⑤房间隔缺损修补；⑥对高风险病例需保留部分房间隔缺损。在进行编码时，根据实际情况对每一个操作分别编码，双心室矫治的各具体术式及编码均在前文或前序章节已述及，具体编码总结如图8-9。

5. 一个半心室矫治

一个半心室矫治手术主要包括以下几个部分：①双向上腔静脉-肺动脉吻合（双向Glenn手术）；②残余右室流出道梗阻解除；③若有体肺分流则关闭体肺分流；④三尖瓣中重度反流则需要行三尖瓣成形/置换；⑤根据实际情况决定是否保留部分房间隔缺损。该术式主要是建立一个改良的体肺循环血流，矫治后体循环的血流完全由左心室泵出，肺循环血流一部分来自双向Glenn分流的上腔静脉血流，另一部分来自于右心室泵出的下腔静脉血。在编码时同双心室矫治一样，需根据实际情况针对每一个手术分别编码以表示该手术全貌（图8-9）。需注意，在临床版3.0字典库针对一个半心室矫治有专门的扩展码，为35.9300x004一个半心室矫治术。35.93含义是建立左心室和主动脉间的通道。该扩展码正确与否有待商榷，但在实际编码时可在针对每一手术分别编码后附加编码35.9300x004一个半心室矫治术以明确表示该手术实际为一个半心室矫治术。

6. 单心室矫治

单心室矫治主要包括双向腔-肺动脉吻合及体肺分流去除术，然后根据实际情况，在后期行全腔静脉-肺动脉吻合。腔静脉肺动脉吻合均编码至39.21；体肺分流去除如前文所述，具体编码见图8-9。

（四）室间隔完整的肺动脉闭锁案例

案例 1 ....

【病例摘要】

患儿，女，出生1天，3⁺月前，患儿母亲行常规四维超声检查，发现胎儿心脏结构异常，1天前患儿出生。行心脏彩超提示先天性心脏病：肺动脉瓣闭锁+右室发育不良、室间隔缺损（肌部）、室水平双向分流；卵圆孔未闭、房水平右向左分流、动脉导管未闭、大血管水平左向右分流；三尖瓣反流（重度）、左室收缩功能正常。

【出院诊断】

主要诊断：先天性心脏病 肺动脉闭锁

其他诊断：动脉导管未闭

三尖瓣反流（重度）

右心发育不良

卵圆孔未闭

【疾病分类诊断及编码】

主要疾病及编码：Q22.000 肺动脉瓣闭锁

其他疾病及编码：Q25.000 动脉导管未闭

Q22.801 先天性三尖瓣关闭不全

Q22.600 右心发育不全综合征

Q21.101 中央型房间隔缺损（卵圆孔型）

【手术名称】肺动脉瓣球囊扩张＋右心导管检查

【手术发现】

术中经股静脉及右心室表面穿刺造影示右室肌束极度肥厚，腔室狭小，右室流入道、右室心尖部及右室流出道三部位均存在，肺动脉无前向血流，三尖瓣大量反流，未见窦状间隙开放，测量肺动脉瓣环径约 4 mm。右心室测压 108/45/14 mmHg，同时外周动脉压 69/47/31 mmHg。术中见肺动脉瓣环及窦管交界处偏狭窄。

【手术步骤】

正中开胸，切开心包暴露心脏，于右室表面缝制荷包，经右室表面穿刺通过肺动脉瓣，置入 4F 血管鞘，沿血管鞘送 BMW 导丝至左、右肺动脉分别构建轨道，沿轨道顺次使用 2 mm 及 4.5 mm 球囊扩张肺动脉瓣，再使用 2 mm ＋ 4.5 mm 球囊扩张。后复查造影示：肺动脉前向血流恢复，右室流出道、肺动脉瓣环及窦管交界处有一定狭窄，右心室压 80/32/8 mmHg。停用凯时后观察 20 分钟，患儿指脉饱和度稳定在 97% 左右，遂退出导丝及鞘管，收紧荷包关胸，安置引流管，安返送 PICU 监护治疗

【手术编码】

35.9601 经导管肺动脉瓣球囊扩张成形术

37.2100 右心导管置入

【分析点评】

本案例即肺动脉闭锁行镶嵌治疗，暂时只能将其编码于 35.9601 经导管肺动脉瓣球囊扩张成形术。临床上肺动脉闭锁是指主肺动脉、肺动脉瓣及肺动脉左右分叉部这三者中的一处或几处发生闭锁，与 ICD－10 中 Q25.5000 肺动脉闭锁含义不完全相同，本例根据实际情况编码为 Q22.000 肺动脉瓣闭锁。另外，为充分表达本病例实际情况，可再附加编码 34.0100 胸壁切开术。

案例 2

【病例摘要】

患儿，男，2 岁，因肺动脉闭锁 Glenn 术后为求第二次手术入院。

【出院诊断】

主要诊断：PA/IVS Glenn 术后

其他诊断：房间隔缺损（继发孔型）

【疾病分类诊断及编码】

主要疾病及编码：Q25.500 肺动脉闭锁

其他疾病及编码：Q21.102 房间隔缺损（继发孔型）

【手术名称】Fontan，房间隔扩大

【手术发现】

（1）内脏心房正位，心室右袢，右室壁肥厚，右室腔较小；双房、左室增大。主动脉内径正常，肺动脉主干较窄，左、右肺动脉内径可。

（2）上腔静脉与右肺动脉吻合。

（3）房间隔缺损，三尖瓣增厚，开放明显受限，关闭欠佳。

【手术步骤】

（1）患儿取仰卧位，全麻下插管，放置食管超声探头，消毒铺巾。

（2）经胸骨正中切口逐层切开显露心脏，全身肝素化。

（3）经主动脉、上下腔静脉插管建立体外循环，转机降温。

（4）阻断升主动脉，主动脉根部灌注停跳液，心脏表面冰水降温，心脏停跳，阻断上下腔静脉。

（5）纵向切开右房，探及心内结构如上述。

（6）将房间隔缺损口扩大，三尖瓣开口缩小。

（7）用 18#Gore-tex 人工血管管道通过右心房将下腔静脉与右肺动脉吻合。

（8）人工血管壁打孔约 2.5 mm，与右房相通。

（9）关闭右房切口，排气打结，开放升主动脉，心脏复跳顺利，并行循环辅助。

（10）顺利停机，撤离体外循环，鱼精蛋白中和肝素，创腔止血，安置心包及纵隔、双侧胸腔引流管各 1 根，逐层关胸。

【手术编码】

35.9401 方坦手术

35.4100x001 房间隔缺损扩大术

39.6100 体外循环辅助开放性心脏手术

十四、永存动脉干

（一）永存动脉干概述

永存动脉干是指原始动脉干在发育时未能分成主动脉和肺动脉，而留下共同动脉干，因此永存动脉干也叫共同动脉干，一般同时伴有室间隔缺损，动脉干的半月瓣骑跨于室间隔缺损之上。永存动脉干是极为罕见的先天性心脏畸形，占所有先天性心脏病的 1% ~4%。这样的患者体循环、肺循环的血均来自于该共同动脉干，从动脉干升部发出左右肺动脉，远端再发出头臂动脉。根据肺动脉在共同动脉干上起源的位置，将永存动脉干分为四种类型：Ⅰ型，动脉干部分分隔，肺动脉干和升主动脉起源于冠状动脉下游的同一位置并形成分叉，肺动脉干再分为左右肺动脉分支；Ⅱ型，没有肺动脉干，且两侧肺动脉分支分别独立起源于升主动脉干后壁；Ⅲ型，没有动脉干，且两侧肺动脉分支起源于升主动脉干侧壁；Ⅳ型，没有肺动脉干，且肺动脉分支起源于降主动脉前侧壁。

（二） 永存动脉干 ICD-10 编码

永存动脉干编码于 Q20.000 共同动脉干，编码不区分具体分型。

（三） 永存动脉干治疗及其 ICD-9-CM-3 编码

常规建立体外循环，将肺动脉从共同动脉干上切下并修补动脉干，修补室间隔缺损，重建右心室至肺动脉连接。

1. 切下肺动脉并修补共同动脉干

该步骤主要是从共同动脉干上切下肺动脉同时修补共同动脉干切口，一般有两种方式：①针对Ⅰ型共同动脉干且肺动脉干发育良好的患者采用直接切下肺动脉，保留部分共同动脉干管壁，然后采用直接缝合或补片修补动脉干切口；②针对Ⅱ型永存动脉干将左、右肺动脉开口附近主动脉壁一并切除，再用补片修补动脉干缺损；③针对Ⅲ型永存动脉干，将与肺动脉相连的动脉干一整段切下，切下来的部分包括一小段动脉干且这一段动脉干上包含了肺动脉的开口，然后将近端动脉干直接和远端升主动脉吻合或使用一段人造血管进行吻合，也可将两侧肺动脉分别自起始处切断，缝合切口，在使用带瓣管道时选择带分叉的带瓣管道与左、右肺动脉吻合；④Ⅳ型永存的动脉干则先分别将分布于左、右肺的几个较大的体肺侧支切断，近端切口缝合，远端切口按左、右肺分布方向将其分别与自体心包制成的管道吻合。

2. 关闭室间隔缺损

一般使用补片关闭室间隔缺损。

3. 建立右室-肺动脉通道

根据患儿体重和病情选择合适口径和长度的同种带瓣管道吻合于右室和肺动脉之间，重建肺动脉干，带瓣管道近端与右室流出道吻合，远端与肺动脉干吻合。

（四） 永存动脉干治疗 ICD-9-CM-3 编码

永存动脉干矫治的编码无需分别针对每一个步骤进行编码，同法洛四联症矫治一样，在 ICD-9-CM-3 分类体系中将永存动脉干矫治归类于 35.8 某些先天性心脏异常的全部修补术，细目为 35.83 动脉干全部修补术。该分类包括动脉干一期全部矫正术伴或不伴：右心室替代动脉肺动脉供应肺动脉血流建造术（用主动脉同种移植物）（用假体）、主动脉和肺动脉间连接的结扎术、室间隔缺损的修补术（用假体）。因此，针对永存动脉干矫治术的编码仅需编码 35.83 即可。

（五）永存动脉干案例

案例 1 ▸

【病例摘要】

患儿，女，9 个月零 28 天，发现永存动脉干及室间隔缺损 16 天入院。心脏彩超示：内脏心房正位，心室右袢，心脏大部分位于左侧胸腔，心尖指向右下。双室肥大，右室游离壁厚达 8 mm，双室壁搏幅尚可。共同动脉瓣上 6 mm 处动脉干左后侧发出肺动脉主干，后分出左、右分支；共同动脉干远端延续为主动脉弓，弓降部可视段未见明显异常，腹主动脉形态未见异常，头臂干显示不清，左侧颈总动脉及大血管水平未见明显分流。三尖瓣少量反流。

【出院诊断】

主要诊断：先天性心脏病 永存动脉干

其他诊断：室间隔缺损

  卵圆孔未闭

【疾病分类诊断及编码】

主要疾病及编码：Q20.000 共同动脉干

其他疾病及编码：Q21.000 室间隔缺损

  Q21.101 中央型房间隔缺损（卵圆孔型）

【手术名称】永存动脉干矫治术

【手术发现】

纵隔广泛黏连，永存动脉干（Ⅰ型）主肺动脉发自共干正后方，粗约 1.5 cm，长度较短约 1.8 cm，向左右分别发出分支肺动脉，心脏增大明显，双侧冠状动脉起源正常。右位主动脉弓，头臂静脉在升主动脉正后方，上腔静脉增粗。

【手术步骤】

（1）患儿取仰卧位，全麻下插管，放置食管超声探头，消毒铺巾。

（2）经胸骨正中切口逐层切开显露心脏，全身肝素化。

（3）仔细分离纵隔内黏连，充分游离共同静脉干以及主肺动脉、左肺动脉右肺动脉，上下腔静脉以及心脏。

（4）经主动脉、上下腔静脉插管建立体外循环，转机降温。

（5）阻断升主动脉，主动脉根部灌注停跳液，心脏表面冰水降温，心脏停跳，阻断上下腔静脉。

（6）纵向切开右房，左心引流，探及心内结构如上述，在共同静脉干发出肺动脉稍上方横断升主动脉，将主肺动脉开口从共同静脉干上游离下来，将余共同静脉干近远端吻合。

（7）纵切口切开右室流出道，经右室流出道用涤纶补片连续缝合修补室间隔缺损，将主动脉隔入左室。

（8）用人工带瓣管道连接于肺动脉以及右室流出道，近端连续吻合于右室流出道切口，远端连续缝合吻合于主肺动脉，植入血管后未见扭曲。

（9）左心排气打结，开放升主动脉，心脏复跳顺利，关闭右房切口，并行循环辅助。

（10）术中TEE：房室水平未见明显残余分流，各瓣膜未见明显异常。

（11）顺利停机，撤离体外循环，鱼精蛋白中和肝素，创腔止血，安置左右胸腔引流管各1根，延迟关胸。

【手术编码】

35.8300x005 永存动脉干修补术

39.6100 体外循环辅助开放性心脏手术

十五、主动脉窦动脉瘤

（一）主动脉窦动脉瘤概述及其ICD-10编码

主动脉窦动脉瘤是一种少见的先天性畸形，是指主动脉窦部形成动脉瘤，在其发展过程中瘤体突入心脏逐渐增大，瘤壁逐渐变薄，若主动脉窦瘤破裂可引起心脏压塞导致患者迅速死亡。在ICD-10编码时将其归类于Q25.4主动脉的其他先天性畸形。编码时需区分是否破裂，未破裂编码于Q25.408主动脉窦动脉瘤，主动脉窦瘤破裂编码于Q25.403先天性主动脉窦动脉瘤破裂。

（二）主动脉窦动脉瘤治疗及其ICD-9-CM-3编码

主动脉窦动脉瘤可以采用介入封堵治疗，也可以采用外科治疗。外科手术分为直接缝合法和窦瘤切除补片修补法。但是编码时均编码至35.39，介入封堵治疗编码为35.3900x002经皮主动脉窦瘤封堵术，外科手术治疗编码为35.3901主动脉窦修补术。

（三）主动脉窦动脉瘤案例

案例 1

【病例摘要】

患者，男，29 岁，胸闷、心悸 1 周入院。常规超声心动图示：先天性心脏病乏氏窦瘤破裂（右冠窦破入右房），左室收缩功能测值正常。

【出院诊断】

主要诊断：先天性心脏病 乏氏窦瘤破裂

其他诊断：卵圆孔未闭

心功能Ⅲ级

【疾病分类诊断及编码】

主要疾病及编码：Q25.403 先天性主动脉窦动脉瘤破裂

其他疾病及编码：Q21.101 中央型房间隔缺损（卵圆孔型）

I50.904 心功能Ⅲ级

【手术名称】 乏氏窦瘤破裂修补 + 卵圆孔缝合术

【手术发现】

心包无粘连，心包腔内有淡黄色液体约 100 ml；心脏增大，主动脉无冠窦向右房膨出形成乏氏窦，管壁变薄，顶端破裂，破口直径约 10 mm；未闭的卵圆孔直径约 0.4 cm。术中食道超声示：主动脉无冠窦形成窦瘤，破入右心房，连续左向右分流；未闭卵圆孔直径约 4 mm，少量左向右分流。

【手术步骤】

患者取仰卧位，全麻后常规消毒铺巾，全身肝素化；逐层开胸，探查心包如上述，常规行主动脉插管及上、下腔静脉引流管建立体外循环；体外循环转机、降温。升主动脉远段阻断主动脉，切开右房，钳夹暂时闭合乏氏窦破裂口，经主动脉根部灌注含血心脏停跳液，心包内局部置入冰屑，心脏停跳；剪除薄弱的窦瘤组织，取相应大小的牛心包片，室缺线带垫片间断褥式缝合修补乏氏窦并加固无冠窦壁，主动脉根部灌注未见残余分流；缝合卵圆孔，复温，排气；开放主动脉，心脏复跳，无房室传导阻滞，连续缝合右房，辅助循环直至停机拔管；严格止血，鱼精蛋白中和肝素；逐层关胸，送监护室监护。术中食管超声示无冠窦未见残余分流，主动脉瓣关闭正常，房水平未见残余分流，三尖瓣微量反流。

【手术编码】

35.3901 主动脉窦修补术

35.7100x002 卵圆孔未闭修补术

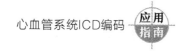

39.6100 体外循环辅助开放性心脏手术

十六、先天性冠状动脉异常

（一）先天性冠状动脉异常概述

先天性冠状动脉异常是多种不同冠状动脉先天畸形的统称，广义上的先天性冠状动脉异常可以包括冠状动脉的起源、走行、形态、终点等的异常，在人群中并不少见，占1%~5%。常见的先天性冠状动脉异常包括冠状动脉异常主动脉起源、冠状动脉异常起源于肺动脉和冠状动脉瘘等。

1. 冠状动脉异常主动脉起源

冠状动脉是给心脏供血的动脉，分为左、右冠状动脉，分别开口于主动脉左冠窦和右冠窦。冠状动脉异常主动脉起源是指冠状动脉开口于主动脉，接受主动脉的动脉血灌注，但是开口不在正常的位置。冠状动脉异常主动脉起源按照起源的位置，将其分为左冠状动脉异常起源于右冠窦、右冠状动脉异常起源于左冠窦。

2. 冠状动脉异常起源于肺动脉

冠状动脉异常起源于肺动脉是指左冠状动脉或右冠状动脉及其主要分支起源于肺动脉主干或分支肺动脉近端。临床上以左冠状动脉或其分支异常起源于肺动脉最多见，也叫 Bland-White-Garland 综合征。

3. 冠状动脉瘘

先天性冠状动脉瘘是指冠状动脉与心腔或其他血管的异常交通。先天性冠状动脉瘘较为罕见，约占所有先天性心脏病的0.3%。

4. 心肌桥

冠状动脉及其主要分支通常走形于心外膜的脂肪组织中，但有时冠脉的一部分被心肌纤维所覆盖，在心肌内走形一段距离后，又浅露于心脏表面，覆盖在这段冠脉上的心肌束称为心肌桥，多发生于前降支，右侧冠脉较少见，位于心肌桥下的冠状动脉称为壁冠状动脉。心肌桥一般为良性，不用治疗，对于有症状的心肌桥患者需采取适当治疗，但少有手术治疗。

（二）先天性冠状动脉异常 ICD-10 编码

ICD-10 分类体系将所有先天性冠状动脉异常均分类于 Q24.5 这一亚目下，冠状动脉的具体病变以扩展码的形式在该亚目下表达（表8-10）。编码时需根据实际情况选择正确的扩展码。

表 8 - 10　先天性冠状动脉异常编码

疾病编码	疾病名称
Q24.500	冠状血管畸形
Q24.500x010	先天性冠状动脉左室瘘
Q24.500x013	先天性冠状动脉左房瘘
Q24.500x014	冠状动脉单冠畸形
Q24.501	冠状动脉肌桥
Q24.502	冠状动脉起源异常
Q24.503	冠状动脉-右心房瘘
Q24.504	冠状动脉-右心室瘘
Q24.505	先天性冠状动脉动脉瘤
Q24.506	先天性冠状动脉发育不良
Q24.507	先天性冠状动脉肺动脉瘘
Q24.508	先天性冠状动脉畸形
Q24.509	先天性冠状动静脉瘘
Q24.510	无顶冠状静脉窦综合征

（三）先天性冠状动脉异常治疗及其 ICD-9-CM-3 编码

1. 冠状动脉异常主动脉起源

冠状动脉异常主动脉起源的具体手术方式选择取决于冠状动脉的形态和开口位置，一般不会进行冠状动脉旁路移植，而是根据情况采用冠状动脉去顶术、冠状动脉开孔术和肺动脉干移植术。

1）冠状动脉去顶术

对于冠状动脉起始段于壁内走行时适合采用冠状动脉去顶术，通过将壁内走行的冠状动脉主干从主动脉内剪开来解除壁内段狭窄，使冠状动脉开口于正确的主动脉窦内。该术式实际上是对于冠状动脉开口的切开成形术，编码于 36.03 开胸冠状动脉成形术，具体扩展码为 36.0300x006 冠状动脉开口成形术。

2）冠状动脉开孔术

对于冠状动脉壁内走行位置较低，行冠状动脉去顶术容易损伤主动脉瓣交界联合的患者，选择在主动脉窦内侧和冠状动脉管腔间开孔，避免损伤主动脉瓣。手术编码同冠状动脉去顶术，实际上属于冠状动脉开口成形术。

3）肺动脉干移植术

将肺动脉干切断，吻合至左肺动脉远端，使肺动脉干移向左侧，主要是确保肺动脉干与升主动脉间产生足够的距离，避免挤压主动脉和肺动脉之间走行的冠状动脉段。该术式实际为重新建立一个右心室和肺动脉的血流通道，因此 ICD-9-CM-3 分类于 35.92 建立右心室和肺动脉通道。

2. 冠状动脉异常起源于肺动脉

根据具体的冠状动脉与肺动脉解剖，选择合适的手术方式。手术方式包括异位冠状动脉结扎、肺动脉内隧道术、大隐静脉和乳内动脉搭桥手术、左锁骨下动脉翻转吻合术、冠状动脉移植重建术等。目前常用的是冠状动脉移植，手术编码于36.1，具体见冠状动脉粥样硬化性心脏病章节。

3. 冠状动脉瘘

冠状动脉瘘的唯一治疗方法是手术治疗闭合冠状动脉瘘。患者外周血管情况允许时可以采用经导管介入封堵冠状动脉瘘。对于患者年龄较小或瘘口较大难以介入封堵的患者一般外用外科手术治疗。部分冠状动脉瘘可以在非体外循环下直接缝扎，若瘘管位置深或瘘口位于冠状动脉中段，适宜从心内或将冠状动脉切开对瘘口进行修补以保留远端血供时，则需要在体外循环下进行手术。无论采用何种术式治疗冠状动脉瘘，手术编码均分类至36.99心脏血管的其他手术（表8-11）。

表8-11 冠状动脉瘘修补术编码

手术编码	手术名称
36.9900x005	经皮冠状动脉-右房瘘封堵术
36.9900x006	冠状动脉成形术
36.9900x007	冠状动脉窦成形术
36.9900x008	冠状动脉畸形矫正术
36.9900x009	冠状静脉瘘结扎术
36.9900x010	冠状静脉瘘修补术
36.9900x011	经皮冠状动脉瘘栓塞术
36.9900x012	经皮冠状动脉瘘封堵术
36.9900x013	冠状动脉修补术
36.9901	冠状动脉肺动脉瘘封堵术
36.9902	冠状动脉结扎术
36.9903	冠状动脉瘘修补术

（四）先天性冠状动脉异常案例

案例 1

【病例摘要】

患儿，男，5月零21天，咳嗽1月，检查发现心脏异常入院。行心脏彩超提示：左冠状动脉-右室瘘，右冠状动脉扩张伴显色（右冠状动脉瘘待排），完善心导管检查和冠脉造影提示：左冠状动脉起源于左冠窦，左主干、左前降支明显扩张，前降支至少见三支明显扩张的瘘管蜿蜒，扭曲走形，多个瘘口汇入右心室。

【出院诊断】

主要诊断：左冠状动脉－右室瘘

【疾病分类诊断及编码】

主要疾病及编码：Q24.504 冠状动脉－右心室瘘

【手术名称】冠状动脉瘘内口缝合

【手术发现】

左冠状动脉主干、前降支内径增粗约 5 mm，向前沿着右室前壁迂曲走行，走行呈串珠样，右室可见至少 2 处破口汇入，一处位于右室游离壁近三尖瓣环处，破口约 4 mm，另一处位于右室后下份（近下腔静脉口），破口约 2 mm；二尖瓣少量反流；三尖瓣微量反流。

【手术步骤】

（1）患者取仰卧位，全麻后常规消毒铺巾，全身肝素化。

（2）逐层开胸，探查心包如上述，常规行主动脉插管及上、下腔静脉引流管建立体外循环。

（3）体外循环转机、降温。升主动脉远段阻断主动脉，经主动脉根部灌注含血心脏停跳液，心包内局部置入冰屑，心脏停跳。

（4）切开右心房，经三尖瓣探查如上述。

（5）带垫缝合封闭破口，复温，排气。

（6）开放主动脉，心脏复跳，无房室传导阻滞，连续缝合右房，辅助循环直至停机拔管；术中食管超声示冠状动脉右室残余分流。

（7）严格止血，鱼精蛋白中和肝素；逐层关胸，术毕。

【手术编码】

36.9903 冠状动脉瘘修补术

39.6100 体外循环辅助开放性心脏手术

案例 2

【病例摘要】

患儿，男，13 岁，1 月前出现活动后心前区刺痛，间断发作，每次发作持续时间 2~3 分钟，伴右上肢麻木、乏力，伴恶心、呕吐，呕吐为胃内容物，无晕厥、双下肢水肿、大汗淋漓等。CTA 提示冠脉起源异常入院。

【出院诊断】

主要诊断：先天性心脏病 右冠状动脉主动脉起源异常

【疾病分类诊断及编码】

主要疾病及编码：Q24.502 冠状动脉起源异常

【**手术名称**】右冠状动脉壁内走行矫治术

【**手术发现**】

心包腔内无黏连，心包积液呈淡黄色。左、右冠状动脉均起源于左冠窦，右冠开口较小，直视下探查可见部分右冠状动脉走行于主动脉壁内。左冠状动脉开口代偿性增大。

【**手术步骤**】

（1）患儿取仰卧位，全麻下插管，放置食管超声探头，消毒铺巾。

（2）经胸骨正中切口逐层切开显露心脏，全身肝素化。

（3）经主动脉、上下腔静脉插管建立体外循环，转机降温。

（4）阻断升主动脉，主动脉根部灌注停跳液，心脏表面冰水降温，心脏停跳，阻断上下腔静脉。

（5）解剖游离主动脉根部，横向切开主动脉，经肺静脉左心引流，探及上述。

（6）剖开右冠状动脉壁内走行段，缝合加固右冠状动脉内口。

（7）连续缝合关闭主动脉，左心排气打结，开放升主动脉，心脏复跳顺利，并行循环辅助。

（8）术中TEE：冠脉血流通畅。

（9）顺利停机，撤离体外循环，鱼精蛋白中和肝素，创腔止血，安置心包、纵隔引流管各1根，逐层关胸。

【**手术编码**】

36.9900x008 冠状动脉畸形矫正术

39.6100 体外循环辅助开放性心脏手术

案例 3

【**病例摘要**】

患者，女，33岁，间断胸痛2年。彩超提示：可疑左冠动脉瘘入院。行CT冠状动脉造影提示：冠状动脉－肺动脉瘘、肺动脉干轻度增粗，右心房、室稍增大，冠状动脉未见明显粥样硬化征象。

【**出院诊断**】

主要诊断：先天性心脏病 冠状动脉瘘

【**疾病分类诊断及编码**】

主要疾病及编码：Q24.507 先天性冠状动脉肺动脉瘘

【**手术名称**】冠状动脉造影＋冠状动脉瘘封堵术

【**手术步骤**】

患者平卧、消毒、铺巾，局麻下穿刺右侧股动脉，预置血管缝合线，放置外鞘，全身肝素化。行左右冠状动脉造影，结合影像学结果考虑：左右冠状动脉起源及走形正常。左右冠状动脉近段增粗、走形迂曲，左右冠状动脉均见侧枝瘘入肺动脉，于左冠状动脉瘘血管放置弹簧圈封堵，封堵后局部血流速度明显减慢，撤除输送器，拔管，闭合器闭合股动脉止血，纱布包扎，沙袋压迫，送返 CCU。术中心律为窦性心律，HR 波动于 78 次/分左右。

【手术编码】

36.9901 冠状动脉肺动脉瘘封堵术

88.5500 单根导管的冠状动脉造影术

（李国静）

参考文献

[1] 武凯，武建英. 微创治疗房间隔缺损临床进展［J］. 医学理论与实践，2022，35（04）：569 - 571. DOI：10.19381/j.issn.1001 - 7585.2022.04.009.

[2] 国家卫生健康委员会国家结构性心脏病介入质量控制中心，国家心血管病中心结构性心脏病介入质量控制中心，中华医学会心血管病学分会先心病经皮介入治疗指南工作组，等. 常见先天性心脏病经皮介入治疗指南（2021 版）［J］. 中华医学杂志，2021，101（38）：3054 - 3076.

[3] 朱鲜阳，陈火元. 房间隔缺损介入治疗现状与未来［J］. 心血管病学进展，2008（03）：343 - 346.

[4] 邓舒萍. 儿童单纯室间隔缺损经胸封堵与体外循环直视修补手术的对比研究［D］. 重庆医科大学，2022. DOI：10.27674/d.cnki.gcyku.2022.000265.

[5] 石卓，邱芸香，李建华，等. 先天性房室间隔缺损的外科治疗临床分析［J］. 中华小儿外科杂志，2021，42（12）：1084 - 1089.

[6] 蒋世良，徐仲英，赵世华，等. 经导管封堵动脉导管未闭外科及介入治疗术后残余分流［J］. 中国介入心脏病学杂志，2008，16（06）：302 - 305.

[7] 张庆桥. 动脉导管未闭的分型及介入治疗研究［D］. 中国协和医科大学，2003.

[8] Jacobs JP, Quintessenza JA, Gaynor JW, et al. Congenital heart surgery nomenclature and database project：ventricular septal defect［J］. Ann Thorac Surg, 2000, 69 (3)：25 - 35.

[9] 韩跃虎，魏东明，彭岚刚，等. 主肺动脉窗合并重度肺动脉高压的诊疗［J］. 中国胸心血管外科临床杂志，2021，28（01）：70 - 74.

[10] 陆颖，刘芳，吴琳，等. 主肺动脉窗 25 例临床分析［J］. 中国循证儿科杂志，2013，8（03）：167 - 171.

[11] 刘湘，韦慧锦，马力，等. 外科手术治疗主动脉缩窄合并复杂心脏畸形 79 例单中心回顾性分析［J］. 中国胸心血管外科临床杂志，2022，29（11）：1466 - 1471.

[12] 中华医学会超声医学分会妇产超声学组. 胎儿主动脉缩窄超声检查中国专家共识（2022 版）［J］. 中华超声影像学杂志，2022，31（03）：203 - 207.

[13] 张海波，李守军. 先天性心脏病外科治疗中国专家共识（十一）：主动脉缩窄与主动脉弓中断［J］. 中国胸心血管外科临床杂志，2020，27（11）：1255 - 1261.

［14］张新，高颖欣，张伟华，等．成人型复杂主动脉缩窄的外科治疗［J］．中国实用医刊，2013，40（19）：37－38．

［15］Backer CL，Mavroudis C．Congenital Heart Surgery Nomenclature and Database Project：patent ductus arteriosus，coarctation of the aorta，interrupted aortic arch［J］．Ann Thorac Surg，2000，69（4 Suppl）：S298－307．

［16］崔虎军，陈寄梅，庄建，等．主动脉弓中断的外科治疗及早中期结果［J］．中华外科杂志，2018，56（12）：E008－E008．

［17］肖飞，陈国强，黄雅婷，等．单中心完全性肺静脉异位引流外科手术患者产前诊断情况及早期效果分析：来自22年间626例患者的分析［J］．岭南心血管病杂志，2022，28（02）：122－128．

［18］王刚，周更须，王辉，等．两种手术路径矫治新生儿心上型完全性肺静脉异位引流的效果评价［J］．中国体外循环杂志，2021，19（06）：343－346．DOI：10.13498/j.cnki.chin.j.ecc.2021.06.06．

［19］王执一，吴永涛，杨尧，等．双片法和Warden法矫治部分型肺静脉异位引流的对比分析［J］．中华胸心血管外科杂志，2021，37（12）：729－732．

［20］曾国炜，武开宏．混合型完全性肺静脉异位引流的解剖特征及治疗进展［J］．临床小儿外科杂志，2021，20（09）：881－885．

［21］阿地力江·阿布都热苏力，滕云，阿卜杜克热木·约麦尔，等．Warden手术治疗部分性肺静脉异位引流入上腔静脉的临床经验［J］．实用医学杂志，2021，37（12）：1649－1650．

［22］应力阳，刘喜旺，俞建根，等．完全性肺静脉异位引流伴梗阻的外科手术治疗［C］//．2020年浙江省医学会小儿外科学术大会暨浙江省医师协会小儿外科医师学术大会暨浙江省抗癌协会小儿肿瘤专业委员会学术大会论文汇编．［出版者不详］，2020：140．DOI：10.26914/c.cnkihy.2020.072659．

［23］毛俊，范祥明，许耀强，等．梗阻型完全性肺静脉异位引流的外科治疗［J］．中华胸心血管外科杂志，2020，36（06）：326－329．

［24］徐文．单中心部分性肺静脉异位引流的外科治疗及随访研究［D］．昆明医科大学，2020．DOI：10.27202/d.cnki.gkmyc.2020.000890．

［25］白云鹏，江力，王强，等．Warden系列手术在部分性肺静脉异位引流中的应用［J］．天津医药，2018，46（09）：995－998．

［26］王辉山，李守军．先天性心脏病外科治疗中国专家共识（十）：法洛四联症［J］．中国胸心血管外科临床杂志，2020，27（11）：1247－1254．

［27］宋治莹，郑景浩．肺动脉闭锁伴室间隔缺损的外科手术策略进展［J］．上海交通大学学报（医学版），2021，41（10）：1389－1393．

［28］李国静，罗建，莫春梅．肺动脉闭锁合并室间隔缺损手术治疗ICD－9－CM－3编码探讨［J］．中国病案，2021，22（08）：51－53．

［29］陈义初，余帅，祁海杰，等．自体心包组织重建右室流出道－肺动脉连接治疗肺动脉闭锁并室

间隔缺损的疗效分析 [J]. 临床外科杂志, 2021, 29 (06): 508－511.

[30] 蒋显超, 刘锦阳, 张恒, 等. 选择性单源化技术治疗合并粗大体肺侧支及室间隔缺损的肺动脉闭锁的疗效研究 [J]. 中国分子心脏病学杂志, 2021, 21 (02): 3839－3844. DOI:10.16563/j.cnki.1671－6272.2021.04.012.

[31] 陈欣欣, 李守军. 先天性心脏病外科治疗中国专家共识 (三): 肺动脉闭锁合并室间隔缺损 [J]. 中国胸心血管外科临床杂志, 2020, 27 (04): 401－407.

[32] 张本青, 马凯, 李守军. 先天性心脏病外科治疗中国专家共识 (七): 右心室双出口 [J]. 中国胸心血管外科临床杂志, 2020, 27 (08): 851－856.

[33] 许伟滨, 杨思慧, 刘慧, 等. 大动脉调转术同期行主动脉弓重建在大动脉转位合并主动脉弓病变患者中的疗效——单中心经验 [J]. 岭南心血管病杂志, 2022, 28 (04): 334－338.

[34] 潘美, 邓妍, 赵博文. 《胎儿完全型大动脉转位中孕期超声检查中国专家共识 (2022 版)》解读 [J]. 心脑血管病防治, 2022, 22 (03): 1－4.

[35] 陈欣欣. 纠正型大动脉转位的治疗进展 [J]. 临床小儿外科杂志, 2021, 20 (06): 506－511.

[36] 刘爱军, 刘承虎, 王执一, 等. 肺动脉环缩术在先天性心脏病分期手术中的应用效果观察 [J]. 中西医结合心脑血管病杂志, 2020, 18 (13): 2126－2130.

[37] 张盛, 明腾, 邹勇, 等. 大动脉调转术纠治完全性大动脉转位的外科治疗体会 [J]. 江西医药, 2016, 51 (05): 402－404.

[38] 马凯. 复杂先天性矫正型大动脉转位外科治疗及进展 [D]. 北京协和医学院, 2015.

[39] 胡型锑, 赵琦峰, 吴国伟, 等. 完全性大动脉转位外科治疗体会 [C] //. 第一届钱江国际小儿外科论坛暨 2015 年浙江省小儿外科学学术年会论文汇编., 2015: 76－77.

[40] 张孝忠, 张玉威. 导管房间隔造口术及临床应用 [J]. 中国介入心脏病学杂志, 1997 (04): 185－187.

[41] 魏天铸, 丁文虹, 金梅. 室间隔完整型的肺动脉闭锁手术治疗的研究进展 [J]. 心肺血管病杂志, 2022, 41 (06): 701－703.

[42] 郑景浩, 李守军. 先天性心脏病外科治疗中国专家共识 (四): 室间隔完整型肺动脉闭锁 [J]. 中国胸心血管外科临床杂志, 2020, 27 (05): 479－483.

[43] 何晓敏, 郑景浩, 罗凯, 等. 室间隔完整型肺动脉闭锁的外科治疗策略及中期随访分析 [J]. 中国胸心血管外科临床杂志, 2020, 27 (05): 503－509.

[44] 孙宏晓, 泮思林. 动脉导管支架在动脉导管依赖性先天性心脏病中的应用进展 [J]. 精准医学杂志, 2019, 34 (04): 367－370. DOI:10.13362/j.jpmed.201904021.

[45] 范祥明, 李志强, 朱耀斌, 等. 一个半心室矫治的手术适应证及治疗方法 [J]. 中华实用诊断与治疗杂志, 2015, 29 (06): 580－582. DOI:10.13507/j.issn.1674－3474.2015.06.020.

[46] 朱奕帆, 张文, 胡仁杰, 等. 永存动脉干的外科治疗策略 [J]. 中华胸心血管外科杂志, 2020, 36 (04): 193－199.

[47] 邹明晖, 马力, 夏园生, 等. 永存动脉干的外科治疗及早中期随访 [J]. 中国胸心血管外科临床杂志, 2019, 26 (04): 321－325.

［48］严飞，霍强，木拉提·阿不都热合曼，等. 主动脉窦瘤的解剖特点及外科治疗策略［J］. 中华解剖与临床杂志，2015，20（06）：559－562.

［49］林柏松，赵洪序，张秀和，等. 主动脉窦动脉瘤的外科治疗［J］. 白求恩医科大学学报，1998（04）：414－415. DOI：10.13481/j. 1671－587x. 1998.04.062.

［50］贡欣，李贤慧. 冠状动脉起源异常的诊断治疗进展［J］. 武警后勤学院学报（医学版），2021，30（05）：150－152. DOI：10.16548/j. 2095－3720.2021.05.048.

［51］安琪，李守军. 先天性心脏病外科治疗中国专家共识（十二）：先天性冠状动脉异常［J］. 中国胸心血管外科临床杂志，2020，27（12）：1375－1381.

［52］尹朝华，闫军，李守军，等. 应用再植技术治疗起源异常左冠状动脉的效果分析［J］. 心脏杂志，2014，26（04）：433－436. DOI：10.13191/j. chj. 2014.0048.

［53］李建民，朱莉. 冠状动脉起源异常的研究进展［J］. 中华临床医师杂志（电子版），2013，7（03）：1205－1208.

［54］高永广，孙钢. 冠状动脉起源异常的临床应用及研究进展［J］. 医学影像学杂志，2011，21（12）：1906－1908.

第九章

心肌疾病

第一节　心肌疾病概况

一、心肌病

2006 年，美国心脏病学会将心肌病（cardiomyopathy）定义为由多种病因（常为遗传性）导致的异质性心肌疾病，包括心脏机械和电活动异常，通常表现为不适当的肥厚或扩张。并将其分为两类：原发性心肌病和继发性心肌病，前者主要累及心脏，后者伴有其他器官系统受累。原发性心肌病进一步分成遗传性心肌病、混合性心肌病和获得性心肌病。遗传性心肌病包括肥厚型心肌病、致心律失常性右室心肌病、左室致密化不全心肌病等。这次分类美国心脏协会首次将引起心脏传导异常离子通道病以心肌病归入了遗传性心肌病范围，包括长 QT 综合征、Brugada 综合征、短 QT 综合征、儿茶酚胺敏感室性心动过速、突然不明原因夜间死亡综合征（SUNDS）。混合性心肌病指由遗传和其他原因共同导致的心肌病，包括扩张型心肌病和限制型心肌病。获得性心肌病即非遗传性心肌病，主要包括炎症性心肌病、心动过速心肌病、围生期心肌病、心尖球囊样综合征等。继发性心肌病指浸润性疾病、内分泌疾病、神经肌肉性疾病、自身免疫性疾病、中毒性疾病、癌症治疗并发症累及心肌者。因为某些原发性心肌病同时伴有其他器官受累严重，故也可分类为继发性心肌病。

2007 年，欧洲心脏病学会依据心室结构和功能将心肌病分为五大类：扩张型心肌病、肥厚型心肌病、致心律失常性右心室心肌病、限制型心肌病和未定型心肌病（包括心肌致密化不全和心尖球囊样综合征）；每一类又进一步分为家族性或遗传性、非家族性或非遗传性。

1995 年，WHO 定义心肌病为"伴有心脏功能障碍的心肌疾病"。将心肌病分类为扩张型心肌病、肥厚型心肌病、限制型心肌病、致心律失常性右室心肌病、特异性心肌病及不定型的心肌病。

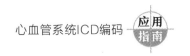

二、心肌炎

心肌炎（myocarditis）是各种原因引起的心肌细胞、心内膜、心外膜炎症反应。病原体感染尤其是病毒感染是最常见的病因，其他病因还有药物、中毒、放射、结缔组织病等系统性疾病。心肌炎起病急缓不定，可分为急性期和慢性期。

第二节　疾病编码规则及案例分析

一、疾病编码及其规则

（一）心肌病 ICD-10 分类

ICD-10 中心肌病分类主要与 WHO 分类相契合，但又有不同之处。ICD-10 中心肌病根据病因和患病人群将心肌病分为五类：妊娠分娩产褥期心肌病、先天性心肌病、缺血性心肌病、高血压性心肌病、分类于他处的疾病引起的心肌病、其他心肌病，具体亚目编码如表 9-1。

查索引：心肌病—先天性 I42.4，提示先天性心肌病编码 I42.4 心内膜弹力纤维增生症。核对第一卷，I42.4 中先天性心肌病应是先天性心内膜弹力纤维增生症，所以其他的先天性心肌病要编码 Q24.8 心脏其他特指的先天性畸形。

1999 年，经全国心肌炎心肌病学术研讨会专家组讨论，基本采用 1995 年 WHO 的心肌病定义和分型，国内在心肌病的分类和诊断上未再推出新的指南和共识，所以本节重点分析按 1995 年 WHO 分类中心肌病的疾病编码分类。

表 9-1　ICD-10 心肌病分类

疾病类型	亚目编码	亚目名称
妊娠分娩产褥期心肌病	O90.3	产褥期心肌病
	O99.4	循环系统疾病并发于妊娠、分娩和产褥期
先天性心内膜弹力纤维增生	I42.4	心内膜弹力纤维增生症
其他先天性心肌病	Q24.8	心脏其他特指的先天性畸形
缺血性心肌病	I25.5	缺血性心肌病
高血压性心肌病	I11.0	高血压心脏病伴有（充血性）心力衰竭
	I11.9	高血压心脏病不伴有（充血性）心力衰竭

疾病类型	亚目编码	亚目名称
分类于他处的疾病 引起的心肌病	I43.0*	分类于他处的传染病和寄生虫病引起的心肌病
	I43.1*	代谢性疾病引起的心肌病
	I43.2*	营养性疾病引起的心肌病
	I43.8*	分类于他处的其他疾病引起的心肌病
其他心肌病	I42.0	扩张型心肌病
	I42.1	梗阻性肥厚型心肌病
	I42.2	其他肥厚型心肌病
	I42.3	心内膜心肌（嗜酸性）病
	I42.4	心内膜弹力纤维增生症
	I42.5	其他的限制型心肌病
	I42.6	酒精性心肌病
	I42.7	药物和其他外部因素引起的心肌病
	I42.8	其他的心肌病
	I42.9	未特指的心肌病

1. 扩张型心肌病

扩张型心肌病（dilated cardiomyopathy，DCM）特征是单侧或双侧心室扩大和收缩功能受损，伴或不伴充血性心力衰竭，任何阶段均可发生猝死。临床中最常见的心肌病即 DCM，也是做心脏移植最常见的疾病。

2008 版 ICD-10 中 I42.0 扩张型心肌病包括了充血性心肌病，但 I42.5 其他的限制型心肌病下也提示包括充血性心肌病 NOS 和限制型心肌病 NOS，导致充血性心肌病归类模糊。WHO 2010 版及以后的 ICD-10 版本中已删除了 I42.5 下的充血性心肌病 NOS，故充血性心肌病归类于 I42.0 扩张型心肌病。

2. 肥厚型心肌病

肥厚型心肌病（hypertrophic cardiomyopathy，HCM）是以不能解释的、无心室腔扩张的左心室肥厚为特点，且无其他导致心室肥厚的心脏疾病或系统性疾病证据。HCM 患者左心室收缩二尖瓣关闭时，二尖瓣前瓣叶会向前移位，约一半的患者会引起二尖瓣关闭不全。

HCM 根据左室流出道是否梗阻分为梗阻性肥厚型心肌病和非梗阻性肥厚型心肌病，前者编码为 I42.1，后者归类于 I42.2 其他肥厚型心肌病。未指明是否有梗阻的肥厚型心肌病编码于 I42.2。查索引：心肌病-肥厚型（非梗阻性）I42.2－－梗阻性 I42.1。

3. 限制型心肌病

限制型心肌病（restrictive cardiomyopathy，RCM）是以心室壁僵硬增加、舒张功能降低、充盈受限而产生临床右心衰症状为特征的一类心肌病，可分为特发性和继发于其他疾病，如淀粉样变、伴或不伴嗜酸性粒细胞增多的心内膜疾病等。

从上述定义可以看出 RCM 既包括了 I42.3～I42.5 限制型心肌病，也包括由其他疾病引起的限制型心肌病,分类于 I43 * 。心肌淀粉样变性查索引为:心肌病 – 淀粉样 E85.416†I43.1 * 。国家临床版 2.0 和医保版 2.0 疾病字典库中此病编码为 E85.416†I43.1 * 淀粉样变心脏损害,国家临床版2.0 还可以编码为 E85.400x028†I43.1 * 心脏淀粉样变性。伴有嗜酸性粒细胞增多的限制型心肌病编码 I42.3 心内膜心肌(嗜酸性)病,不伴有嗜酸性粒细胞增多的限制型心肌病根据疾病性质编码为 I42.4 心内膜弹力纤维增生症和 I42.5 其他的限制型心肌病。

4. 致心律失常性右室心肌病

致心律失常性右心室心肌病(arrhythmogenic right ventricular cardiomyopathy,ARVC)又称心律失常型右心室发育不全(arrhythmogenic right ventricular dysplasia,ARVD)、致心律失常型心肌病(arrhythmogenic cardiomyopathy),以起源于右心室的心律失常和右心室的特殊病理改变为特征。ARVC 根据 I42 分类轴心归类于 I42.8 其他的心肌病。

5. 特异性心肌病

特异性心肌病包括缺血性心肌病、瓣膜性心肌病、高血压性心肌病、炎症性心肌病、代谢性心肌病、围生期心肌病,以及系统疾病、过敏性和中毒性反应导致的心肌病。

缺血性心肌病是冠状动脉病变导致心肌缺血引起的心肌病,编码 I25.5 缺血性心肌病。高血压性心肌病是指高血压引起的左心室肥大,伴有扩张型或限制型心肌病的表现,并有心力衰竭,故编码 I11.0 高血压心脏病伴有(充血性)心力衰竭。炎症性心肌病根据 I42 的分类轴心归类于 I42.8 其他的心肌病。

围生期心肌病(peripartum cardiomyopathy,PPCM)指无心脏病史的女性在产前 1 个月至产后 5 个月内患找不到其他病因的心肌病。根据此病定义疾病编码存在以下三种情况:①产褥期发生的心肌病编码于 O90.3 产褥期心肌病。②产前 1 个月确诊的心肌病归类于 O99.4 循环系统疾病并发于妊娠、分娩和产褥期编码。国家临床版2.0 和医保版 2.0 疾病编码均为 O99.415 妊娠合并心肌病。③产褥期结束后至产后 5 个月期间确诊的心肌病,由于其属于特异性心肌病中一种类型,建议归类于 I42.8 其他的心肌病。

过敏性和中毒性反应导致的心肌病包括酒精性心肌病、药物性心肌病、辐射性心肌病等,前者归类于 I42.6 酒精性心肌病,其他则编码于 I42.7 药物和其他外部因素引起的心肌病。

瓣膜性心肌病、代谢性心肌病、全身系统疾病、肌萎缩、神经肌肉性疾病导致的心肌病都是由其他疾病引起的心肌病,所以都归类在 I43 * 分类于他处的疾病引起的心肌病。该类目又根据引起心肌病的疾病类型进行亚目分类,见图 9 – 1。

6. 不定型的心肌病

不定型的心肌病指不能归属于上述任意一类的心肌病,如心肌致密化不全。心肌致密不全(noncompaction of ventricularmyocardium,NVM)又称海绵状心肌(spongymyocardium)或心肌窦状隙持续状态(persistingsinusoids)。NVM 是一种先天性畸形,所有病例都累及左心室，部分也有右心室受累。根据 ICD－10 分类体系，NVM 应该归类为 Q24.8 心脏其他特指的先天性畸形，具体扩展码见表 9－2。除外 NVM，其他不定型的心肌病应该编码为 I42.8 其他的心肌病。

表 9－2　Q24.8 中先天性心肌病疾病编码

版本	疾病编码	疾病名称
国家临床版 2.0	Q24.800x006	先天性心肌致密化不全
	Q24.806	心室肌致密化不全
	Q24.809	先天性心室肥厚
	Q24.810	先天性心脏肥大
医保版 2.0	Q24.806	心室肌致密化不全
	Q24.809	先天性心室肥厚
	Q24.810	先天性心脏肥大

心肌病 WHO 分类及其疾病编码见图 9－1。

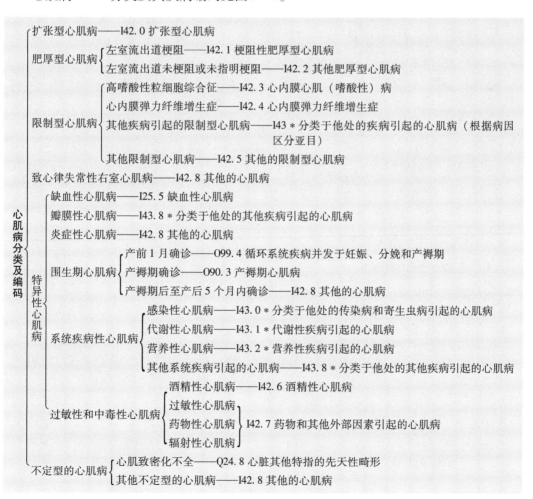

图 9－1　心肌病 WHO 分类及编码

（二）心肌炎疾病编码及其规则

ICD-10根据病因和急慢性将心肌炎分成了三大类：

1. 风湿性心肌炎编码于I01.2急性风湿性心肌炎和I09.0风湿性心肌炎，前者为急性或亚急性，后者为慢性和未特指风湿性心肌炎。当急性风湿性心肌炎伴有舞蹈症时编码于I02.0风湿性舞蹈症伴有心脏受累。慢性风湿性心肌炎伴有舞蹈症时编码仍为I09.0。查索引：心肌炎-风湿性（慢性）（非活动性）（伴有舞蹈症）I09.0--活动性或急性I01.2---伴有舞蹈病（急性）（风湿性）（西德纳姆）I02.0。

2. 病因在其他章节有相应的类目或亚目时，归类于I41*分类于他处的疾病引起的心肌炎，并根据病因疾病类型进行亚目分类。以白喉性心肌炎为例：白喉杆菌感染及其累及的器官疾病均归类于A36白喉，且根据受累器官进行亚目分类，累及心脏时亚目为A36.8其他白喉，故白喉性心肌炎编码应为A36.8†I41.0*。在第三卷中索引中以"感染"为主导词查找结果为：感染-白喉-见白喉，故主导词更改为"白喉"，索引查找及第一卷中白喉分类如下：

白喉（性）（坏疽性）（出血性）A36.9

－鼻，前部 A36.8

－鼻咽 A36.1

－扁桃体 A36.0

－感染伤口 A36.3

－喉 A36.2

－皮肤 A36.3

－神经病性并发症 A36.8

－特指部位 NEC A36.8

－心肌炎 A36.8†I41.0*

－咽 A36.0

ICD-10第一卷中白喉分类：

类目：A36白喉

亚目：A36.0 咽白喉

　　　A36.1 鼻咽白喉

　　　A36.2 喉白喉

　　　A36.3 皮肤白喉

　　　A36.8 其他白喉

　　　　　白喉性：

- 结膜炎†（H13.1＊）

- 心肌炎†（I41.0＊）

- 多神经炎†（G63.0＊）

A36.9 未特指的白喉

分类于他处的疾病引起的心肌炎在国家临床版 2.0 和医保版 2.0 中的疾病编码，见表 9-3。

表 9-3　分类于他处的疾病引起的心肌炎编码

版本	疾病编码	疾病名称
国家临床版 2.0 和医保版 2.0	A01.000x016†I41.0＊	伤寒并发中毒性心肌炎
国家临床版 2.0	A18.800x031†I41.0＊	结核性心肌炎
国家临床版 2.0 和医保版 2.0	A36.802†I41.0＊	白喉性心肌炎
国家临床版 2.0 和医保版 2.0	A38.x00x002†I41.0＊	猩红热并发急性心肌炎
国家临床版 2.0 和医保版 2.0	A39.503†I41.0＊	脑膜炎球菌性心肌炎
国家临床版 2.0 和医保版 2.0	A52.007†I41.0＊	梅毒性心肌炎
国家临床版 2.0 和医保版 2.0	A54.804†I41.0＊	淋球菌性心肌炎
国家临床版 2.0 和医保版 2.0	B01.800x001†I41.1＊	水痘并发心肌炎
国家临床版 2.0 和医保版 2.0	B05.803	麻疹并发心肌炎
国家临床版 2.0 和医保版 2.0	B25.803†I41.1＊	巨细胞病毒性心肌炎
国家临床版 2.0 和医保版 2.0	B26.803†I41.1＊	流行性腮腺炎并心肌炎
国家临床版 2.0 和医保版 2.0	B33.200x004†I41.1＊	柯萨奇病毒性心肌炎
国家临床版 2.0 和医保版 2.0	B33.201†I41.1＊	新生儿无菌性心肌炎
国家临床版 2.0 和医保版 2.0	B57.002†I41.2＊	急性查加斯病伴心肌炎
国家临床版 2.0 和医保版 2.0	B57.200x002†I41.2＊	慢性恰加斯病伴心肌炎
国家临床版 2.0 和医保版 2.0	B58.800x001†I41.2＊	弓形虫心肌炎
国家临床版 2.0 和医保版 2.0	D86.800x005†I41.8＊	结节病性心肌炎
医保版 2.0	J09.x03＋I41.1＊	已确认的人畜共病或大流行性流感病毒性心肌炎
国家临床版 2.0 和医保版 2.0	J10.800x003†I41.1＊	已知病毒的流感性心肌炎
国家临床版 2.0 和医保版 2.0	J10.802†I41.1＊	甲型 H1N1 型流行性感冒性心肌炎
国家临床版 2.0 和医保版 2.0	J11.800x003†I41.1＊	未知病毒的流感性心肌炎
国家临床版 2.0	J11.800x011	未明确病毒性流行性感冒性心肌炎
医保版 2.0	J11.801＋I41.1＊	未明确病毒性流行性感冒性心肌炎
国家临床版 2.0 和医保版 2.0	M05.306†I41.8＊	类风湿性关节炎伴心肌炎
国家临床版 2.0	N18.800x004	尿毒症性心肌炎

未明确病毒性流行性感冒性心肌炎查索引：心肌炎-流感性（具体病毒未证实）J11.8†I41.1＊。麻疹并发心肌炎和尿毒症性心肌炎都是分类于他处的疾病引起的心肌炎，疾病编码应是星剑号编码。故建议将这三个疾病编码分别修订为 J11.800x011†I41.1＊ 未明确

病毒性流行性感冒性心肌炎、B05.803†I41.1＊麻疹并发心肌炎和N18.800x004†I41.8＊尿毒症性心肌炎。

3. 上述两种病因以外的其他心肌炎根据急慢性分为I40急性心肌炎和I51.4未特指的心肌炎（包括慢性心肌炎）。I40根据病因分为不同的亚目，见图9-2。

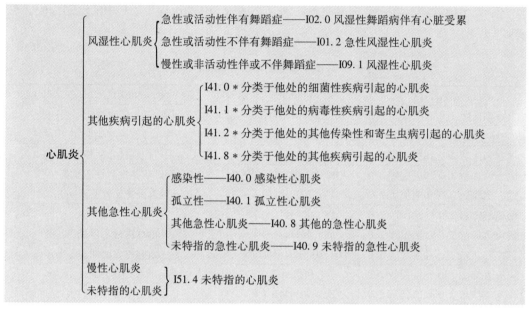

图9-2 心肌炎疾病编码

I40.0感染性心肌炎虽是由病原体感染引起的心肌炎，但是这部分病原体感染在第一章中没有单独分类。以细小病毒性心肌炎为例，以主导词"感染"查索引：感染-细小病毒NEC B34.3－－作为分类于他处疾病的原因B97.6。核对第一卷，B34.3的含义是未特指部位的细小病毒感染，显然不适用于细小病毒性心肌炎。以主导词"心肌炎"查索引：心肌炎—病毒性NEC I40.0。心肌炎下不能找到修饰词细小病毒，只能编码于I40.0感染性心肌炎，并附加编码B97.6细小病毒作为分类于其他章疾病的原因。

孤立性心肌炎又称为Fiedler氏心肌炎，指原因不明，局限于心肌的炎症性病变，有单独亚目分类I40.1孤立性心肌炎。

其他特指的急性心肌炎编码于I40.8，查索引：心肌炎-中毒性I40.8；心肌炎-急性或亚急性－－特指的NEC I40.8。

需要注意的是，在ICD-10中妊娠分娩产褥期的心肌炎没有单独的分类，而是和心血管其他疾病统一归类到O99.4循环系统疾病并发于妊娠、分娩和产褥期。在国家临床版2.0中该疾病扩展码为O99.400x021妊娠合并心肌炎；医保版2.0中未扩展此疾病编码，可编码为同是心肌疾病的O99.415妊娠合并心肌病。

二、案例分析

案例 1

【病例摘要】

患者因"反复心累、气促 10$^+$年，加重 20$^+$天"入院。入院后完善辅助检查未见明显异常。在局麻下冠状动脉造影示：左主干未见明显狭窄，前降支轻度狭窄，回旋支未见明显狭窄；右冠状动脉未见明显狭窄。

【出院诊断】

主要诊断：肥厚型梗阻性心肌病（EF 保留型）左房增大 心功能Ⅲ级

其他诊断：高血压 3 级 很高危

【疾病分类诊断及编码】

主要疾病及编码：I42.101 肥厚型梗阻性心肌病

其他疾病及编码：I51.707 心房肥大

I50.900x008 心功能Ⅲ级（NYHA 分级）

I10.x00x032 高血压病 3 级（极高危）

【分析点评】

本案例中患者入院后通过检验检查和冠状动脉造影确诊为"肥厚型梗阻性心肌病（EF 保留型）"，并进行相应的治疗，故"肥厚型梗阻性心肌病（EF 保留型）"应该填写为主要诊断，而心房肥大、心功能分级应该填写为其他诊断。

案例 2

【病例摘要】

患者胸闷、气紧 7$^+$月，考虑心脏淀粉样变？门诊以"心脏淀粉样变"收入我科。入院后完善相关辅助检查未见明显异常；血液科会诊：行骨髓穿刺，送骨髓涂片细胞学检查。行右心导管检查术＋心肌活检术。

【出院诊断】

主要诊断：心脏淀粉样变性 心功能Ⅱ～Ⅲ级

其他诊断：二尖瓣中度反流伴轻度狭窄

三尖瓣轻度反流

【疾病分类诊断及编码】

主要疾病及编码：E85.416†I43.1*淀粉样变心脏损害

其他疾病及编码：I50.900x009 心功能Ⅱ～Ⅲ级（NYHA 分级）

I08.102 二尖瓣狭窄关闭不全伴三尖瓣关闭不全

【分析点评】

患者因为怀疑心脏淀粉样变被收入院，入院后经过一系列检查确诊为"心脏淀粉样变性"，故主要诊断应为"心脏淀粉样变性"。心功能Ⅱ~Ⅲ级应填写为其他诊断。临床填写非先天性心脏瓣膜病相关诊断时通常不指明病因，若按默认规则编码将导致数据不够准确，建议医生在填写时指出疾病原因。

案例 3 ....

【病例摘要】

患者阵发性胸痛1周，咳嗽、咳痰，痰为白黏痰，伴出汗、发热（体温不详），随之出现阵发性胸骨后隐痛，伴心前区及肩背部放射痛，伴心悸、出汗、胸闷，以"心肌炎"收入院。入院后行一系列检验检查，予以抗病毒、营养心肌、改善症状等治疗。

【出院诊断】

主要诊断：病毒性心肌炎

其他诊断：略

【疾病分类诊断及编码】

主要疾病及编码：I40.001 病毒性心肌炎

其他疾病及编码：略

【分析点评】

本案例已确诊患者患有病毒性心肌炎，但诊断中未体现具体病毒，直接影响疾病编码的准确性。当致病病毒明确时，医生应在首页出院诊断中指明。

案例 4 ....

【病例摘要】

患者胸闷气紧2$^+$月，反复发作性晕厥5天，于我院急诊科就诊，行相关检查及治疗后，急诊以"心肌炎"收住入院。患者3$^+$年前行升结肠癌术伴全身多处转移，于外院输注PD-1，此后出现心肌炎、肺炎、呼衰、肝损等免疫相关不良反应，治疗后好转（具体不详）。入院后给予强的松等治疗，与患方沟通后暂拒绝安置循环记录仪，患者目前未诉胸闷气促等不适，办理出院。

【出院诊断】

主要诊断：免疫抑制点抑制剂相关性心肌炎

其他诊断：略

【疾病分类诊断及编码】

主要诊断：I40.800x002 药物性心肌炎

其他诊断：略

【分析点评】

案例中患者是因为恶性肿瘤输注 PD－1 引发的心肌炎，根据分类应该编码为 I40.800x002 药物性心肌炎。

案例 5

【病例摘要】

胸闷 20⁺年，加重 1⁺天，于外院就诊。行心电图示 V4－6 ST 段抬高，具体诊疗不详。患者为进一步诊治急诊转我院。局麻下行冠状动脉造影示：左主干未见明显狭窄，前降支近段未见明显狭窄，中段最重狭窄约 20%，远段未见明显狭窄，回旋支未见明显狭窄，近段最重狭窄约 20%，中远段未见明显狭窄，左室测压：左室心尖部压力：166/5 mmHg，瓣下压力 126/4 mmHg，流出道压力阶差 40 mmHg。术后完善 MRI 心脏功能增强扫描：左心室增大，左心室中部近心尖部心肌收缩幅度降低，左心室射血分数降低（EF46.8%），二尖瓣瓣叶增厚，升主动脉增粗，心包少许积液。结合患者临床表现、冠状动脉造影及心脏 MRI 结果等，考虑患者应激性心脏病可能性大，予相关治疗后出院。

【出院诊断】

主要诊断：应激性心肌病

其他诊断：冠状动脉粥样硬化

【疾病分类诊断及编码】

主要诊断：I42.800x007 应激性心肌病［心尖球形综合征］

其他诊断：I25.102 冠状动脉粥样硬化

案例 6

【病例摘要】

患者心累、气促 1⁺月，急诊以"心功能不全、病毒性心肌炎?"收入心内科。入院后完善检验检查。患者为中年男性，短期内心脏明显扩大，心电图示左室高电压、外院动态血压提示高血压病（未见报告），其母有高血压病史，需排除高血压所致心脏扩大并搜索继发性高血压病可能病因。患者多年饮酒史，存在酒精性心肌病可能；有多年吸烟史，有胸闷、心悸等症状，需行冠状动脉造影排除有无缺血性心肌病。冠状动脉造影示：左冠状动脉：左主干未见明显狭窄；前降支近段未见明显狭窄，中段最重狭窄约 30%，第二对角支开口狭窄约 40%，远段未见明显狭窄；回旋支近段最重狭窄约 10%，远段最重狭窄约 10%；右冠状动脉：右冠状动脉近段未见明显狭窄，中段最重狭窄约 10%，远段未见明显狭窄。患者目前存在 ICD 指征，但尚未完成标准治疗，待标准治疗后再评估 ICD 指征。现患者心累、气促较前减轻，一般状态稳定，安排出院。

【出院诊断】

主要诊断：心肌病：酒精性？高血压性？扩张性？

其他诊断：略

【疾病分类诊断及编码】

主要诊断：I42.900 心肌病

其他诊断：略

案例 7

【病例摘要】

1⁺年前，患者产后2⁺月受凉后出现咳嗽、咳痰，伴胸闷气紧心累，在当地医院行心脏彩超提示心脏增大。院外期间出现数次发热，伴咳嗽，活动后心累气促不适，未予特殊治疗。半年前患者出现进食后呕吐，剧烈咳嗽伴胸闷。1⁺月前患者胸闷气紧、呕吐较前加重，于外院就诊考虑"围生期心肌病"。7天前再次出现进食后呕吐伴夜间不能平卧，为进一步诊治收入心内科。入院后查体，完善检验检查，给予利尿、控制心率、强心、抗凝、补钾、延缓心脏重构等对症治疗。

【出院诊断】

主要诊断：围生期心肌病

其他诊断：略

【疾病分类诊断及编码】

主要诊断：I42.800 心肌病，其他的

其他诊断：略

【分析点评】

从病例摘要可以判断，患者是产后2⁺月出现的围生期心肌病，且患者现已非孕产妇，故疾病编码为I42.800 心肌病，其他的。

案例 8

【病例摘要】

患者剖宫产术后突发浮肿加重、呼吸困难10余天。患者产后第二天，突发全身浮肿，呼吸困难，发热，体温在38.4℃左右，血压偏高在150/100 mmHg左右，送入ICU治疗。心脏彩超提示：左房增大（LV51），右房稍大（LA41）；室间隔增厚；二尖瓣中-重反流，肺动脉瓣轻度反流；左室收缩功能降低，EF值为38.2%。病情稳定后，为明确诊断转入上级医院。入院后完善检验检查，监测血压、心率，予口服倍他乐克、诺欣妥改善愈后，阿托伐他汀钙降血脂，万爽力改善心肌代谢。

【出院诊断】

主要诊断：围生期心肌病

其他诊断：略

【疾病分类诊断及编码】

主要诊断：O90.300 产褥期心肌病

其他诊断：略

【分析点评】

患者产后第 2 天即出现围生期心肌病，故要编码为 O90.300 产褥期心肌病。

三、小结

（1）病因是心肌病和心肌炎疾病编码分类轴心之一，提示当病因明确时，临床医生需要在出院诊断中填写疾病原因；

（2）围生期心肌病根据患者所处阶段有三种不同的归类：O90.3 产褥期心肌病；O99.4 循环系统疾病并发于妊娠、分娩和产褥期；I42.8 心肌病，其他的。

第三节　手术操作编码规则及案例分析

一、手术操作编码及其规则

（一）侵入性检查

X 线检查、心电图检查、超声心电图、化验检查、磁共振成像、心导管检查和冠状动脉造影、心室和心房造影以及心内膜心肌活检等辅助检查可以帮助心肌病和心肌炎确诊，其中心导管检查、冠状动脉造影、心室和心房造影是侵入性检查，也属于诊断性操作，在手术操作编码中属于必选项。其在国家临床版 3.0 和医保版 2.0 手术操作字典库的具体编码见表 9-4。

表 9-4　心肌疾病确诊侵入性检查编码

辅助检查	手术编码	手术名称
心导管检查	37.2100	右心导管置入
	37.2200	左心导管置入
	37.2300	联合的右心和左心导管置入
心内膜心肌活检	37.2500	心脏组织检查
	37.2500x001	经皮心肌活检
	37.2501	心肌活组织检查

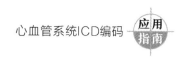
续表

辅助检查	手术编码	手术名称
心房或（和）心室造影	88.5200	右心脏结构的心血管造影术
	88.5201	右心房造影
	88.5202	右心室造影
	88.5300	左心结构的心血管造影术
	88.5301	左心房造影
	88.5302	左心室造影
	88.5400	联合的右和左心脏心血管造影术
	88.5400x001	左右心联合造影
冠状动脉造影	88.5500	单根导管的冠状动脉造影术
	88.5500x002	单根导管冠状动脉搭桥术后桥血管造影
	88.5600	用两根导管的冠状动脉造影术
	88.5600x002	两根导管冠状动脉搭桥术后桥血管造影
	88.5700	其他和未特指的冠状动脉造影术
	88.5700x003	多根导管冠状动脉搭桥术后桥血管造影
	88.5701	多根导管冠状动脉造影

从表9-4可以看出，心导管检查在编码上根据部位分成左心导管检查、右心导管检查和同时左右心导管检查。心房和心室造影的手术操作编码根据部位分成左心造影、右心造影和左右心同时造影。字典库扩展码又进行了心房和心室细分，编码员要根据部位准确选择扩展码。冠状动脉造影编码规则分析见第四章"冠状动脉粥样硬化性心脏病"。

（二）治疗

心肌疾病药物治疗是基础，主要是针对病因及疾病引起的心律失常、心力衰竭等并发症进行治疗。当药物治疗无效时可以植入CRT改善患者心功能，或植入ICD预防患者猝死。此两项操作具体分析详见第二章"心力衰竭"和第五章"心律失常"。对晚期或难治性心力衰竭患者可给予心脏机械循环支持（左心室辅助装置和体外膜肺）和心脏移植手术，详见第二章"心力衰竭"。

除上述针对病因和并发症的治疗外，扩张型心肌病和肥厚型心肌病还有其独特的治疗方式，包括外科手术和介入治疗。扩张型心肌病的外科手术治疗为左心室减容成形术，梗阻性肥厚型心肌病的外科手术治疗为Morrow手术和改良Morrow手术，介入治疗是经皮腔内室间隔心肌消融术。对于血流动力学不稳定心肌炎患者必要时可采用体外膜肺氧合技术治疗。

1. 左心室减容成形术

扩张型心肌病特征是单侧或双侧心室扩大，室间隔和心室游离壁厚度可近乎正常。心室扩大会造成二尖瓣、三尖瓣反流，降低心肌收缩力。左心室减容成形术即Batisa手术，通过切除小部分左心室游离壁减小左心室腔，使左心室恢复至正常大小，增强心肌收缩力，改善心功能。同时针对二尖瓣、三尖瓣反流也可行二尖瓣、三尖瓣置换或成形术以改善心功能。由于此手术术后死亡率较高，临床并未推广。

左心室减容成形术实际是左心室部分切除术。通过主导词切除术查索引得：切除术（部分）－心室（心脏）（左）37.35；亦可以"心室切除术，心脏"为主导词查索引得：心室切除术，心脏－部分的 37.35。37.35 指心室部分切除术，在国家临床版 2.0 和医保版 2.0 手术操作字典库中扩展码如表 9－5 所示。左心室减容成形术建议编码为 37.3502 心室减容术。

表 9－5　37.35 扩展码

手术编码	手术名称
37.3500	部分心室切除术
37.3500x004	经皮左心室减容重塑（伞样）装置置入术
37.3500x005	Morrow 手术
37.3501	改良 Morrow 手术
37.3502	心室减容术

2. Morrow 手术和改良 Morrow 手术

梗阻性肥厚型心肌病因其肥厚的心肌造成左室流出道梗阻，故又被称为肥厚型主动脉瓣下狭窄。病变特征以室间隔非对称性肥厚为主，室间隔突向左心室，收缩时二尖瓣前叶向肥厚间隔移位引起左心室流出道狭窄、梗阻与二尖瓣反流。1961 年，Morrow 首次报道切除左心室部分肥厚室间隔心肌可以减轻左室流出道梗阻，术后患者二尖瓣反流减轻，症状得到改善。此后 Morrow 手术在临床得到推广。近年来，有学者发现肥厚心肌切除不彻底是术后流出道狭窄复发的主要原因，因此建议采用改良 Morrow 手术。改良 Morrow 手术切除范围较 Morrow 手术大，切除的肥厚心肌从室间隔扩大至心尖，切除后室间隔厚度接近正常。

因为 Morrow 手术和改良 Morrow 手术切除的是部分肥厚性心肌，故索引主导词为"切除术（部分）"，查索引得：切除术（部分）－心室（心脏）（左）37.35。具体扩展码为 37.3500x005 Morrow 手术和 37.3501 改良 Morrow 手术。

对于有二尖瓣反流的患者可同时进行二尖瓣成形术，或对发生病变的腱索或乳头肌进行手术。乳头肌与腱索相连，腱索与二尖瓣相连。乳头肌对腱索产生的拉力使二尖瓣有效的靠拢和闭合，故乳头肌和腱索病变会导致二尖瓣功能障碍。临床上二尖瓣成形术的含义与 ICD－9－CM－3 含义不同。前者包括修补二尖瓣瓣叶、瓣下腱索、乳头肌和瓣环以恢复二尖瓣正常功能，后者则仅仅指二尖瓣瓣叶修补成形。二尖瓣瓣叶成形术根据术式和入路分类于不同的细目，腱索手术、乳头肌手术和瓣环手术归类于

35.3 心脏瓣膜邻近结构的手术，具体分类见表 9 - 6。需要注意的是，在 ICD - 9 - CM - 3 中，35.3 心脏瓣膜邻近结构的手术不区分入路和术式，但国家临床版 3.0 和医保版 2.0 手术操作字典库区分了术式，故编码时要根据实际情况合理选择。

表 9 - 6 二尖瓣及其邻近结构手术归类

手术编码	手术名称
35.02	闭合性心脏瓣膜切开术，二尖瓣
35.12	无置换的开放性二尖瓣成形术
35.23	二尖瓣切开和其他置换术伴有组织移植物
35.24	二尖瓣切开和其他置换术
35.31	乳头肌手术
35.32	腱索手术
35.33	瓣环手术
35.96	经皮球囊瓣膜成形术
35.97	经皮二尖瓣修补术伴植入

Morrow 或改良 Morrow 手术常常伴随着乳头肌手术和腱索手术。在国家临床版 3.0 和医保版 2.0 手术操作字典库中扩展码见表 9 - 7。

表 9 - 7 乳头肌和腱索手术扩展码

手术部位	手术编码	手术名称
乳头肌手术	35.3100	乳头肌手术
	35.3100x001	心脏乳头肌切开术
	35.3101	心脏乳头肌修补术
腱索手术	35.3200	腱索手术
	35.3200x003	腱索移植术
	35.3200x004	腱索转移术
	35.3201	腱索修补术

当梗阻性肥厚型心肌病引起右室流出道梗阻时，可进行右心室流出道疏通术，即切除右心室部分肥厚室间隔心肌。右心室流出道又称动脉圆锥或漏斗部，右心室流出道疏通术查找路径为：切除术（部分）-心室（心脏）（左）37.35 --漏斗状 35.34；动脉圆锥切除术 - 心室（心脏）（右）35.34。

3. 经皮腔内室间隔心肌消融术

对于年龄大、手术耐受差、合并症多或拒绝行外科手术的肥厚型梗阻性患者可选择经皮腔内室间隔心肌消融术（percutaneous transluminal septal myocardial ablation，PTS-MA）。通过心导管将乙醇（酒精）注射到冠状动脉的室间隔支，使肥厚的室间隔坏死和萎缩，从而消除或减轻左心室流出道梗阻。该介入治疗前通常会做冠状动脉造影及左心室造影以确定室间隔支动脉部位。术后留置临时起搏器行心电监护，若无明显的房室传导阻滞，24小时后则拔出临时起搏器。查索引：破坏-病损--心脏---经导管消融，切除37.34（-by catheter ablation，与PTSMA中"ablation"单词相同）；破坏-病损--心脏经血管入路37.34。根据索引查找和第一卷核对结果，PTSMA归类于37.34心脏其他病损或组织的切除术或破坏术，血管内入路。在国家临床版3.0和医保版2.0手术操作字典库中扩展码为37.3400x002经皮室间隔心肌消融术（PTSMA）。

二、案例分析

案例1

【病例摘要】

患者反复活动后心慌、心累10$^+$年，加重1$^+$年，于我院门诊，不排除肥厚型梗阻性心肌病，为求进一步治疗收入院。入院后完善相关辅助检查，排除手术禁忌，经全科讨论后，在全身麻醉体外循环下行"左心室流出道疏通术（改良Morrow）+二尖瓣成形+临时起搏导线安置术"。术后6天常规超声心动图：左心室流出道前向血流通畅，左心室收缩功能测值正常低限，舒张功能减低，心包积液（少量）。患者术后恢复尚可，生命体征平稳，拟于今日安排出院。

【出院诊断】

主要诊断：肥厚型梗阻性心肌病

其他诊断：二尖瓣反流（微量）

主动脉瓣反流（轻度）

高血压3级 很高危

【手术名称】

左心室流出道疏通术（改良Morrow）+二尖瓣成形+临时起搏导线安置术

【手术发现】

左心室增大，左心室明显肥厚，室间隔弥漫性增厚，左心室异常肥厚肌束致左心室流出道明显梗阻，左心室流出道肌束表面可见长期冲刷形成的纤维组织，二尖瓣瓣下异常二级腱索形成，瓣上微量反流，主动脉瓣轻度反流，余瓣膜未见明显异常。

【手术步骤】

（1）患者仰卧位，全麻后消毒铺巾，胸骨正中切口逐层切开显露心脏。

（2）经上下腔静脉及升主动脉建立体外循环。

（3）右心耳纵切口切开右房，切开房间隔放置左心引流，主动脉根部切开主动脉，探查心内结构如上述。

（4）切除左心室流出道异常肥厚肌束及表面附着纤维组织。

（5）切除二尖瓣瓣下异常二级腱索，打水试验未见明显反流。连续缝合关闭主动脉切口。

（6）缝合房间隔切口，连续缝合关闭右房切口。

（7）术中TEE：房水平未见明显分流，左心室流出道血流通畅，二尖瓣未见明显反流，主动脉瓣轻度反流，余瓣膜未见明显异常；术中测压：PLV = 85 mmHg，ABP = 86 mmHg。

（8）妥善止血，安置心包纵隔引流管及临时起搏导线，逐层关胸。

【手术编码】

37.3501 改良Morrow手术

35.3201 腱索修补术

39.6100 体外循环辅助开放性心脏手术

37.7401 心外膜电极置入术

39.6400 手术中心脏起搏器

【分析点评】

根据编码规则，当病因未知时多瓣膜疾病编码为I08多个心脏瓣膜疾病。但本案例中二尖瓣反流和主动脉瓣反流均由梗阻性肥厚型心肌病（非风湿性疾病）引起，故编码应分别为I34.0二尖瓣关闭不全、I35.1主动脉瓣关闭不全。

从手术步骤不难看出本案例中二尖瓣成形术实际是对二尖瓣下腱索异常部分的切除，在字典库中无切除术式扩展码。手术中异常腱索切除实际也是为恢复腱索正常功能，是修补术的一种，所以可以编码为35.3201腱索修补术。临床上瓣膜成形术包括瓣叶成形、瓣环成形、腱索成形和乳头肌手术，编码员需要仔细阅读手术记录，准确分类编码。因为术后使用了临时起搏器，故需附加39.6400手术中心脏起搏器

案例 2

【病例摘要】

患者活动后心累4年，在门诊考虑为肥厚型梗阻性心肌病。入院后完善术前检查，排除手术禁忌后在全麻体外循环下行"左心室流出道疏通术（改良Morrow）＋二尖瓣成形术＋临时起搏导线安置术"。术后4天常规超声心动图示：左心室流出道前向血流较术前明显减低，二尖瓣反流（轻度），左室收缩功能测值正常。现患者术后恢复良好，一般情况可，生命体征平稳，于今日办理出院。

【出院诊断】

主要诊断：梗阻性肥厚型心肌病

其他诊断：二尖瓣反流（轻度）

【手术名称】

左心室流出道疏通术（改良 Morrow）＋二尖瓣成形术＋临时起搏导线安置术

【手术发现】

（1）内脏心房正位，左心室肥厚。

（2）室间隔中段明显肥厚致左心室流出道狭窄。

（3）二尖瓣前瓣腱索及乳头肌可见大量纤维增生组织，致二尖瓣关闭障碍。

（4）术前 TEE 示：二尖瓣瓣上大量偏心反流，左心室流出道可见 SAM 征，Vmax ＝ 5.0m/s。

【手术步骤】

（1）患者取仰卧位，全麻下插管，放置食管超声探头，消毒铺巾。

（2）经胸骨正中切口逐层切开显露心脏，全身肝素化。

（3）经主动脉、上下腔静脉插管建立体外循环，转机降温。

（4）阻断升主动脉，主动脉根部灌注停跳液，心脏表面冰水降温，心脏停跳，阻断上下腔静脉。

（5）左心引流，于窦管交界处环形切开升主动脉，探及心内结构如上述，经主动脉切口切除室间隔肥厚肌束，松解二尖瓣前外侧乳头肌，切断二尖瓣前后瓣异常二级腱索。

（6）关闭主动脉切口，左心排气，开放升主动脉，心脏复跳顺利，并行循环辅助。

（7）术中 TEE：左室流出道血流通常，二尖瓣微量反流，余瓣膜未见明显反流，室水平未见明显残余分流。

（8）顺利停机，撤离体外循环，鱼精蛋白中和肝素，创腔止血，安置心包、纵隔引流管各 1 根，安置心房、心室起搏导线各 2 根，逐层关胸。

【手术编码】

37.3501 改良 Morrow 手术

35.3202 腱索切断术

35.3100x001 心脏乳头肌切开术

39.6100 体外循环辅助开放性心脏手术

37.7401 心外膜电极置入术

39.6400 手术中心脏起搏器

【分析点评】

二尖瓣成形术根据手术步骤判断实际是乳头肌松解和腱索切断术，故要编码 35.31 乳头肌手术和 35.32 腱索手术，并选择合适扩展码。

案例 3

【病例摘要】

患者活动后心累 3⁺年，加重 2⁺月，于门外院确诊为肥厚型梗阻性心肌病。现为进一步治疗入院。入院后完善相关辅助检查，排除手术禁忌，经全科讨论后，在全身麻醉体外循环下行手术治疗。

【出院诊断】

主要诊断：梗阻性肥厚型心肌病

其他诊断：二尖瓣反流（轻度）

【手术名称】

改良 Morrow + 右心室流出道疏通 + 临时起搏导线安置术

【手术发现】

右心增大，左心室及右心室明显肥厚，室间隔增厚，左心室及右心室异常肥厚肌束致左、右心室流出道明显梗阻，左室流出道肌束表面可见长期冲刷形成的纤维组织，二尖瓣瓣下异常二级腱索形成，瓣上轻度反流，余瓣膜未见明显异常。

【手术步骤】

（1）患者仰卧位，全麻后消毒铺巾，胸骨正中切口逐层切开显露心脏。

（2）经上下腔静脉及升主动脉建立体外循环。

（3）右心耳纵切口切开右房，切开房间隔放置左心引流，主动脉根部切开主动脉，探查心内结构如上述。

（4）切除左心室流出道异常肥厚肌束及表面附着纤维组织。

（5）切除二尖瓣瓣下异常二级腱索，打水试验未见明显反流。连续缝合关闭主动脉切口。

（6）切除右心室流出道异常肥厚肌束。

（7）缝合房间隔，连续缝合关闭右房切口。

（8）术中 TEE：房水平未见明显分流，左心室流出道及右心室流出道血流通畅，稍加速，二尖瓣未见明显反流，余瓣膜未见明显异常；术中测压：PRV：PLV = 50%，PRV = 47 mmHg，PLV = 94 mmHg，ABP = 100 mmHg。

（9）妥善止血，安置心包纵隔引流管及临时起搏导线，逐层关胸。

【手术编码】

37.3501 改良 Morrow 手术

35.3400x003 右室流出道疏通术

35.3201 腱索修补术

39.6100 体外循环辅助开放性心脏手术

37.7401 心外膜电极置入术

39.6400 手术中心脏起搏器

【分析点评】

本案例中患者左、右流出道均梗阻并手术，故 37.3501 改良 Morrow 手术和 35.3400x003 右室流出道疏通术均需编码。编码员可以参照医生首页手术名称填写选择其中一个为主要手术。

案例 4

【病例摘要】

患者头痛 2 天，胸闷、胸痛、心悸 1 天，加重 4$^+$ 小时，从下级医院转至我院急诊科。患者就诊时神志不清，呼之不应，呈深昏迷状，大动脉不能扪及，双侧瞳孔等大等圆直径约 4 mm，对光反射均消失，立即实施抢救并行床旁气管插管，接呼吸机辅助通气，结合患者病史资料，考虑暴发性心肌炎可能。有指征行 ECMO 抢救治疗，转入 ICU 继续抢救。入院后予以有创呼吸机辅助呼吸、ECMO 循环支持及对症治疗，后患者心率突降至 35～45 次/分，经积极抢救后仍死亡。

【出院诊断】

主要诊断：暴发性心肌炎

其他诊断：略

【疾病分类诊断即编码】

主要疾病及编码：I40.000x005 暴发性心肌炎

其他疾病及编码：略

【手术编码】

39.6500 体外膜氧合［ECMO］

96.7200 等于或大于 96 小时连续的持续性侵入性机械性通气

96.0400 气管内插管

【分析点评】

本案例中实施了 ECMO、有创呼吸机辅助通气（大于 96 小时）和气管插管侵入性治疗性操作，但病案首页手术操作名称栏并未填写，存在极大手术操作漏报风险。对于这些临床习惯漏填的手术操作，编码员应加强临床科室首页填写宣讲，并督促其如实完整、准确填写。

（撰稿 邓川燕）

参考文献

[1] 王辰，王建安．内科学（上册）［M］．第 3 版．北京：人民卫生出版社，2015.

［2］ 葛永波，徐永健，王辰. 内科学 ［M］. 第9版. 北京：人民卫生出版社，2018.

［3］ 王辰，王建安. 内科学（上册）［M］. 第3版. 北京：人民卫生出版社，2015.

［4］ 林果为，王吉耀，葛均波. 实用内科学（上册） ［M］. 第15版. 北京：人民卫生出版社，2017.

［5］ 林曼欣，吴林，盛琴慧. 心肌病的分类及进展回顾 ［J］. 中国心血管杂志，2018，23（01）：81 －86.

［6］ 关于成人急性病毒性心肌炎诊断参考标准和采纳世界卫生组织及国际心脏病学会联合会工作组关于心肌病定义和分类的意见 ［J］. 中华心血管病杂志，1999，（06）：4－6.

第十章

心包疾病

第一节 心包疾病概述

一、心包解剖

（一）心包

心包是包裹心脏和出入心脏的大血管根部的锥形囊，使心脏基底部固定。其分为纤维性心包和浆膜性心包两部分，覆盖在心脏表面，又叫心外膜。

1. 纤维性心包

它是心包的外层，由坚韧的结缔组织构成。纤维性心包下部与膈的中心腱相愈着，向上包裹出入心脏的主动脉、肺动脉、肺静脉和上腔静脉，并在血管穿过处与血管外膜相移行。纤维性心包下部两侧与膈所形成的夹角（有人称心膈角）处，在胸膜与心包间有脂肪沉积，形成脂肪垫。

2. 浆膜性心包

它是心包的内层，又分为壁层、脏层。壁层紧贴于纤维性心包内面，与纤维性心包较难分离；脏层被覆于整个心的表面，即心外膜。

（二）心包腔

壁层和脏层在出入心的大血管根部互相移行，壁层、脏层之间的窄隙称（浆膜性）心包腔。心包腔内有少量浆液，起润滑作用，可减少搏动时的摩擦。心包腔位于主动脉、肺动脉干的后方，与上腔静脉、左心房前壁之间的部分称心包横窦。心脏直视手术需阻断主动脉、肺动脉干和上腔静脉的血流时，即在心包横窦处进行。心包腔在左心房后壁、左肺静脉、右肺静脉、下腔静脉与心包后壁之间的部分称为心包斜窦。仰卧时，心包斜窦是心包腔的最低处。此外，心包腔位于心包前壁与膈之间的部分称为心包前下窦，心包腔积液在直立时多积聚于此。92%的人心包腔下界可达第7肋软骨高度。

心包前壁大部分被纵隔胸膜和两肺前缘掩盖，借胸骨心包韧带与胸骨相连，上部在胸骨柄后方有胸腺残余，下部在左侧第4~6肋软骨后方的部分，因无纵隔胸膜和肺前缘掩盖而称为心包裸区。故亦可在心包裸区处进行心包腔穿刺或心内注射，即在左侧第6肋间隙胸骨左缘处或在左侧第5肋间隙距正中线2.5~5 cm处进行。心包后壁紧邻食管、胸主动脉和支气管等，心包腔大量积液时，向后压迫支气管可引起咳嗽、呼吸困难，压迫食管及其神经丛，可致咽下疼痛或咽下困难。心包腔上部积液如压迫左侧喉返神经，可引起声音嘶哑。有大量心包腔积液的患者，多自动取坐位并保持躯体前倾，就是为减轻对后方各结构的压迫。心包两侧壁与纵隔胸膜相贴，二者间有膈神经和心包膈血管下行，渗出性心包炎有时可出现呃逆，即膈神经受刺激所致。

心包对心有重要的保护功能，其保护作用：①纤维性心包伸展性很小，心包能防止心腔过度扩大，尤其在心功能衰竭时这种保护作用更为重要。但同样因为纤维性心包伸展性小，若心包腔大量积液将限制心的舒张，影响静脉血回流，导致心搏出量减少。②心包（主要是纤维性心包）如心的外套包裹心，可防止脑或胸膜的感染蔓延至心。此外，心室收缩时心包腔内压力下降，有助于静脉血向心回流。

二、心包疾病

心包疾病可以由感染、肿瘤、代谢性疾病、尿毒症、自身免疫病、外伤等引起，然而多数为病因不清的特发性。临床上主要可以表现为急性心包炎、心包渗出和心包填塞及慢性缩窄性心包炎。以下主要根据病因进行分类。

（1）特发性最常见，是当临床常规检查未能明确病因时的归类。一般认为，其中多数由病毒感染引起，但常规检查往往无法明确何种病毒。

（2）感染性包括病毒性、细菌性（化脓性）、结核性、真菌性、其他病原微生物感染。

（3）非感染性包括急性心肌梗死、尿毒症、肿瘤、黏液腺瘤、胆固醇、乳糜性、外伤、主动脉夹层、放射性、结节病等。

（4）过敏性或免疫性包括风湿性、血管炎性、药物、心肌心包损伤后（包括手术）。

（一）急性心包炎

急性心包炎（acute pericarditis）为心包脏层和壁层的急性炎症性疾病。它可以单独存在，也可以是某种全身疾病累及心包的表现。

1. 病因

见图 10 - 1：

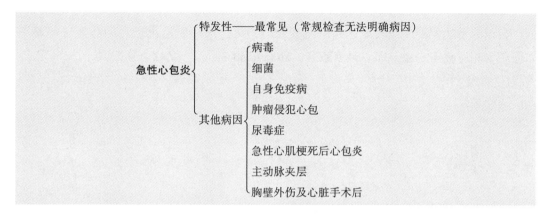

图 10 - 1　急性心包炎临床病因分类

急性心包炎中特发性最为常见，其他病因较多，如病毒、细菌、自身免疫疾病等均可引起急性心包炎。

2. 辅助检查

①血清学检查；②胸部 X 线检查；③心电图；④超声心动图及心脏磁共振（CMR）；⑤心包穿刺和引流液检查。

心包穿刺的主要指征是心包填塞，对积液性质和病因诊断也有一定帮助。可以对心包积液进行常规、生化、病原学（细菌、真菌等）、细胞学相关检查。

3. 治疗

心包渗液多引起急性心脏压塞时需立即行心包穿刺引流。顽固性复发性心包炎病程超过 2 年、心积液反复穿刺引流无法缓解、激素无法控制，或伴严重胸痛的患者可考虑外科心包切除术治疗。

急性心包炎的分类轴心主要为病因，这与临床分类较为类似，需要注意如果明确具体的感染源时，可附加（B95 - B97）。见图 10 - 2：

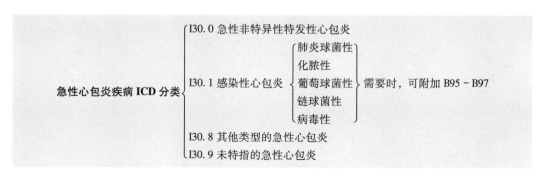

图 10 - 2　急性心包炎 ICD - 10 分类

（二）心包渗出和心包填塞

心包疾患或其他病因累及心包可以造成心包渗出（pericardial effusion），即心包积液，当积液迅速积聚或积液量达到一定程度时，可造成心脏输出量和回心血量明显下降而产生相应临床表现，即心包填塞（cardiac tamponade），又称心脏压塞。

1. 病因

见图 10 - 3:

心包积液 {
特发性心包炎
肾衰竭
肿瘤
穿刺伤、心室破裂（血性心包积液）
严重体循环淤血（漏出性心包积液）
}

图 10 - 3   心包积液临床病因分类

2. 辅助检查

①X 线检查；②心电图；③超声心动图；④心包穿刺。

主要目的为迅速缓解心包填塞，同时可 10% 以对心包积液进行相关检查，但对病因诊断价值有限。有观点认为对心包积液超过 1 个月、超声检查舒张早期右心室塌陷、心包腔积液超过 20 mm 的患者应该进行心包穿刺引流。

3. 治疗

心包穿刺引流是解除心包填塞最简单有效的手段。对所有血流动力学不稳定的急性心包填塞，均应紧急行心包穿刺或外科心包开窗引流，解除心包填塞。

（三）缩窄性心包炎

缩窄性心包炎（constrictive pericarditis）是指心脏被致密增厚的纤维化或钙化包所包裹，导致心室舒张期充盈受限而产生一系列循环障碍的疾病。缩窄性心包炎多为慢性。

1. 病因

见图 10 - 4：

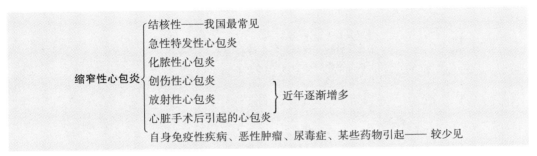

图 10 - 4 缩窄性心包炎临床病因分类

我国缩窄性心包炎以结核性最为常见，放射性和心脏手术后引起的心包炎近年逐渐增多。

2. 辅助检查

①胸部 X 线检查；②心电图；③超声心动图；④CT 和 CMR；⑤心导管检查；⑥活组织检查（了解病因）。

3. 治疗

缩窄性心包炎为进展性疾病，发展为慢性缩窄性心包炎时，心包切除术是唯一有效的治疗方法。通常采用胸骨正中切口，先切开左心前区增厚的心包纤维组织，切开脏心包显露心肌后，即可见到心肌向外膨出，搏动有力，然后沿分界面细心地继续剥离左心室前壁和心尖部的心包，再游离右心室。心包切除的范围：两侧达膈神经，上方超越大血管基部，下方到达心包膈面。有些病例的上、下腔静脉入口处形成瘢痕组织环，亦应予以剥离切除。剥离心包时，应避免损破心肌和冠状血管。如钙斑嵌入心肌，难以剥离时，可留下局部钙斑。

第二节 疾病与手术操作编码规则

心包疾病分类主要分类有心包炎、心包积血、心包积液、心包其他疾病，其中心包炎按照病因分为风湿性和非风湿性。风湿性按照临床表现有急慢性之分，非风湿性较为复杂，分类轴心主要为急慢性和病因。急性分类于 I30，其亚目又按照病因进行分类，慢性分类于 I31.0 和 I31.1，扩展码应注意临床表现的差异。I32 * 搭配具体的病因（剑号编码）分类于其他章节。心包积血的分类轴心也是病因，编码时需明确是否为创伤所致还是并发症。心包积液分类轴心也是病因，需注意扩展码中的 I31.3 心包积液（非炎性）。索引中并无单独的"非炎性"或"炎性"情况，编码库单独进行扩展

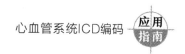

I31.800x004 心包积液，应理解为非炎性心包积液外的情况。其他原因所致的心包炎或心包诊断情况分类于 I31.8、I31.9。见图 10-5：

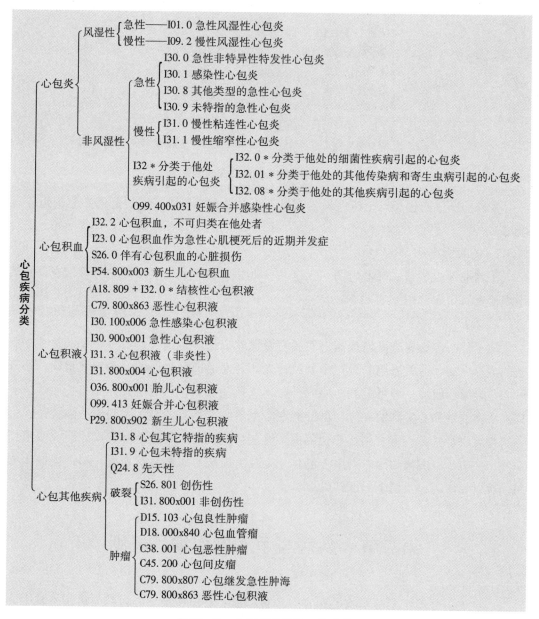

图 10-5 心包疾病 ICD-10 分类

心包的 ICD-9-CM-3 分类相对较为简单，主要根据术式进行分类。心包引流术应区分术式 37.0 心包穿刺术和 37.12 心包切开术，根据术式的不同选择不同的主导词"引流""切开"。心包活组织检查分类于 37.24，若单独做心包活组织检查用于明确病因，应予以编码。心包切除术、心包剥脱术等在选择扩展码的时候还应考虑具体入路情况。心包的修补、缝合分类于 37.49。见图 10-6：

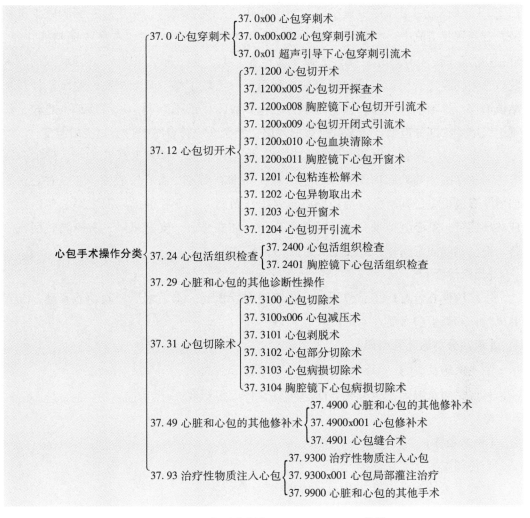

图 10 - 6 心包手术操作 ICD - 9 - CM - 3 分类

案例分析：

案例 1

【病例摘要】

患者 1⁺ 年前无明显诱因出现发热、盗汗，伴活动后心累、气促，伴咳嗽、咳痰，咳白色泡沫痰，无心慌、心悸，无夜间憋醒等不适。完善相关辅助检查示：血常规 + CRP：白细胞计数 2.73 * 10^9/L↓，中性粒细胞计数 1.55 * 10^9/L↓，*/#红细胞计数 4.51 * 10^12/L，*/#血红蛋白量 122 g/L↓，*/#血小板计数 134 * 10^9/L；结核感染 T 细胞检测：结核杆菌 r - 干扰素释放实验（T - N）466.9↑，结核杆菌 r - 干扰素释放实验结果 阳性↑，肾功（全）. 血糖. 电解质 + 肝功（Ⅰ + Ⅱ）：*/# 总胆红素 39.28 umol/L↑，*/# 直接胆红素 18.03 umol/L↑，*/# 总蛋白 63.6 g/L，*/# 白蛋白 37.3 g/L；心包增厚伴少量积液。左侧叶间裂及胸膜增厚、粘连；左侧胸腔少量积液；右侧胸腔引流中。心脏彩超示：缩窄性心包炎，双房增大，左室收缩功能正常，舒张功能降低。心电图示：窦性心律 T 波改变，Ⅰ、Ⅱ、Ⅲ AVF V4－6 导联双向。入院后右侧胸腔置管引流，予以异烟肼、利福平、乙胺丁醇、吡嗪酰胺、左氧氟沙星抗结核治疗，排除手术禁忌，在全麻下行心包剥脱术，手术顺利。术后病理：心包，纤维组织增生，部分玻变，较多纤维蛋白渗出，结合病史符合结核性心包炎后改变。

手术记录：胸骨正中切开皮肤，胸骨正中切口开胸，锯开并撑开胸骨，仔细分离升主动脉周围、肺动脉周围增厚心包组织，仔细剥离左、右心室表面，左、右心房表面增厚心包组织，剥离房室沟环缩心包组织，剥离上、下腔静脉周围增厚心包组织形成的环缩带，见心脏搏动良好，搏动不受限。彻底止血，安置纵隔、右侧胸腔引流管各一根，钢丝固定胸骨，逐层止血关胸。手术完毕。

【出院诊断】

①结核性心包炎；②心包积液；③双侧胸腔积液；④手术后胃肠功能紊乱；⑤营养风险；⑥低蛋白血症。

【疾病分类诊断及编码】

主要疾病及编码：A18.808†I32.0＊结核性心包炎

其他疾病及编码：A18.809†I32.0＊结核性心包积液

略

【手术名称】

心包剥脱术

主要手术及编码：37.3101 心包剥脱术

【分析点评】

此例患者病理和实验室证据结合临床显示结核性心包炎，诊断明确。心包积液病因明确为结核性心包炎所致，故编码时应以具体的结核性心包积液 A18.809†I32.0＊结核性心包积液进行分类，不可直接在编码库选择心包积液（非炎性）I31.300。此例对结核性心包炎行心包剥脱手术治疗，应注意手术入路差异。

案例 2 ··

【病例摘要】

患者 1⁺月前因咳嗽住 A 医院，经相关检查后诊断为肺结核，结核性心包炎，继续予以抗痨治疗。该院建议患者来我院处理心包炎，遂就诊我院门诊，以结核性心包炎收住我院。超声报告：[检查结果] 左房轻度增大 室间隔及左室后壁厚度正常上限，主动脉硬化，升主动脉增宽，心包积液（少—中量），左室收缩功能正常，舒张功能降低。肺功能报告（通气全套报告）：①小气道功能障碍。②残气量，肺总量，残总比正常。③弥散功能正常范围。④气道阻力正常范围。⑤通气储备功能下降,过度通气。排除手术相关禁忌证后行胸腔镜辅助下心包开窗术,手术顺利,给予肾上腺素、异舒吉等维持血流动力学稳定,韦迪抑酸护胃,头孢美唑抗感染等处理。

术中探查见心包稍增厚,心包内大量黄色积液,吸出约 300 ml。

手术经过:

(1)左胸垫高,常规消毒铺巾,左侧第 4 肋间胸骨旁 3 cm 至腋前线切开皮肤。

(2)单肺通气后,逐层分离进入左侧胸腔并放入胸腔镜。

(3)切开心包悬吊,见心包腔内大量黄色清亮液体,予以吸出。

(4)分离左侧纵膈胸膜,见胸膜腔大部粘连,切除左侧大片心包,充分引流心包积液,彻底止血。

(5)清点器械纱布无误,再次彻底止血,安置左胸腔引流管,逐层关胸。手术结束。

出院诊断:

【出院诊断】

①结核性心包炎;②心包积液;③右侧附睾结核?④肺结核;⑤慢性骨髓增殖性肿瘤?⑥高血压;⑦左右冠状动脉轻度狭窄;⑧略。

【疾病分类诊断及编码】

主要疾病及编码:A18.808†I32.0﹡结核性心包炎

其他疾病及编码:A18.809†I32.0﹡结核性心包积液

略

【手术名称】

胸腔镜辅助下心包开窗术

主要手术及编码:37.1200x011 胸腔镜下心包开窗术

【分析点评】

此例诊断明确结核性心包炎,伴大量心包积液,行胸腔镜辅助下心包开窗术,以缓解症状。

案例 3

【病例摘要】

患者 8﹢月前无明显诱因出现活动后心累、气促,伴咳嗽、咳痰,咳白色泡沫痰,伴腹胀,偶有胸痛,休息后缓解,偶有心慌、心悸、呼吸困难,无夜间憋醒,无呕吐、呕血、黑便、头痛、头昏等不适,门诊以"结核性心包炎?"收入我科。冠脉造影检查示:左冠状动脉中度狭窄,右冠状动脉未见狭窄。肺功能:轻度阻塞性通气功能障碍。心脏彩色多普勒超声心动图示:心包少量积液伴心包稍增厚,左房轻度增大,三尖瓣反流（轻度），主动脉硬化，左室收缩功能正常，舒张功能降低。患者目前"心包炎"诊断明确，患者症状明显，有手术指针。与患者及家属沟通患者病情后于全麻下行心包剥脱术手术顺利，好转出院。

术中探查发现：心包增厚明显，壁层心包及脏层心包均增厚，厚度约10 mm，心包粘连，升主动脉周围及肺动脉周围，上、下腔静脉周围心包组织均增厚明显，形成环缩带。心脏活动受限。

手术经过：

（1）胸骨正中切开皮肤，胸骨正中切口开胸，锯开并撑开胸骨。

（2）仔细分离升主动脉周围、肺动脉周围增厚心包组织，见一淋巴结送检。

（3）仔细剥离左、右心室表面，左、右心房表面增厚心包组织，剥离房室沟环缩心包组织，剥离上、下腔静脉周围增厚心包组织形成的环缩带。

（4）见心脏搏动良好，搏动不受限。彻底止血，安置心包、纵隔引流管各一根，钢丝固定胸骨，逐层止血关胸。手术完毕。

【出院诊断】

①缩窄性心包炎；②心包积液；③心功能不全；④心房颤动。

【疾病分类诊断及编码】

主要疾病及编码：I31.100x002 缩窄性心包炎

其他疾病及编码：I31.800x004 心包积液

略

【手术名称】

心包剥脱术

主要手术及编码：37.3101 心包剥脱术

【分析点评】

此例患者缩窄性心包炎诊断明确。心包积液的常见病因分为感染性和非感染性两大类。①感染性心包积液：包括结核、病毒（柯萨奇、流感等病毒）、细菌（金葡菌、肺炎球菌、革兰阴性杆菌、霉菌等）、原虫（阿米巴）等；②非感染心包积液：包括肿瘤（尤其肺癌、乳腺癌、淋巴瘤、纵隔肿瘤等）、风湿病（类风湿性关节炎、系统性红斑狼疮、硬皮病等）、心脏损伤或大血管破裂、内分泌代谢性疾病（如甲减、尿毒症、痛风等）、放射损伤、心肌梗死后积液等。此例心包积液病因明确为心包炎所致，故编码分类于心包积液 I31.800x004，应注意根据病因鉴别心包积液（非炎性）I31.300。

案例 4

【病例摘要】

患儿，男，12岁，5月前发热，踝、膝关节疼痛，中药治疗好转。2月前发热、下肢肿胀，继而心前区疼痛，心累，不能平卧。胸片：心包少量积液。疑似缩窄性心包炎转入我院。查体：Bp110/90，半位，轻度紫，咽充血，扁桃体 I 肿大，颈静脉怒张，双肺可闻湿啰音，Ewart 征阳性心率 70 次，心尖排动消失，心界向两侧扩大心音。水征阳性，肝肋下 9~10 m，剑下 10~11 cm，肝颈返流征阳性，下陷性浮肿，奇脉，周围静脉压 300 m HOECG：低电压，T 波改变。胸片：肺瘀血征心脏显著扩大。

手术所见：心包脏壁层为致密纤维结缔组织代替，心包厚度 0.4~0.9 cm，剥离切除增厚之心包后肝即缩至肋下 1~2 cm，肢端循环改善。病理报告：慢性风湿性心包炎。

【出院诊断】

慢性风湿性心包炎

【疾病分类诊断及编码】

主要疾病及编码：I09.200 慢性风湿性心包炎

【分析点评】

此例患者确诊慢性风湿性心包炎，病因明确，分类于慢性风湿性心包炎 I09.200。

案例 5

【病例摘要】

患者双肺呼吸音减弱，未闻及干、湿性啰音，心率 124 次/分，心率齐，未闻及病理性杂音。辅助检查：胸部＋上腹部 CT 示食管中下段管壁内高密度影，考虑异物，并刺破心包，致心包积血、门脉相对密度增高，格林森鞘增厚，提示心脏压塞，继发血液回流障碍。

手术经过：

（1）在全麻下行开胸探查术右侧卧位，常规消毒，铺巾。

（2）予左腋中线第 5 肋间取长约 10 cm 横行切口，依次切开皮肤皮下组织、各肌层，经第五肋间进胸探查。

（3）打开心包见活动性鲜血喷出，约 450 ml。

（4）打开膈肌食管裂孔，游离食管床食管，探查见膈肌食管裂孔上约 1 cm 处长约 1.5 cm 横行异物突出，取出异物。

（5）F3-0 可吸收线缝合受损食管，进一步游离心包，取出凝固性血块约 800 ml，左心室面见活动性鲜血喷出；尼龙线缝合左心室受损处。

（6）碘伏冲洗，观察无活动性出血依次缝合膈肌、心包。于腋中线第 7 肋间置胸腔闭式引流管一根，术毕。

【出院诊断】

心包积血、休克、食管异物、心包压塞、纵隔感染

【疾病分类诊断及编码】

主要疾病及编码：S26.000x001 创伤性心包积血

其他疾病及编码：S26.000x002 创伤性心包填塞

略

【手术名称】

心包缝合 + 心室缝合 + 食管异物取出术

主要手术及编码：37.4901 心包缝合术

其他手术及编码：37.4900x005 心室修补术

　　　　　　　　98.0200x001 食管内异物去除

【分析点评】

此例患者鱼刺下行穿破食管前壁与紧贴的心包壁，导致出血不断，血流入心包腔。患者出现休克的原因，是由于鱼刺较尖锐，受到食物动力的挤压，鱼刺经食管穿孔后，进入心包的鱼刺损伤了左心室引起急性、严重的心包填塞，导致心源性休克并引发昏迷。诊断明确为创伤性心包积血，故分类于创伤性心包积血 S26.000x001；心包填塞同理，鱼刺已穿透食管致心包损伤，若以食管镜取出异物，有可能引发致命危险，故开胸取刺和行心包心室修补，需注意食管异物去除未切开食管，注意鉴别 42.0901 食管切开异物取出术。

案例 6

【病例摘要】

患者胸闷、气紧 1 月余，加重伴双下肢水肿 10 余天，夜间不能平卧，无咳痰，无胸痛、头晕，无黑矇、晕厥。胸部 CT 提示左肺下叶实变不张，左侧胸腔少量积液，右肺上叶前段及左肺尖小结节，考虑炎性结节。心包彩超提示：心包积液，后心包探及深约 1.7 cm 液性暗区，右侧心包探及深约 1.3 cm 液性暗区。BNP 782.5 pg/ml，TNT、CKMB、生化等未见明显异常。患者入院后完善术前检查及充分术前准备后行开胸探查 + 心包内活检。术中冰冻，提示梭形细胞恶性肿瘤。

手术发现：心包增厚，打开心包后见鱼肉样淡黄色填充物广泛覆盖心包，压迫心脏，心脏跳动困难，填充物致密，触之易出血，于心脏表面分界不清，分离困难。取少量填充物送术中冰冻，提示梭形细胞恶性肿瘤。

手术经过：

（1）患者取仰卧位，全麻后常规消毒铺巾。

（2）逐层开胸，探查心包如上述。

（3）切除部分心包送病理检查，严格止血，安置纵隔引流管，逐层关胸，送监护室监护。术中出血不多，输注血小板一袋。

【出院诊断】

①心包梭形细胞癌；②略。

【疾病分类诊断及编码】

主要疾病及编码：C38.001 心包恶性肿瘤

病理诊断及编码：M80320/3 梭形细胞癌

【手术名称】

开胸探查＋心包内活检

主要手术及编码：37.2400 心包活组织检查

【分析点评】

此例患者通过心包活组织检查明确病因为恶性肿瘤，诊断手术思路清晰。注意开胸探查作为手术步骤可省略编码。

（周磊）

参考文献

［1］王辰，王建安. 内科学（全2册）［M］.3 版. 北京：人民卫生出版社，2015.

［2］余建宏，柯涛. 误吞鱼刺引起心包积血、休克1例［J］. 家庭生活指南，2020，02：266.

［3］袁宏. 风湿性心包炎致心包缩窄一例［J］. 四川医学，1985，05：321.

［4］陈鲁原.2015 欧洲心脏病学会（ESC）心包疾病治疗指南更新要点［J］. 实用心脑肺血管病杂志，2015，09：41.

第十一章

其他周围血管病

周围血管病，临床又称脉管病，是外周血管病的通称，是指除心脑血管病以外的血管表现为循环障碍为主的一类疾病统。其包含动脉、静脉及淋巴系统的疾病。临床最常见于动脉硬化性闭塞、血栓闭塞性脉管炎、动脉栓塞、动脉瘤、多发性大动脉炎、静脉曲张、深静脉血栓和淋巴水肿等疾病。

第一节　动脉疾病

动脉疾病是指发生在动脉的疾病总称，包括动脉的器质性疾病如动脉的炎症、狭窄闭塞等或功能性疾病如动脉痉挛等，其都会引起身体缺血性的临床表现，病程可能持续进展。根据疾病的发病时间可将其分为急性和慢性动脉疾病；根据疾病的病变性质可将其分为狭窄/闭塞性疾病和扩张性疾病如动脉瘤。

一、动脉硬化性闭塞症

动脉硬化性闭塞症是全身性动脉粥样硬化在肢体的局部表现，系全身性动脉内膜及其中层呈退行性、增生性改变，使血管壁变硬缩小、失去弹性，从而继发血栓形成，致使远端血流量进行性减少或中断。其可发生于全身各主要动脉，多见于腹主动脉下端和下肢的大中动脉。

（一）治疗方式

对动脉硬化性闭塞症的内科治疗，主要目的是降脂、降压，稳定动脉斑块，解除血液高凝状态，从而扩张血管与促进血管侧支循环。手术治疗目的在于通过手术或血管腔内治疗方法重新建立动脉通路（见图 11 -1）。

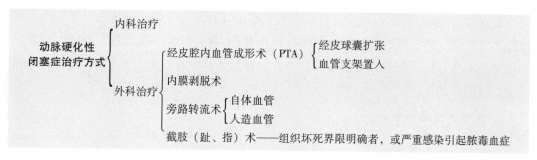

图 11 - 1 动脉硬化性闭塞症治疗方式图

（二）编码规则

1. 疾病编码规则

在国际疾病分类 ICD - 10 中，动脉硬化可查找主导词动脉硬化、粥样斑、动脉粥样化等。其编码 I70 动脉粥样硬化包括小动脉硬化（肾小动脉除外）、动脉硬化、动脉硬化性血管病、粥样斑、变形性或闭塞性动脉内膜炎、老年性动脉炎或老年性动脉内膜炎。见图 11 - 2：

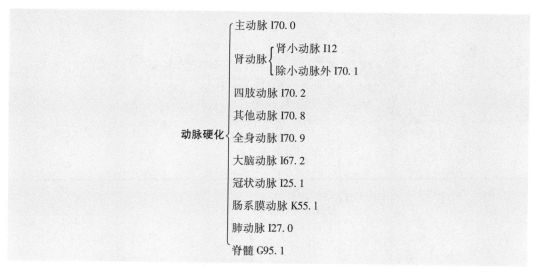

图 11 - 2 动脉硬化 ICD - 10 分类

（1）动脉粥样硬化（I70）根据解剖部位分类，发生于主动脉的动脉粥样硬化分类在 I70.0，包括主动脉的变性，如主动脉钙化、各主动脉具体部位的粥样硬化。

（2）发生于肾动脉的动脉粥样硬化分类于 I70.1，但不包括肾小动脉的动脉粥样硬化。肾小动脉的动脉粥样硬化分类于 I12 高血压肾脏病（见第三章）。

（3）发生于四肢的动脉粥样硬化分类于 I70.2，包括动脉粥样硬化性坏疽及蒙克贝格（中层）硬化又名动脉中层硬化症。

（4）发生于大脑动脉粥样硬化分类在 I67.2 大脑动脉粥样硬化，冠状动脉粥样硬化分类在 I25.1 冠状动脉硬化性心脏病，肠系膜上动脉的动脉粥样硬化分类在 K55.1 肠慢性血管疾患，肺动脉的动脉粥样硬化分类在 I27.0 原发性肺动脉高压，脊髓的动脉粥样硬化分类于 G95.1 血管性脊髓病，全身性的动脉粥样硬化分类在 I70.9 全身性和未特指的动脉粥样硬化。

2. 手术操作编码规则

见图 11-3。

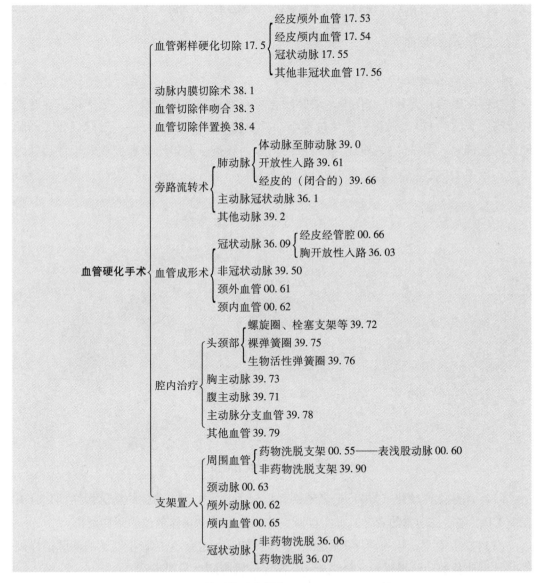

图 11-3　血管硬化手术操作 ICD-9-CM-3 编码

（1）动脉粥样硬化斑块手术在 ICD-9-CM-3 中根据手术术式的不同分为直接切除、病变血管切除、旁路移植、球囊扩张血管成形、支架植入及腔内治疗。同一手术可选择一种或多种手术或操作方式。

（2）血管粥样硬化切除17.5包括定向粥样硬化切除、激光切除、旋磨切除、经皮入路经管腔取出斑块，同时还需要另编码溶栓剂的注射或输注99.10。

（3）血管粥样硬化切除17.5、血管成形术及支架植入术三种术式互为补充，在另编码范畴除需要相互另编码之外，还需要考虑溶栓剂的注射或输注99.10、置入血管支架的数量00.45~00.48、治疗血管的数量00.40~00.43、分叉血管的操作00.44。

（4）动脉内膜切除38.1包括同时伴有栓子切除、补片移植术、血栓切除术。另外编码38.1时同时需要另编码置入血管支架的数量00.45~00.48、治疗血管的数量00.40~00.43、分叉血管的操作00.44。

（三）案例分析

案例1

【病例摘要】患者，女性，65岁，因下肢动脉粥样硬化闭塞症入院。入院后完善术前检查，排除手术禁忌后，行"股动脉内膜剥脱术＋股动脉血栓切除术＋股动脉支架置入术＋下肢动脉造影术"。手术记录摘要：依次切开皮肤、皮下组织、浅深筋膜，游离右股总动脉、股浅动脉，见管腔内充填陈旧性血栓，取出血栓，行股动脉内膜剥脱术，彻底冲洗管腔，以6-0线缝合固定动脉内膜断面，冲洗未见内膜片剥离。取人工补片，修剪后缝合至股动脉，造影见右侧股、腘动脉闭塞，应用球囊分别扩张股、腘动脉病变，分别放置6~150 mm、6~150 mm和6~170 mm支架各一枚。

【出院诊断】①下肢动脉粥样硬化闭塞症，②主动脉溃疡，③髂总动脉瘤。（略）

【疾病诊断及编码】

主要诊断及编码：I70.204 下肢动脉硬化闭塞症

其他诊断及编码：I77.803 主动脉溃疡

　　　　　　　　I72.301 髂总动脉瘤

【手术名称】股动脉内膜剥脱术＋股动脉血栓切除术＋股动脉支架置入术＋下肢动脉造影术

【手术操作及编码】

主要手术操作及编码：38.1800x001 股动脉内膜剥脱术

其他手术操作及编码：39.9009 股动脉支架置入术

　　　　　　　　　　39.5004 股动脉球囊血管成形术

　　　　　　　　　　39.9013 腘动脉支架置入术

　　　　　　　　　　39.5009 腘动脉球囊血管成形术

　　　　　　　　　　88.4800x005 下肢动脉造影

00.4700 置入三个血管支架

00.4100 两根血管操作

【分析点评】核对ICD-9-CM-3中，38.1动脉内膜切除术，包括：动脉内膜切除术同时伴有栓子切除术、补片移植术、操作中的暂时性搭桥、血栓切除术，因此股动脉内膜剥脱术38.1800x001包括股动脉血栓切除术38.0801，故本例不用再编码股动脉血栓切除术38.0801。在日常工作中，手术操作切记核对卷一的包括不包括及另编码。

二、血栓闭塞性脉管炎

血栓闭塞性脉管炎（thromboangitis obliterans，TAO）又称伯格（Buerger）病，是血管的炎性、节段性和反复发作的慢性闭塞性疾病。此病多侵袭四肢中、小动脉，以下肢多见，好发于男性青壮年。

（一）疾病概况

1. 疾病病因

确切病因尚未明确，相关因素可归纳为两方面（见图11-4）。

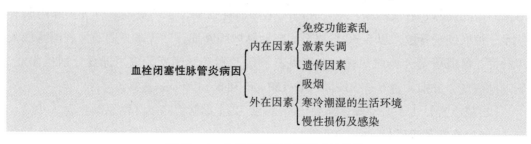

图11-4　血栓闭塞性脉管炎病因分类

（二）临床分期

血栓闭塞性脉管炎主要发生于中、小动脉，以下肢血管为主，病情进展可累及上肢，如胫前、胫后、尺、桡动脉或腘、股、髂动脉；累及心、肠、肾等内脏血管较罕见。其病理变化主要是非化脓性全层血管炎症伴血栓形成和管腔阻塞，而且呈节段性，节段之间内膜有正常血管，病变和正常部分的界限分明，其病理变化分为3期（如图11-5）。

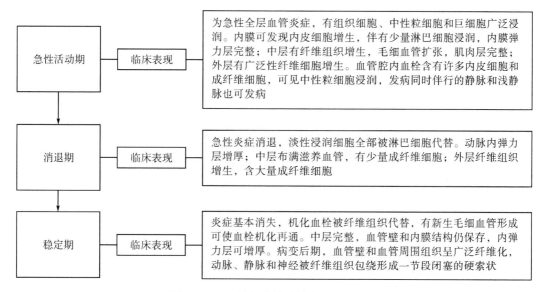

图 11 - 5 血栓闭塞性脉管炎病理变化图

（三）治疗方式

血栓闭塞性脉管炎处理原则应该着重于防止病变进展，改善和增进肢体血液循环。见图 11 - 6：

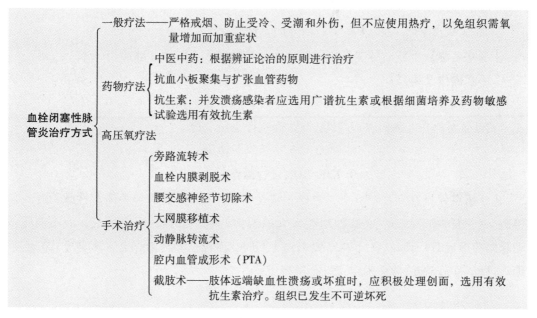

图 11 - 6 血栓闭塞性脉管炎治疗方式

（四）编码规则

疾病编码 I73.100 血栓闭塞性血管炎［伯格］，手术操作编码参考动脉硬化性闭塞症。

（五）案例分析

案例 1

【病例摘要】 患者，男性，64 岁，因左下肢皮温异常伴行走后左小腿疼痛入院。吸烟40＋年。入院完善相关检查，诊断：左下肢血栓闭塞性脉管炎，股浅动脉闭塞（血栓形成）。行"下肢动脉造影＋下肢动脉血栓抽吸＋下肢动脉球囊扩张术"。手术记录摘要：局麻下穿刺股动脉，经血管鞘造影见股浅动脉远段未见造影，遂置换长血管鞘，置于股浅动脉中段，导丝导管配合走入股浅动脉，造影见其大量血栓形成。后引入血栓抽吸系统反复抽吸股浅动脉内血栓，后造影见股浅动脉血栓抽吸完成，但可见串珠样改变致血管狭窄，考虑血栓闭塞性血管炎，遂先后引入 5、6 mm 球囊扩张上诉血管病变。

【出院诊断】 ①左下肢血栓闭塞性脉管炎，②股浅动脉闭塞：血栓形成。

【疾病诊断及编码】

主要诊断及编码：I73.100 下肢血栓闭塞性脉管炎

【手术名称】 下肢动脉造影＋下肢动脉血栓抽吸＋下肢动脉球囊扩张术

【手术操作及编码】

主要手术操作及编码：39.5000x031 下肢动脉球囊扩张成形术

其他手术操作及编码：39.7900x032 经皮股动脉取栓

88.4800x005 下肢动脉造影

00.4000 单根血管操作

【分析点评】 在 ICD－10 中，血栓闭塞性脉管炎查询路径：血栓闭塞性脉管炎［伯格病］（全身性）I73.1，是其他周围血管病的常见病，常伴随血栓形成，故本例股浅动脉血栓形成 I74.300x113 不再需要编码。同时，血栓去除在治疗上有多种方式，实际编码过程中应详细阅读手术记录进行准确编码。

三、动脉栓塞

动脉栓塞（arterial embolism）是指由于栓塞物（血栓、空气、脂肪、癌栓及其他异物等）黏附在血液流动的动脉壁上，导致血液流动突然中断或受阻。动脉栓塞常表现为肢体疼痛、脉搏减弱甚至消失、皮肤苍白、下肢感觉异常。其特点是起病急骤，症状明显，进展迅速，后果严重，需积极处理。

（一）疾病概况

1. 疾病病因

见图 11 - 7：

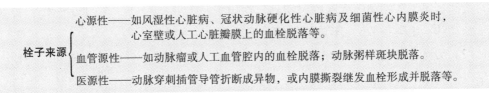

图 11 - 7 动脉栓塞栓子来源

动脉栓塞一般以心源性栓子来源最为常见。栓子随着血液流动进入脑部、内脏和肢体动脉，一般停留在动脉分叉处。其主要病理变化如图 11 - 8 所示：

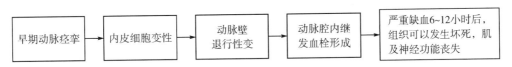

图 11 - 8 栓子进入人体病理变化图

（二）治疗方式

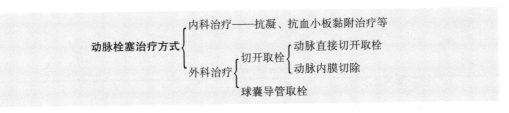

图 11 - 9 动脉栓塞治疗方式

手术治疗是治疗急性动脉栓塞的主要手段。肢体缺血坏死的时间一般在 4 ~ 8 小时，因而手术时间越早越好，否则截肢概率会随着动脉栓塞时间的延长而上升。

（1）手术取栓是治疗下肢动脉栓塞的重要方法，取栓应争取在 6 小时内进行，一般不超过 12 小时。应为首选。

（2）目前，介入下动脉导管溶栓是溶栓治疗的主要手段，栓塞发生 14 天内，行导管溶栓是有效的。相对于手术治疗好处在于可以溶解细小动脉内血栓、逐渐开放侧支减少缺血再灌注损伤、创伤小。

（三）编码规则

1. 疾病编码规则

（1）ICD-10根据动脉栓塞发生的不同部位及栓塞发生的时间分类。发生于主动脉、肢体动脉、髂动脉等血管的栓塞编码于I74。此编码包括血栓性闭塞及血栓性梗死；若栓塞位于大脑动脉或入脑前动脉，疾病编码于I63.0~I63.5、I65~I66；栓塞发生于肺动脉，编码在I26（不包括妊娠分娩产褥期并发的肺栓塞）。

（2）发生于妊娠分娩产褥期的动脉栓塞归类于第十五章妊娠、分娩和产褥期，疾病编码在类目O88产科栓塞，属于产科并发症，其包括妊娠期、分娩期及产褥期发生的任何栓塞，例如肺栓塞、羊水栓塞等。

（3）栓塞并发于流产、异位妊娠或葡萄胎妊娠时，ICD-10分类在O00~O07，O08.2，属于流产、异位妊娠或葡萄胎妊娠的并发症。编码在O00~O07的栓塞时，共用其亚目.2或.7。

见图11-10：

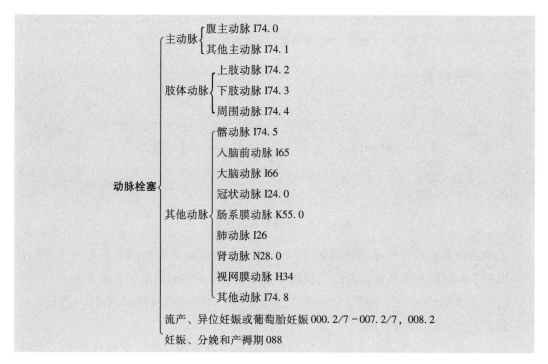

图11-10　动脉栓塞ICD-10编码

2. 手术操作编码规则

（1）动脉栓塞/血栓的去除在ICD-9-CM-3中根据手术方式不同分类，具体分为血管切开血栓、血管内膜切除伴血栓去除及置管溶栓。

（2）血管切开取栓根据血栓发生的部位分为冠状动脉切开取栓 36.09、头/颈部血管取栓 39.74、人工血管处 39.49 和其他动脉的切开取栓 38.0。

（3）手术操作编码 38.1 动脉内膜切除术包括动脉内膜切除同时伴血栓的切除，同时另编码置入血管支架的数量 00.45 ~ 00.48、治疗血管的数量 00.40 ~ 00.43、分叉血管的操作 00.44。

见图 11 - 11：

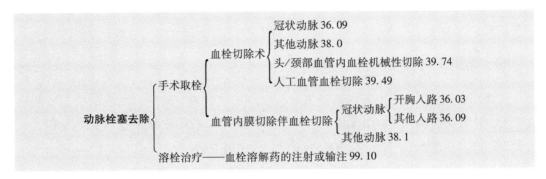

图 11 - 11　动脉栓塞去除术 ICD - 9 - CM - 3 相关编码

（四）案例分析

案例 1

【病例摘要】患者，女性，81 岁，因左下肢疼痛麻木伴皮温降低 1 天就诊，急诊以下肢动脉栓塞收治入院。入院完善相关检查，诊断为左下肢动脉栓塞：股总、股浅、股深动脉；下肢动脉硬化闭塞症；下肢缺血。先行"下肢动脉造影 + 左下肢动脉置管溶栓术 + 股动脉球囊扩张血管成形术"。手术记录摘要：于左侧股总动脉内留置 4F - 10 cm 溶栓导管，近端位于股总动脉中段，远端位于股浅动脉近端。术中予以尿激酶 20 万单位推注后，缝线缝合固定血管鞘及溶栓导管，术后返回病房治疗。后行血管造影，见股浅动脉起始处仍见及少许血栓残留。遂引入 5 mm 球囊扩张股浅动脉起始处。球囊扩张后造影见：股浅动脉起始段血栓消失，下肢全段显影良好，返回病房。

【出院诊断】①左下肢动脉栓塞：股总、股浅、股深动脉，②下肢动脉硬化闭塞症，③下肢缺血。

【疾病诊断及编码】

主要诊断及编码：I74. 304 股动脉栓塞

其他诊断及编码：I70. 204 下肢动脉硬化闭塞症

I73. 803 下肢缺血

【手术名称】下肢动脉造影 + 左下肢动脉置管溶栓术 + 股动脉球囊扩张血管成形术

【手术操作及编码】

主要手术操作及编码：39.5004 股动脉球囊血管成形术

其他手术操作及编码：99.1002 股动脉置管溶栓术

88.4800x005 下肢动脉造影

00.4000 单根血管操作

【分析点评】 此例下肢动脉栓塞的发生位置分别于股总、股浅、股深动脉，其 ICD－10 的编码均为 I74.3 下肢动脉栓塞和血栓形成。可根据医院统计需要编码到具体的病变血管。

四、雷诺综合征

雷诺综合征是一种遇冷或情绪紧张后，以阵发性肢端小动脉强烈收缩引起肢端缺血改变为特征的疾病，又称肢端血管痉挛症。发作时，肢端皮肤由苍白变为青紫，而后转为潮红。由 1862 年 Maurice Raynaud 首先描述而得名。

（一）疾病概况

通常将单纯由血管痉挛引起，无潜在疾病的称为雷诺病，病程往往稳定；血管痉挛伴随其他系统疾病的称为雷诺现象，病程较为严重，可以发生指（趾）端坏疽，两者统称为雷诺综合征。发病的确切原因虽未完全明确，但与下列因素有关：寒冷刺激、情绪波动、精神紧张、感染、疲劳等。由于多见于女性，而且病情常在月经期加重，因此可能与性腺功能有关。患者常呈交感神经功能亢奋状态，应用交感神经阻滞剂可以缓解症状，因此本征与交感神经功能紊乱有关。患者家族中可有类似发病，提示与遗传因素相关。血清免疫检测多有阳性发现，提示与免疫功能异常有关。病理改变与病期有关：早期因动脉痉挛造成远端组织暂时性缺血；后期出现动脉内膜增厚，弹性纤维断裂以及管腔狭窄和血流量减少。如有继发血栓形成致管腔闭塞时，出现营养障碍性改变，指（趾）端溃疡甚至坏死。

（二）治疗方式

见图 11－12：

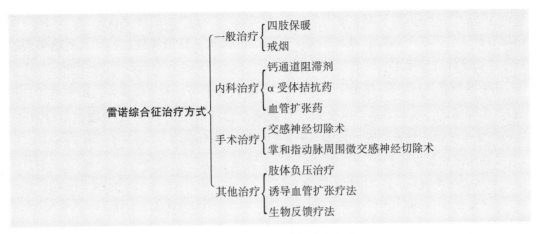

图 11-12　雷诺综合征治疗方式

（三）编码规则

（1）雷诺综合征 I73.0，目前未明确疾病病因，但应用交感神经阻滞剂可以缓解症状。根据目前手术治疗，在 ICD-9-CM-3 中主要为交感神经阻滞手术及动脉外膜剥离术。

（2）交感神经或神经节的手术包括交感神经或神经节的切断 05.0（不包括肾上腺的神经切断术 07.42）、交感神经的切除 05.2（不包括视睫状神经切除 12.79、鼓室交感神经切除术 20.91）、交感神经或神经节的注射 05.3（不包括睫交感神经节注射 12，79）以及交感神经或神经节的其他手术 05.8。

见图 11-13：

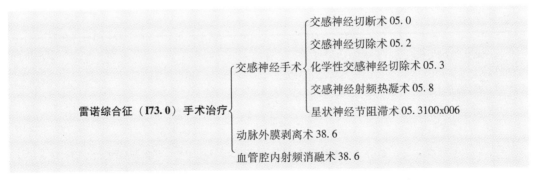

图 11-13　雷诺综合征手术治疗 ICD-9-CM-3 相关编码

（四）案例分析

【病例摘要】患者刘某，女，63 岁，因双手掌间断发凉、麻木、疼痛 2 月余。平素恶寒喜暖，于 2 月前出现双手掌指发凉、麻木、疼痛感症状，且受寒后情绪波动，发凉、麻木症状加重，夜间疼痛感明显，晚 7~9 点间断发作，日间偶尔发作，尤以左手指第2指为重，得温后发凉、麻木症状有所减轻。曾于当地诊所多次就诊，诊断为雷诺综合征，给予西药治疗，效果不佳。近期症状加重，特来我院就诊。入院给予胸腔镜下胸交感神经切除术。

【手术摘要】患者90度侧卧位，采用5 mm直径镜头，采用单操作孔法手术（二孔法），单肺通气，手术切断并电凝毁损双侧胸交感神经链的$T_2 \sim T_3$节段，术后鼓肺，胸腔彻底排气，不放置胸腔引流管。患者症状好转后出院。

【疾病诊断及编码】

主要诊断及编码：I73.000 雷诺综合征

【手术名称】胸腔镜下胸交感神经切除术

【手术操作及编码】

主要手术操作及编码：05.2904 胸腔镜下胸交感神经部分切除术

第二节　静脉疾病

一、下肢静脉曲张

下肢静脉曲张一般是指单纯性下肢浅静脉曲张。单纯性下肢静脉曲张是指下肢浅静脉伸长、迂曲而呈曲张状态，多与静脉壁软弱、静脉瓣膜缺陷及遗传因素有关。长期站立、重体力劳动、妊娠、习惯性便秘、慢性咳嗽等因素导致下肢静脉压增高，管腔扩张，形成相对性瓣膜关闭不全，部分患者可出现小腿部色素沉着、湿疹、溃疡和浅静脉血栓形成。

（一）疾病概况

1. 疾病病因

见图11-14：

下肢静脉曲张病因 { 浅静脉第一对瓣膜（股隐静脉瓣膜）关闭不全导致的浅静脉血流反流
先天性的静脉壁薄弱
长期站立、肥胖和腹腔压力等 }

图11-14　下肢静脉曲张病因

2. 临床分型

美国静脉学会制订的CEAP分级对静脉曲张的临床表现（clinical，C）、病因（etiology，E）、解剖（anatomy，A）和病理生理（pathophysiology，P）进行了较为全面的分级，其中临床表现分级见表 11 - 1。

表 11 - 1　CEAP 临床分级

分级	病变程度与体征
C0	无可见或可触及的静脉疾病体征
C1	毛细血管扩张或者网状静脉扩张
C2	静脉曲张（直径≥3 mm 与网状静脉扩张视为静脉曲张）
C3	水肿
C4	继发于 CVD 的皮肤和皮下组织改变，现分为两个亚级以便更好地区别静脉疾病的程度。C4a：色素沉着或者湿疹；C4b：皮肤脂肪硬化症或者白色萎缩症
C5	愈合的静脉性溃疡
C6	未愈合的静脉性溃疡
S	有症状，包括隐痛、酸痛、胀痛、皮肤不适、沉重感、肌肉痉挛以及其他与 CVD 有关的不适感觉无症状
A	无症状

注：CVD 为慢性静脉疾病

（二）治疗方式

见图 11 - 15：

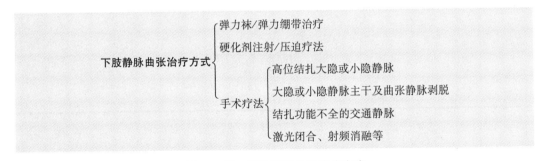

图 11 - 15　下肢静脉曲张治疗方式

（三）编码规则

1. 疾病编码规则

（1）静脉曲张 ICD - 10 根据疾病发生部位分类于下肢、食管、视网膜、直肠或肛门及其他特指部位的静脉曲张；根据发病时间分为先天性、妊娠期、产褥期的静脉曲张；根据疾病病因分类于 I77.0 后天性动静脉瘘。

（2）下肢静脉曲张根据疾病临床表现（是否伴有溃疡或炎症）分类，但是不包括第十五章妊娠分娩产褥期并发的下肢静脉曲张。妊娠期并发下肢静脉曲张分类在 O22.0，产褥期并发下肢静脉曲张分类在 O87.8，ICD - 10 不区分其临床表现。

（3）ICD-10中，发生于消化道的静脉曲张根据解剖部位不同分类，发生于食管的静脉曲张根据病因分类于食管自身的静脉曲张 I85 和他处疾病引起的食管静脉曲张 I98，同时根据疾病的临床表现（是否伴有出血）具体分类。值得注意的是 I98.2 和 I98.3 表示他处疾病引起的食管静脉曲张，此时应用 ICD-10 的星剑号编码；发生于胃部的静脉曲张分类于 I86.4；发生在直肠或肛门的静脉曲张分类于痔 I84（WHO 最新分类将其分类于 K64），其中直肠的静脉曲张分类在内痔，不包括妊娠并发直肠肛门静脉曲张 O22.4、分娩及产褥期并发直肠肛门静脉曲张 O87.2。

（4）在 ICD-10 中，I83.9 表示下肢任何部位的静脉曲张，不伴有炎症或溃疡，I86.8 表示除下肢及身体特指部位以外的静脉曲张。

见图 11-16：

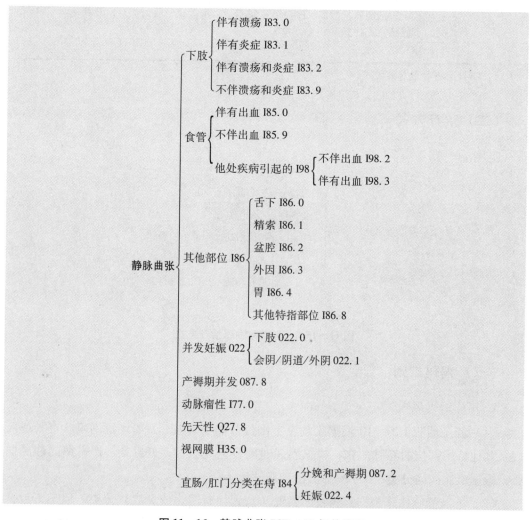

图 11-16　静脉曲张 ICD-10 相关编码

2. 手术操作编码规则

（1）静脉曲张 ICD－9－CM－3 根据疾病治疗方式分为静脉曲张的结扎术和剥脱术及静脉曲张注射硬化剂治疗。而静脉曲张的结扎术和剥脱术又根据疾病发生部位分为食管、胃、精索及其他部位的结扎术或剥脱术。

（2）在编码食管与胃静脉曲张的结扎或剥脱术时，要根据不同入路具体编码。

见图 11－17：

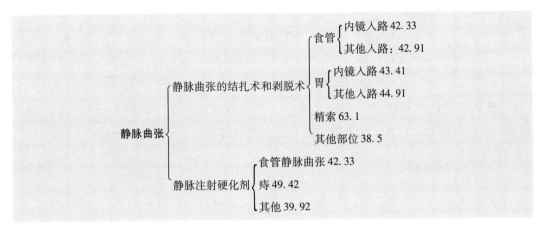

图 11－17 静脉曲张 ICD－9－CM－3 相关编码

（四）案例分析

【病例摘要】患者刘某，57 岁，6 年前发现双下肢浅表静脉迂曲扩张，站立时、行走后明显，平躺后可消失，伴下肢追涨感，轻度疼痛；不伴皮肤瘙痒、行走及活动障碍，无皮肤色素沉着、湿疹及溃疡形成，无下肢肿胀。为进一步治疗来我院就诊，门诊以下肢静脉曲张收治入院。入院完善相关检查，行"下肢大隐静脉高位结扎术＋剥脱术＋下肢大隐静脉主干射频闭合＋硬化剂注射治疗"。

【手术摘要】患者仰卧位，见双下肢浅表静脉迂曲扩张，部分区域迂曲成团。左小腿下段可见局部干性溃疡。超声引导下走入射频消融导管，于腹股沟区行小切口，暴露大隐静脉根部及五个高位属支，细致游离后离断结扎，大隐静脉近端双层缝扎，近端结扎。超声引导下向大隐静脉注射组织肿胀液，注射完毕后使用射频消融导管于大隐静脉大腿段主干内烧灼闭合，后见大隐静脉大腿段主干全程闭锁，其内未见血流信号，拔出血管鞘及射频消融导管。部分曲张静脉采用硬化剂穿刺注射封闭。术后返回病房继续治疗。

【出院诊断】①左下肢静脉曲张伴溃疡形成，②肺不张，③下肢动脉粥样硬化。（略）

【疾病诊断及编码】

主要诊断及编码：I83.000 下肢静脉曲张伴有溃疡

其他诊断及编码：J98.101 肺不张

I70.203 下肢动脉粥样硬化

【手术名称】下肢大隐静脉高位结扎术＋剥脱术＋下肢大隐静脉主干射频闭合＋硬化剂注射治疗

【手术操作及编码】

主要手术操作及编码：38.5901 大隐静脉高位结扎和剥脱术

其他手术操作及编码：38.5900x010 大隐静脉射频消融术

39.9200 静脉注射硬化剂

【分析点评】在 ICD-9-CM-3 中，下肢静脉曲张分类于编码 38.59。其中 38.5 共用第 4 位数细目，以此来表达静脉曲张发生的具体部位。

二、深静脉血栓

深静脉包括下肢深静脉和上肢深静脉，下肢深静脉的血管有股静脉、腘静脉、腓静脉和胫静脉等；上肢深静脉的血管有腋静脉、锁骨下静脉、无名静脉、颈内静脉等。

下肢深静脉是人体最为重要的脉管系统之一，主要包括的血管是股静脉、腘静脉、腓静脉和胫静脉。股静脉是最为重要的下肢深静脉，也是容易发生静脉血栓的部位，特别是左侧股静脉，左侧股静脉前端有股动脉骑跨，而且还伴随大隐静脉以及 5 条分支汇合，容易造成下肢血液回流障碍，引起局部血栓。腘静脉位于腘窝部位，该部位容易受到外伤刺激。腓静脉和胫静脉属于机体远端的静脉血管，容易发生血管闭塞、机化、感染等。

上肢的深静脉是和上肢深动脉伴行的静脉，在同名动脉的两侧，分为两支，这两支深静脉之间有许多横枝互相连接，主要包括了腋静脉、锁骨下静脉、无名静脉以及颈内静脉。上肢深静脉血栓形成一般是局限在腋静脉，也可发生在腋-锁骨下静脉汇合处，导致上肢静脉回流障碍。

深静脉血栓形成（deep venous thrombosis，DVT）是指血液在深静脉腔内不正常凝结，阻塞静脉腔，导致静脉回流障碍，如未予及时治疗，急性期可并发肺栓塞（致死性或非致死性），后期则因血栓形成后综合征，影响生活和工作能力。全身主干静脉均可发病，尤其多见于下肢。

（一）疾病概况

1. 疾病病因

见表 11-2：

表 11-2 深静脉血栓病因

病因	影响因素	病理变化
静脉损伤	损伤	内皮脱落及内膜下层胶原裸露，或静脉内皮及其功能损害，引起多种具有生物活性物质释放，启动内源性凝血系统，同时静脉壁电荷改变，导致血小板聚集、黏附，形成血栓
血流缓慢	久病卧床，术中、术后以及肢体制动状态及久坐不动等	静脉血流缓慢，在瓣窦内形成涡流，使瓣膜局部缺氧，引起白细胞黏附分子表达，白细胞黏附及迁移，促成血栓形成
血液高凝状态	妊娠、产后或术后、创伤、长期服用避孕药、肿瘤组织裂解产物等	血小板数增高，凝血因子含量增加而抗凝血因子活性降低，导致血管内异常凝结形成血栓

2. 临床分型

按照血栓形成的发病部位，可分类如下类型（见图 11-17）。

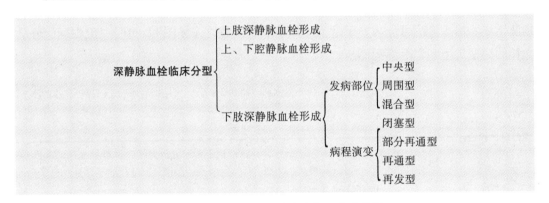

图 11-17 深静脉血栓发病部位临床分型

其中下肢深静脉血栓形成最为常见，根据发病部位及病程，可作如下分型：

（1）根据急性期血栓形成的解剖部位分型：①中央型：即髂-股静脉血栓形成。起病急骤，全下肢明显肿胀，病侧髂窝、股三角区有疼痛和压痛，浅静脉扩张，病肢皮温及体温均升高。左侧发病多于右侧。②周围型：包括股静脉或小腿深静脉血栓形成。局限于股静脉的血栓形成，主要特征为大腿肿痛，由于髂-股静脉通畅，故下肢肿胀往往并不严重。局限在小腿部的深静脉血栓形成，临床特点为：突然出现小腿剧痛，患足不能着地踏平，行走时症状加重；小腿肿胀且有深压痛，作踝关节过度背屈试验可致小腿剧痛（Homans 征阳性）。③混合型：即全下肢深静脉血栓形成。主要临床表现为：全下肢明显肿胀、剧痛，股三角区、腘窝、小腿肌层都可有压痛，常伴有体温升高和脉率加速（股白肿）。如病程继续进展，肢体极度肿胀，对下肢动脉造成压迫以及动脉痉挛，导致下肢动脉血供障碍，出现足背动脉和胫后动脉搏动消失，进而小腿和足背往往出现水疱，皮肤温度明显降低并呈青紫色（股青肿），如不及时处理，可发生静脉性坏疽。

（2）根据临床病程演变分型：下肢深静脉血栓形成后，随着病程的延长，从急性期逐渐进入慢性期。根据病程可以分成以下四型：①闭塞型，疾病早期，深静脉腔内阻塞，以下肢明显肿胀和胀痛为特点，伴有广泛的浅静脉扩张，一般无小腿营养障碍性改变。②部分再通型，病程中期，深静脉部分再通。此时，肢体肿胀与胀痛减轻，但浅静脉扩张更明显，或呈曲张，可有小腿远端色素沉着出现。③再通型，病程后期，深静脉大部分或完全再通，下肢肿胀减轻但在活动后加重，明显的浅静脉曲张、小腿出现广泛色素沉着和慢性复发性溃疡。④再发型，在已再通的深静脉腔内，再次急性深静脉血栓形成。

（二）治疗方式

手术、损伤、血液高凝状态均为深静脉血栓发病的高危因素，内科治疗主要给予抗凝、溶栓、祛聚药物，同时鼓励患者作四肢的主动运动和早期离床活动，是主要的预防措施。治疗方法可分为非手术治疗和手术取栓两类（见图11-18），应根据深静脉血栓的病变类型和实际病程而定。

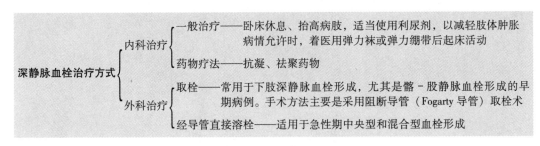

图11-18　深静脉血栓治疗方式

（三）编码规则

（1）在ICD-10中，深静脉血栓根据临床分型及深静脉解剖部位分类。除下肢股静脉具体分类在I80.1之外，下肢其他深静脉血栓分类于I80.2；上肢深静脉血栓无具体部位的ICD分类，都编码在I82.8。

（2）并发于妊娠期的深静脉血栓分类于第十五章妊娠分娩产褥期O22.3；发生在分娩及产褥期的深静脉血栓编码于第十五章妊娠分娩产褥期O87.1。

见图11-19：

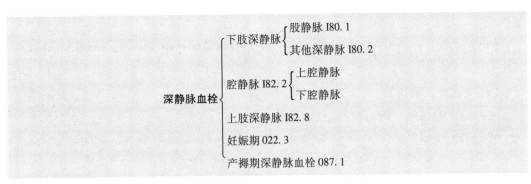

图 11-19 深静脉血栓 ICD-10 相关编码

(四) 案例分析

【案例摘要】患者因左下肢肿胀 3⁺天来我院门诊治疗,门诊以左下肢深静脉血栓形成收治入院。入院后予以抗凝、消肿等对症处理,结合患者症状、查体、完善相关检查示左下肢深静脉血栓诊断明确,与患者及家属沟通后行下腔静脉滤网置入 + 左下肢深静脉置管溶栓术。

手术摘要 1:

常规消毒后,于利多卡因局部浸润麻醉右侧腹股沟区,穿刺右侧股静脉成功后走入导丝及血管鞘,经鞘造影确认位于股静脉内。后导丝导管配合走入下腔静脉,左肾静脉开口位于第一腰椎下缘,右肾静脉位于第二腰椎上缘。经股静脉走入滤网,于第二腰椎上缘向远端释放滤网,滤网远端位于第四腰椎椎体下缘,释放后见滤网位置固定,无移位及滑脱。后经左侧腘静脉留置血管鞘走入导丝,造影见:患者左侧股浅静脉部分血栓形成,后导丝导管配合走入左侧股浅静脉起始段造影见:左侧股总、髂外静脉血栓形成,周围部分侧枝循环开放,左侧髂总静脉未见显影。遂引入溶栓导管,近端位于髂总动脉起始段,远端位于股浅静脉起始段。后拔出右侧股静脉血管鞘,无菌敷料包扎固定。

手术摘要 2:

常规消毒后,经左侧腘静脉留置血管鞘走入导管逐段上行造影见:左侧股浅静脉、股总动脉、髂外静脉、髂总静脉全段血栓完全消融,但左侧髂总静脉、髂外静脉重度狭窄,周围部分侧枝循环开放,血流速度较慢。后置入 6F 血管鞘,先后走入 6、8、10、12 球囊扩张左侧髂总及髂外静脉,扩张后造影见:左侧髂总及髂外静脉狭窄消失,血流通畅,侧枝循环消失,术毕。

手术摘要 3:

穿刺右侧股静脉,成功走入导丝及血管鞘,造影见:右侧股总、髂外、髂总静脉及下腔静脉滤网内血流通畅迅速,未见狭窄及血栓。走入 10F 血管鞘,透视下抓捕回收滤网,成功后再次造影未见造影剂外渗。拔出可调节弯鞘,无菌敷料加压包扎,术毕。

【出院诊断】①下肢深静脉血栓形成，②左侧髂静脉压迫综合征，③颈动脉硬化伴斑块形成。（略）

【疾病诊断及编码】

主要诊断及编码：I80.207 下肢深静脉血栓形成

其他诊断及编码：I87.116 髂静脉压迫综合征

I70.806 颈动脉硬化

【手术名称】下腔静脉滤网置入术＋左下肢深静脉置管溶栓＋左下肢静脉造影＋下肢静脉球囊扩张术＋下腔静脉滤网取除术＋下腔静脉造影

【手术操作及编码】

主要手术操作及编码：39.5000x026 下肢静脉球囊扩张成形术

其他手术操作及编码：38.7x04 下腔静脉滤器置入术

39.4902 下腔静脉滤器取除术

99.1003 下肢静脉置管溶栓术

88.6600x002 下肢静脉造影

88.5105 下腔静脉造影

00.4100 两根血管操作

【分析点评】患者前后做多次手术操作，在编码每一次操作时，注意仔细阅读操作记录，切勿漏编码，并且核对 ICD－9－CM－3。核对编码39.50 血管其他修补术发现，包括下肢血管、肠系膜动脉、肾动脉、上肢血管的经皮血管腔内血管成形术，另编码任何：

其他非冠状血管粥样硬化切除术（17.56）

血栓溶解剂注射或输注（99.10））

周围血管药物洗脱支架置入（00.55）

周围血管支架或支架移植物的置入（39.90）

置入血管支架的数量（00.45～00.48）

治疗血管的数量（00.40～00.43）

分叉血管操作（00.44）

不包括：颅内或颅外血管的经皮血管成形术（00.61～00.62））和颅外或颅内血管经皮粥样硬化切除术（17.53～17.54）。

三、动静脉瘘

动脉与静脉间出现不经过毛细血管网的异常短路通道，即形成动静脉瘘，可分为两类：先天性动静脉瘘（congenital arteriovenous fistula），起因于血管发育异常；后天性动静脉瘘，大多数由创伤引起，故又称损伤性动静脉瘘（traumatic arteriovenous fistula）。

动静脉瘘多见于四肢。先天性动静脉瘘常为多发性，瘘口细小；往往影响骨骼及肌，受累肢体出现形态和营养障碍性改变；对全身血液循环的影响较小。损伤性动静脉瘘一般为单发且瘘口较大，高压的动脉血流通过瘘口直接进入静脉向心回流，因而造成：①静脉压升高，管壁增厚、管腔扩大、迂曲，静脉瓣膜关闭不全，导致周围静脉高压的临床表现。②瘘口近侧动脉因代偿性血流量增加而继发性扩大，瘘口远侧动脉则因血流量减少而变细，出现远端组织缺血的临床表现。③对全身血液循环产生明显影响。周围血管阻力降低，中心动脉压随之下降；动脉血流经瘘口分流及远端动脉缺血，促使心率加速，以维持有效的周围循环；回心血流增加，继发心脏扩大，最终导致心力衰竭。

（一）先天性动静脉瘘

1. 疾病概况

1）疾病病因

原始血管和血细胞均是起源于中胚层的间充质，早期胚胎体节尚未形成时，在卵黄囊及体蒂的外中胚里，部分细胞集中形成大小不等的细胞群，称为血岛。血岛渐渐伸展并相互连接形成原始的毛细血管丛。动脉和静脉起源于时间同一的毛细血管丛。血管的胚胎发育过程大致可分为丛状期、网状期和管干形成期三个阶段。在网状期，如果扩大的血管交通集聚，并趋向于融合一起就可产生动静脉瘘。在组织学上可见到无数平行的血管融合不全，并多处互相交通，这些交通往往极其细小称为微小动静脉瘘。在管干形成期，大体循环动静脉之间继续保留异常广泛的交通称为大动静脉瘘。至于什么原因引起血管原基发育异常形成血管畸形仍有许多争论。某些学者认为先天性动静脉瘘是染色体畸形的遗传。

2）临床分型

根据瘘口大小和发生部位，一般可分三型（见表11－3）：

表11－3 先天性动静脉瘘临床病理分型

临床分型	解剖部位	临床表现
干状动静脉瘘	周围动静脉主干之间在横轴方向有交通支	多数的瘘口稍大。在病变部位可出现杂音、震颤、静脉曲张和蜿蜒状动脉瘤
瘤样动静脉瘘	周围动静脉主干之间，横轴方向有细小众多的交通支	累及局部软组织和骨骼，局部组织伴瘤样的箧宾主张。一般血液分流量较少，局部无杂音和震颤
混合型		有干状和瘤样的多发性动、静脉交通

2. 治疗方式

先天性动静脉瘘常是多发性，影响多个不同平面，所以有时候完全切除广泛众多的细小的动静脉瘘是非常困难的。因此，应注重先天性动静脉瘘手术治疗适应证与禁忌证。手术治疗适应证：①局部生长迅速的先天性动静脉瘘；②伴有心力衰竭，病变累及邻近神经，引起疼痛或病变范围大，侵犯皮肤、易受损伤并发出血者。见图11-20：

先天性动静脉瘘手术治疗
- 动静脉瘘切除
- 动静脉瘘口的近端动脉结扎术
- 动静脉瘘的主要动静脉分支结扎术
- 动脉内栓塞疗法

图 11-20　先天性动静脉瘘手术治疗方式

（二）损伤性动静脉瘘

损伤引起毗邻动静脉之间异常交通者，称损伤性动静脉瘘。其大都发生于四肢，尤以下肢多见。大多数损伤性动静脉瘘由贯通伤引起，如刺伤：枪弹伤及金属碎片等，毗邻的动静脉同时直接受损伤，在数天后就可形成交通，称直接瘘。如动静脉的创口间存在血肿，在血肿机化后形成囊形或管状的动脉和静脉间的交通，称间接瘘。少数见于动脉瘤破入邻近静脉，或因血管壁细菌感染破溃导致动静脉瘘。

1. 疾病情况

1）疾病病因

多由贯通伤引起，如刀刺伤、枪弹伤、金属碎片损伤等，亦可由医源性因素引起，如动、静脉穿刺等，损伤同时伤及邻近的动脉和静脉，形成动脉与静脉之间的直接交通。

2）临床分型

根据病程临床分型见表11-4：

表 11-4　损伤性动静脉瘘临床分期

疾病分期	临床表现
急性期	损伤局部出现血肿瘘口可被血块堵塞，因而常在数天内出现搏动性肿块，大多有震颤和杂音。多数患者在瘘的远端动脉仍可扪及搏动
慢性期	主要是血流动力学变化产生的各种表现

2. 治疗方式

最理想的手术方法是切除瘘口，分别修补动、静脉瘘口，或以补片修复血管裂口。当动静脉瘘不能切除时，可在瘘口两端切断动脉，通过端端吻合重建动脉；缺损长度较大时，可用自体静脉或人工血管重建动脉，然后修补静脉裂口。对于长期的慢性动静脉瘘，周围已有广泛的侧支及曲张血管，上述方法难以处理，可施行四头结扎术，即在尽可能靠近瘘口处，分别结扎动脉和静脉的输入端和输出端。

（三）编码规则

（1）ICD－10 中，动静脉瘘根据疾病的病因分为先天性及后天性动静脉瘘，其次根据动静脉瘘的发病部位及临床病因具体分类。

（2）损伤性动静脉瘘根据疾病的病因，按照身体部位的血管损伤具体分类于各部位血管损伤编码中。

见图 11－21：

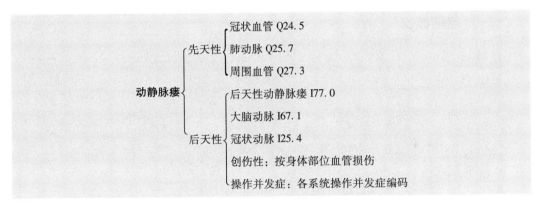

图 11－21 动静脉瘘 ICD－10 相关编码

手术操作编码规则见第七章动脉瘤/动静脉瘘 ICD－9－CM－3 编码思路。

（四）案例分析

【病例摘要】患者因慢性肾脏病 5 期行右上肢自体动静脉内瘘术，手术过程顺利，无发热，于 7 天后换药出现右手臂疼痛，未予重视。6 天前右上肢自体动静脉内瘘出现红肿、疼痛伴局部渗液，门诊以"急性右上肢自体动静脉内瘘感染"收入院，入院后行右前臂人工动静脉内瘘切除重建术。

【手术摘要】游离扩张的头静脉，1 号线双重结扎远心端头静脉，于尺深侧游离桡动脉，桡动脉绕阻断带，头静脉引至桡动脉处，行桡动脉头静脉端侧吻合。

【出院诊断】①急性右上肢自体动静脉内瘘感染，②慢性肾脏病 5 期。（略）

【疾病诊断及编码】

主要诊断及编码：T82.700x007 肾透析的动静脉瘘感染

其他诊断及编码：N18.001 慢性肾脏病 5 期

【手术名称】右前臂人工动静脉内瘘切除重建术

【手术操作及编码】

主要手术操作及编码：39.4200x002 为肾透析的人工血管动静脉瘘修补术

【分析点评】 此病例为动静脉内瘘装置引起的并发症，其并发症为感染，主要诊断编码应为 T82.7 其他心脏和血管装置、植入物和移植物引起的感染和炎症性反映（注意与 I97 区分）；此案例在编码时错将其分类于 39.2700x001 为肾透析的动静脉造瘘术、39.5300x015 人工动静脉瘘切除术；核对 39.42 动静脉分流术的修复术，为肾透析时包括去除原先动静脉分流和创建新分流，故本例仅 39.4200x002 即可体现。

四、周围血管损伤

（一）疾病概况

1. 疾病病因

见图 11－22：

周围血管损伤病因分类
- 直接损伤
  - 锐性损伤——如刀伤、刺伤、枪弹伤、手术及血管腔内操作等开放性损伤
  - 钝性损伤——挤压伤、挫伤、外来压迫（止血带、绷带、石膏固定等）、骨折断端与关节脱位等，大多为闭合性损伤
- 间接损伤——创伤造成的动脉强烈持续痉挛；过度伸展动作引起的血管撕裂伤；快速活动中突然减速造成的血管震荡伤

图 11－22　周围血管损伤病因分类图

2. 临床病理分型

周围血管损伤根据损伤情况分类，如图 11－23 所示

血管损伤类型
- 血管断裂
  - 血管的部分断裂——多由锐性或医源性损伤造成
  - 血管的完全断裂——当血管完全断裂后可发生回缩断端向内卷曲并导致血栓形成出血可自行停止
- 动脉挫伤——多由钝性暴力造成动脉内膜、中膜断裂形成动脉管壁的广泛血肿
- 假性动脉瘤——当动脉部分断裂形成周围血肿后血肿外层可产生机化的纤维组织当动脉破口仍与血肿相通时形成假性动脉瘤
- 损伤性动静脉瘘——邻近的动静脉如同时受到损伤由于动静脉间存在压力梯度可使动脉血流向静脉形成动静脉瘘

图 11－23　血管损伤常见分型图

（二）治疗方式

在处理血管损伤时，应按照先生命后肢体的急救原则先行急救止血，其次再进行

手术处理。见图 11-24：

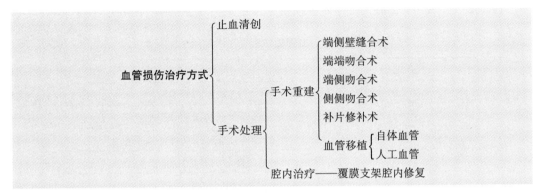

图 11-24　血管损伤常见手术操作

损伤血管修复包括手术重建和腔内治疗。手术修复方法及适应证见表 11-5：

表 11-5　血管损伤手术方式与手术适应证

手术方式	适应证
端侧壁缝合术	适用于创缘整齐的血管裂伤
补片修补术	直接缝合可能造成管腔狭窄的，应取自体静脉或人工血管补片植入裂口扩大管腔
端端吻合术	适用于经清创后血管缺损在 2 cm 以内者
血管移植术	血管缺损 >2 cm 者，可植入自体静脉或人工血管。有严重污染者，应尽可能取用自体静脉。合并骨折时，如肢体处于严重缺血，宜先修复损伤血管；如果骨折极不稳定且无明显缺血症状时，则可先作骨骼的整复固定。大、中动脉非断裂性损伤、损伤性动—静脉瘘，可采用腔内技术置入覆膜支架修复血管破裂口

（三）编码规则

1. 疾病编码规则

在 ICD-10 中，血管损伤包括（图 11-25）：

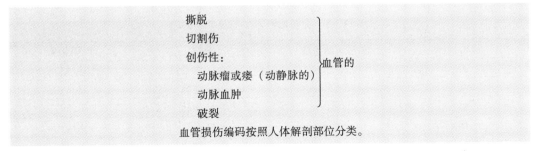

图 11-25　血管损伤类型图

2. 手术操作编码规则

在 ICD-9-CM-3 中，周围血管损伤手术见于类目 38~39 下（见表 11-6）。

表 11-6　血管损伤常见手术编码表

ICD 编码	手术操作名称
38.0	血管切开术
38.3	血管部分或病损切除伴吻合术
38.4	血管部分或病损切除伴置换术
38.6	血管的其他切除术
38.8	血管外科闭合术/血管结扎术
39.0~39.2	血管分流术或搭桥术
39.3	血管缝合术
39.56~39.58	血管补片移植物修补术

在 ICD-9-CM-3 中，周围血管损伤常见编码在是否有切除、移植物及血管吻合情况之间也有差异（见表 11-7）。

表 11-7　周围血管常见手术区别

手术名称和编码	切除部分病变血管	移植物	血管吻合
血管切除术 38.6	有	无	无
血管切除伴吻合 38.3	有	无	端端
血管切除伴置换 38.4	有	有血管	端端（原位移植）
血管旁路移植 39.0~39.2	无	有血管	端侧（旁路移植）
动脉缝合 39.31/静脉缝合 39.32	无	无	无
扩大管腔修补组织补片 39.56/人工补片 39.57/未特指补片 39.58	无	有补片	无
血管其他手术闭合 38.8	无	无	无

针对血管损伤血管修补手术不同部位、不同切除范围及移植物情况（见表 11-8）。

表 11-8　血管修补术类型及其编码表

移植物	血管切除长度	部位	手术编码
无	<2~3 cm	上肢血管	38.33
无	<2~3 cm	下肢动脉	38.38
无	<2~3 cm	下肢静脉	38.39
有	>3 cm	上肢血管	38.43
有	>3 cm	下肢动脉	38.48
有	>3 cm	下肢静脉	38.49
有	-	上/下肢血管	39.56

在编码血管手术操作时，注意核对 ICD - 9 - CM - 3 中的包括与不包括及另编码内容。

（四）案例分析

【病例摘要】患者于 18 $^+$ 小时前左下肢意外被猪咬伤，伤后左大腿中下部内侧疼痛伴大量出血，伴心慌、心悸、头晕、乏力，2 分钟后意识丧失，伤处布条缠绕止血后被送至当地医院，补液后转至该市医院，予以止血包扎，输注 700 ml 红细胞悬液纠正休克。患者家属为求进一步治疗，转入我院，入院时测体温 37.4℃，无畏寒、寒战，无咳嗽、咳痰。入院后完善相关检查，排除禁忌后行左下肢股动脉 + 股静脉自体大隐静脉重建，左侧股动脉 + 股静脉取栓术。

【手术摘要】

手术发现：左下肢大腿前内侧开放性创口，内可见部分肌肉离断，股动静脉部分缺如，断端已予丝线结扎。左侧大隐静脉在位。术中使用 5F 取栓导管行股动脉近远端取栓术取出少量新鲜血栓，取栓后见近远端喷血良好；再次行左侧股静脉取栓术，取出大量血栓，取栓后回血良好。取左侧大隐静脉约 10 cm，分别行左侧股动、静脉血管重建术，术后左侧股动脉搏动良好，远端足背动脉搏动可扪及，股静脉充盈，血流良好。

手术程序：

（1）取仰卧位，全麻后打开左侧创口及填塞纱布，予双氧水及生理盐水清创后常规消毒铺巾；

（2）修剪患者伤口皮缘，分离暴露左侧股动静脉断端及大隐静脉，所见如上述；

（3）打开结扎处，血管钳分别控制股动静脉近远断端，使用 5F 取栓导管行股动脉近远端取栓术取出少量新鲜血栓，取栓后见近远端喷血良好；再次行左侧股静脉取栓术，取出大量血栓，取栓后回血良好；

（4）取左侧大隐静脉约 10 cm，分别行左侧股动、静脉血管重建术，术后见左侧股动脉搏动良好，远端足背动脉搏动可扪及，股静脉充盈，血流良好；

（5）手术结束，术毕安返病房，行抗感染抗凝补液对症支持治疗。

【出院诊断】①猪咬伤：左下肢股动脉损伤；左下肢股静脉损伤；②左下肢静脉血栓形成、左下肢动脉血栓形成，③心包少量积液。（略）

【疾病诊断及编码】

主要诊断及编码：S75.000 股动脉损伤

其他诊断及编码：S75.100x001 股静脉损伤

I74.303 创伤性股动脉血栓形成

I80.104 股静脉血栓形成

I31.800x004 心包积液

【手术名称】左下肢股动脉＋股静脉自体大隐静脉重建，左侧股动脉＋股静脉取栓术

【手术操作及编码】

主要手术操作及编码：39.5600x006 下肢动脉组织补片修补术

其他手术操作及编码：39.5602 静脉组织补片修补术

38.0801 股动脉取栓术

38.0901 股静脉取栓术

【分析点评】需要注意的是，39.56 下不包括同时伴部分切除术（38.40～38.49）。当损伤血管被切除 2～3 cm 后再进行端端吻合时，选择主导词：动脉切除术-伴--吻合术---上肢 38.33 ----下肢 38.38；当损伤血管被切除大于 3 cm 时，因张力过大，血管无法直接吻合，采用补片移植修补的方法，选择主导词：动脉切除术-伴--移植物置换（插补）---上肢 38.43 ----下肢 38.48。

（谭春建）

参考文献

［1］葛洪波，徐永健，王辰．内科学［M］．第九版．北京：人民卫生出版社，2018．

［2］陈孝平，汪建平，赵继宗．外科学［M］．第九版．北京：人民卫生出版社，2018．

［3］黎凤英，温庆辉，何玉燕，等．周围血管损伤的类型及其手术编码原则分析［J］．现代医院，2015，（7）：126－127，130．

［4］李庆红．周围血管手术操作编码案例分析［J］．中国病案，2018，19（5）：16－19．

［5］钟倩君．关于周围血管损伤 ICD－9－CM－3 的手术分类［J］．医学信息（中旬刊），2011，24（6）：2316－2316．

［6］熊莺，杜剑亮，廖南益．关于周围血管损伤的 ICD－9－CM－3 手术分类［J］．中国病案，2009，10（3）：29－30．

［7］卢思宇，徐永清．TIVS 在四肢血管损伤治疗中应用的进展［J］．生物骨科材料与临床研究，2022，19（1）：71－74．

［8］王俊伟．手足外科血管损伤修复手术案例编码讨论［J］．中国病案，2022，23（10）：37－39．

［9］申雪洋．介入治疗下肢动脉硬化性闭塞症的护理对策探讨［J］．健康忠告，2022，16（17）：157－159．

［10］林永波．下肢动脉硬化闭塞症应用经皮腔内支架成形术治疗的效果观察［J］．黑龙江医药，2022，35（3）：651－654．

［11］郑月宏．下肢动脉硬化闭塞症诊治进展概述［J］．中华老年多器官疾病杂志，2020，19（1）：7－10．

［12］中华医学会外科学分会血管外科学组．下肢动脉硬化闭塞症诊治指南［J］．中华医学杂志，
　　　2015，95（24）：1883－1896．

［13］李光新，王辉．血栓闭塞性脉管炎的治疗进展［J］．血管与腔内血管外科杂志，2017，3（6）：
　　　1078－1080．

［14］孙秋，李周，邱慧．血栓闭塞性脉管炎的中西医研究与治疗进展［J］．中国中西医结合外科杂
　　　志，2022，28（5）：736－739．

［15］梅菲，王科委，孙建锋，等．血栓闭塞性脉管炎的诊疗进展［J］．血管与腔内血管外科杂志，
　　　2021，7（11）：1296－1301，1306．

［16］戈小虎，管圣．急性下肢动脉栓塞的诊断及治疗要点［J］．外科理论与实践，2009，14（3）：
　　　274－277．

［17］吴思凡，马莉莉，陈慧勇，等．不同诊断/分类标准对大动脉炎诊断的价值研究［J］．中华风
　　　湿病学杂志，2021，25（11）：727－732．

［18］江明宏，陶立安，王晨阳，等．大动脉炎致合并支架反复再狭窄1例［J］．中国循证心血管医
　　　学杂志，2022，14（5）：632－633．

［19］杨昱，苏兰若．腔内修复术治疗主动脉瘤的围手术期护理10例［J］．中国医科大学学报，
　　　2004，33（4）：382－383

［20］谭傲雪，唐雪梅．儿童多发性大动脉炎17例临床特征分析［J］．中国实用儿科杂志，2022，
　　　37（7）：527－531．

［21］韩同磊，孙羽东，魏小龙，等．多发性大动脉炎治疗的新进展［J］．外科理论与实践，2020，
　　　25（1）：79－82．

［22］徐威威，杜旭．雷诺综合征案［J］．中国针灸，2022，42（8）：914．

［23］吴丹．雷诺综合征的中西医诊治研究进展［D］．重庆医科大学，2021．

［24］张雨田，王红，冯彬彬，等．雷诺综合征诊断及治疗进展［J］．血管与腔内血管外科杂志，
　　　2020，6（5）：450－456．

［25］中国医师协会血管外科医师分会静脉学组．常见静脉疾病诊治规范（2022年版）［J］．中华血
　　　管外科杂志，2022，07（1）：12－29．

［26］下肢浅静脉曲张诊治共识微循环专家组．下肢浅静脉曲张诊治微循环专家共识［J］．中华老年
　　　多器官疾病杂志，2020，19（1）：1－6．

［27］商之涵，卢岳青，刘文飞，等．下肢静脉曲张危险因素的研究进展［J］．医学综述，2019，25
　　　（1）：93－97．

［28］邓昌林，张书平，黄超红，等．大隐静脉高位结扎联合腔内微波或传统剥脱治疗下肢静脉曲张
　　　的疗效评价［J］．中国微创外科杂志，2018，18（12）：1112－1114，1124．

［29］付雪，周军．超声在深静脉血栓中的发展［J］．巴楚医学，2022，5（4）：121－124．

［30］中国医师协会介入医师分会，中华医学会放射学分会介入专业委员会，中国静脉介入联盟．下
　　　肢深静脉血栓形成介入治疗规范的专家共识（第2版）［J］．介入放射学杂志，2019，28
　　　（1）：1－10．

[31] 樊晓乐，赵辉．急性下肢深静脉血栓形成介入治疗研究进展 [J]．介入放射学杂志，2019，28
     (1)：98－101．

[32] 白三莉，莫雪红，张少杰，等．先天性头皮动静脉瘘6例诊治分析 [J]．中国临床神经外科杂
     志，2022，27 (10)：816－818．

[33] 陈梅，吴盛正，任秀昀．超声造影诊断右侧股浅动脉假性动脉瘤及股浅动静脉瘘1例 [J]．中
     国介入影像与治疗学，2022，19 (5)：319－320．

[34] 张艳华．超声对外周血管动静脉瘘诊断的临床价值分析 [J]．影像研究与医学应用，2019，3
     (12)：195－196．